YORi-SOU がんナーシング
2018年増刊

治療も 仕事も サポートします！

まるごと副作用ケア

がん化学療法レシメン44

やさしくまなべるBOOK

監修
千葉西総合病院　腫瘍内科部長／外来化学療法センター長
岡元るみ子

はじめに

がん(治療)を受ける患者さんは「自分はこれからどうなってしまうのか」と、治療や将来のことをとても不安に感じています。医療スタッフは、できるだけ多くの内容を説明するのではなく、重要なポイントを伝えることが大切です。特に治療のスケジュールや副作用は一番知りたい内容です。

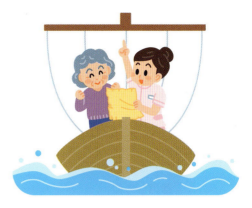

レジメンの説明も一方通行にならないようにしましょう。一緒に声を出して読み合わせてみると患者さんの理解もさらに深まります。

(も)う一歩患者さんに歩み寄ってみましょう。寄り添うことで、患者さんの思いも見えてきます。がん治療を受けながら、家族と普通に過ごしたいという思い、(仕事)もしたいという思い、趣味を続けたいという思い、患者さんには多くの思いがあふれています。

(も)し、自分が患者だったら、これからをどのように過ごしていきたいのか？ どのような情報が知りたいのか？ 何を助けてもらいたいのか？

本書には「今までどおりの生活をしたい」というがん患者さんの日常生活やお仕事を(サポート)するヒントがたくさん含まれています。ほかのレジメンもパラパラとめくってながめてみましょう。かわいいイラストとともに、どのページからでも、「おっ！ なるほどね！」の知識に出会えるように、工夫してあります。

(し)らないことは恥ずかしいことではありません。

(ま)ずはこの本を手に取り、1ページ1ページとめくってみましょう。

(す)べての道はローマに通ず(!) すべてのレジメンはがん治療・ケアに通ず！

レジメンを中心に少しずつ少しずつ知識を積み重ねていくことで、きっと、あなたがあこがれるがんナースに通じる道が見えてくることでしょう。

それでは、みなさん、**本書**を海図としてがん治療という海に漕ぎ出していきましょう！

千葉西総合病院　腫瘍内科部長／外来化学療法センター長

岡元るみ子

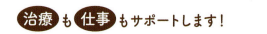

治療 も 仕事 も サポートします！
まるごと副作用ケア
がん化学療法のレジメン44
やさしくまなべるBOOK

YORi-SOU がんナーシング
2018年増刊

監修　千葉西総合病院　腫瘍内科部長／外来化学療法センター長　岡元るみ子

- ●はじめに ……………………………………………………… 3
- ●執筆者一覧 …………………………………………………… 7

1章　レジメン"みかた&よみかた"はじめて講座
- ① レジメンの基礎とよみかた〜レジメンはがん治療の案内図〜 …… 10
- ② 治療と仕事のサポート〜ナースだからできること〜 …… 16

2章　"患者さんと一緒にまなぶ"重要レジメンのケア&サポート

頭頸部／食道
- ① DTX＋CDDP＋5-FU（ドセタキセル＋シスプラチン＋フルオロウラシル）療法 …… 20
- ② 5-FU＋CDDP（フルオロウラシル＋シスプラチン）療法 …… 24
- ③ DTX（ドセタキセル）療法 …… 28

肺
- ④ ETP＋CDDP（エトポシド＋シスプラチン）療法 …… 32
- ⑤ CBCDA＋PTX±BEV（カルボプラチン＋パクリタキセル±ベバシズマブ）療法 …… 36
- ⑥ VNR＋CDDP（ビノレルビン＋シスプラチン）療法 …… 40
- ⑦ PEM＋CDDP（ペメトレキセド＋シスプラチン）療法 …… 44
- ⑧ ゲフィチニブ／エルロチニブ／アファチニブ療法 …… 48
- ⑨ DTX＋RAM（ドセタキセル＋ラムシルマブ）療法 …… 52

乳
- ⑩ AC（ドキソルビシン＋シクロホスファミド）療法 …… 56
- ⑪ FEC（フルオロウラシル＋エピルビシン＋シクロホスファミド）療法 …… 60
- ⑫ PTX（パクリタキセル）療法 …… 64
- ⑬ TC（ドセタキセル＋シクロホスファミド）療法 …… 68

CONTENTS

掲載レジメンは代表的な臓器で解説しています。
ほかの適応については各レジメンの解説ページにてご確認ください。

⑭ T-DM1（トラスツズマブ エムタンシン）療法 ———————————— 72

⑮ PER＋HER＋DTX（ペルツズマブ＋トラスツズマブ＋ドセタキセル）療法 —— 76

⑯ エベロリムス＋エキセメスタン療法 ————————————————— 80

⑰ S-1（テガフール・ギメラシル・オテラシルカリウム）療法 —————————— 84

胃／大腸

⑱ SOX（S-1＋オキサリプラチン）療法 ————————————————— 88

⑲ mFOLFOX6±BV（レボホリナート＋オキサリプラチン＋フルオロウラシル±
ベバシズマブ）療法 ——————————————————————— 92

⑳ Cape＋CDDP±T-mab（カペシタビン＋シスプラチン±トラスツズマブ）療法 - 96

㉑ PTX＋RAM（パクリタキセル＋ラムシルマブ）療法 ————————— 100

㉒ FOLFIRI±Cmab／Pmab（フォルフィリ±セツキシマブ／パニツムマブ）療法 — 104

㉓ XELOX（CapeOX）（カペシタビン＋オキサリプラチン）療法 ————— 108

㉔ IRIS（S-1＋イリノテカン）療法 ——————————————————— 112

㉕ トリフルリジン・チピラシル（TAS-102）療法 ——————————————— 116

肝胆膵

㉖ GEM（ゲムシタビン）療法 ————————————————————— 120

㉗ GEM＋nab-PTX（ゲムシタビン＋アルブミン懸濁型パクリタキセル）療法 - 124

㉘ FOLFIRINOX（レボホリナート＋フルオロウラシル＋イリノテカン＋
オキサリプラチン）療法 ————————————————————— 128

㉙ GEM＋CDDP（ゲムシタビン＋シスプラチン）療法 ————————— 132

㉚ ソラフェニブ／レゴラフェニブ療法 ————————————————— 136

㉛ レンバチニブ療法 ———————————————————————— 140

婦人科

㉜ TC（PTX＋CBDCA）±Bev（パクリタキセル＋カルボプラチン±
ベバシズマブ）療法 —————————————————————— 144

㉝ PLD（リポソーム化ドキソルビシン）療法 ————————————— 148

㉞ ノギテカン療法 ————————————————————————— 152

泌尿器

㉟ BEP（ブレオマイシン＋エトポシド＋シスプラチン）療法 ——————— 156

㊱ GC（ゲムシタビン＋シスプラチン）療法 ————————————— 160

㊲ カバジタキセル＋プレドニゾロン療法 ————————————————— 164

血液

㊳R-CHOP（リツキシマブ＋CHOP）療法 —————————— 168

㊴ABVD（ドキソルビシン＋ブレオマイシン＋ビンブラスチン＋

ダカルバジン）療法 ————————————————— 172

㊵RB（リツキシマブ＋ベンダムスチン）療法 ——————— 176

㊶BLd（ボルテゾミブ＋レナリドミド＋デキサメタゾン）療法 —— 180

㊷DLd（ダラツムマブ＋レナリドミド＋デキサメタゾン）療法 —— 184

免疫チェックポイント阻害薬

㊸ニボルマブ／ペムブロリズマブ療法 ————————— 188

㊹アテゾリズマブ療法 ——————————————— 192

3章　早わかり！ナースがかかわる重要副作用＆支持療法とケア

①悪心・嘔吐 —————————————————— 198

②口腔粘膜炎／味覚障害 —————————————— 200

③便秘・下痢 —————————————————— 202

④骨髄抑制 ——————————————————— 204

⑤アレルギー／インフュージョンリアクション ————— 207

⑥末梢神経障害 ————————————————— 210

⑦脱毛 ————————————————————— 213

⑧リンパ浮腫 —————————————————— 216

⑨皮膚障害 ——————————————————— 220

巻末付録

①"みる知る"曝露対策 ——————————————— 226

②"みる知る"血管外漏出 —————————————— 230

③レジメンをより理解するための用語解説＆INDEX ——— 236

●引用・参考文献 ————————————————— 243

巻末綴じ込み企画　お役立ち！　お薬手帳パワーアップシール

本文・表紙デザイン／安楽麻衣子
本文・表紙イラスト／中村恵子

監修・執筆者一覧

監　修　岡元るみ子（千葉西総合病院　腫瘍内科部長／外来化学療法センター長）

執筆者

1章

①　　岡元るみ子（千葉西総合病院　腫瘍内科部長／外来化学療法センター長）

①②　新井敏子（和洋女子大学 看護学部　がん看護専門看護師）

2章

①②③　安川恵美子（国立がん研究センター東病院 看護部 4B 病棟　副看護師長／がん化学療法看護認定看護師）

④⑤⑥　木村 敦（千葉西総合病院 薬剤科　外来がん治療認定薬剤師）

⑦⑧⑨　白幡拓也（千葉西総合病院 薬剤科　係長／がん薬物療法認定薬剤師）

⑩⑪　石田千春（東京都立多摩総合医療センター 看護部外来Ⅱ　主任／がん化学療法看護認定看護師）

⑫⑬　西口旬子（東京都立多摩総合医療センター 看護部外来Ⅰ外来化学療法センター　副看護師長／がん化学療法看護認定看護師）

⑭⑮　泉 佳代子（がん・感染症センター都立駒込病院 通院治療センター　主任／がん化学療法看護認定看護師）

⑯　　富山恵子（がん・感染症センター都立駒込病院 患者サポートセンター　主事／がん化学療法看護認定看護師）

⑰⑱⑲　山野下祐子（国立がん研究センター東病院 看護部8F 病棟　副看護師長／がん化学療法看護認定看護師）

⑳㉑㉒　森山千代子（国立がん研究センター東病院 看護部5A 病棟　副看護師長／がん化学療法看護認定看護師）

㉓㉔㉕　丸田章子（国立がん研究センター東病院 通院治療センター　がん化学療法看護認定看護師）

㉖㉗　星野晴美（東京都立墨東病院 看護部外来Aブロック化学療法室　がん化学療法看護認定看護師）

㉘㉙　春藤紫乃（がん・感染症センター都立駒込病院 患者サポートセンター　がん化学療法看護認定看護師）

㉚㉛　河口ナオミ（東京都立大塚病院 内科・血液内科 520 病棟　主任／がん化学療法看護認定看護師）

㉜㉝㉞　青柳友彦（千葉西総合病院 薬剤科　外来がん治療認定薬剤師）

㉟㊱㊲　河本怜史（千葉西総合病院 薬剤科　外来がん治療認定薬剤師／がん薬物療法認定薬剤師）

㊳　　岡元るみ子（千葉西総合病院　腫瘍内科部長／外来化学療法センター長）

㊴㊵　香取哲哉（千葉西総合病院 薬剤科　外来がん治療認定薬剤師／がん薬物療法認定薬剤師）

㊶㊷　戸根奈津子（北里大学病院 薬剤部　薬剤師／前 国立がん研究センター東病院 薬剤部 血液腫瘍科担当　薬剤師レジデント）

㊸㊹　長谷川依子（千葉西総合病院 腫瘍内科）

3章

①②③　小室亜由美（国立がん研究センター東病院 薬剤部　薬剤師）

④⑤⑥　小室雅人（国立国際医療研究センター病院 薬剤部　外来がん治療認定薬剤師）

⑦　　判田友美（千葉西総合病院 看護部 6 階北病棟　乳がん看護認定看護師）

⑧　　桑原敬子（千葉西総合病院 看護部外来化学療法センター　看護師／一般社団法人 ICAA 認定 リンパ浮腫専門看護師）

⑨　　浅野亜佑美（千葉西総合病院 看護部外来化学療法センター　緩和ケア認定看護師）

　　　新井敏子（和洋女子大学 看護学部　がん看護専門看護師）

巻末付録

①　　新井敏子（和洋女子大学 看護学部　がん看護専門看護師）

②　　定免 亨（千葉徳洲会病院 看護部　がん化学療法看護認定看護師）

③　　執筆者一同

巻末綴じ込み企画　　岡元るみ子（千葉西総合病院　腫瘍内科部長／外来化学療法センター長）：原案

YORi-SOU がんナーシング編集室：制作

おことわり

＊本書の情報は 2018 年 10 月現在のものです。編集制作に関しては、最新の情報を踏まえ、正確を期すよう努めておりますが、医学・医療の進歩により記載内容は変更されることがあります。その場合、従来の治療や薬剤の治療による不慮の事故に対し、著者、監修者、当社は責を負いかねますことをご了承ください。

＊本書に掲載したレジメンや薬剤の使用法などは、著者の所属施設での実践例や一般的な投与例です。個々の患者さんへの治療・ケア開始にあたっては、事前に必ず医師・薬剤師とともにガイドラインなどを確認ください。

＊各製剤・製品の使用時には最新の添付文書などをご参照ください。製剤・製品写真は 2018 年 10 月時点の各社ウェブサイトより許可を得て転載しています。製剤・製品の外観は予告なく変更される可能性があり、予告なく販売中止される可能性があります。

レジメン"みかた&よみかた"はじめて講座

1章

① レジメンの基礎とよみかた
～レジメンはがん治療の案内図～
（岡元るみ子、新井敏子）

レジメンの基本的なお話

レジメン（regimen）とはどのようなものですか？

皆さんは、海図を知っていますか？ 船の安全な航海のため、水深、海岸地形、海底危険物、航路標識などが、正確にみやすく表現されている海の案内図です。レジメンは、がん治療という海を渡るための海図です。がん治療の、薬剤の種類や量・日数・休薬期間、手順などを、投与する順番に示した計画書です。レジメンには、がん治療薬を安全に投与するための情報がたくさん含まれているのです。

レジメンはなぜ必要なのですか？

治療の効果をしっかり得るためには、決められた量の薬剤を正確に投与する必要があります。もちろん治療薬ばかりではなく、制吐薬、アレルギー予防薬、補液など、治療を助ける支持療法薬も確実に投与することで、副作用を悪化させずに治療を継続することができます。また、医療安全からもレジメンは有効です。決められたレジメンがあることでがん治療薬の量あるいは点滴速度を誤ってしまう危険性は少なくなり、多くの患者さんに質の高い治療を行なうことができます。

レジメンとなる治療方法はどのように選ばれるのですか？

皆さんはエビデンス（証拠）や EBM（evidence-based medicine：科学的根拠に基づく医療）という言葉を聞いたことがありますか？ 臨床試験で治療効果が証明された標準的治療（一番治療効果の高い治療）がエビデンスのある治療として、レジメンに選ばれます。

レジメンの内容は病院によって異なりますか？

レジメンの骨格であるがん薬物療法薬の種類、投与量はどこの病院でも同じです。溶解液などは施設によって異なる場合があります。

院内のレジメンはどのように作成・登録されるのですか？

新しいレジメンは院内のレジメン委員会で承認されます。ナースの皆さんも医師や薬剤師と一緒にレジメン作成に参加してみましょう。発表となった論文で標準的治療の内容を確認します。新薬○○であれば、製薬会社から出ている「○○適正使用ガイド」を読んでみましょう。具体的な投与方法や副作用対策が書かれています。制吐薬や抗アレルギー薬の支持療法、レジメンの骨格であるがん薬物薬投与量を計算し、溶解液量、点滴時間を決めていきます。投与方法に加えて、副作用の観察事項、ケアについても確認や相談をしておくとよいですね。

レジメンを理解するためのポイントを教えてもらえますか？

次の順番でレジメンを確認していきましょう。①治療日数と休薬期間、②がん薬物治療薬の種類、③投与方法（点滴、内服、皮下注など）と投与時間、④支持療法（制吐薬の種類、アレルギー予防の有無、補液、利尿薬など）、⑤点滴ルートの種類、フィルターの有無、遮光の有無など、⑥投与中に気をつける副作用（血管外漏出、血管痛、アレルギー、インフュージョンリアクションなど）。

レジメン"みかた&よみかた"はじめて講座

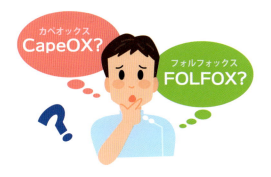

●レジメンは覚えなくてはいけませんか？

レジメンは、覚える必要はありません。がん治療薬はどんどん増えています。同じレジメンでも、がん種によって投与量や投与方法が異なる場合もあります。レジメンの名前も英語、カタカナで似たような名前があります。薬剤の種類や投与時間、投与量まで覚える必要はありません。中途半端に記憶して、かえって投与を間違ってしまったら大変です。レジメン指示を確認しながら投与することが大切です。

●がん治療をする前に患者さんにレジメンを伝えるコツはありますか？

初回治療のときは患者さんの不安な気持ちを理解しましょう。外来で投与する場合は治療にかかる時間を把握しておくとよいですね。治療後の予定や家族のお迎えの時間を決めておきたい場合もあるでしょう。再投与の場合は、最初の治療の投与量や副作用を確認して今後のセルフケアに生かします。

外来治療でのオリエンテーションでは、服装に関する注意点や交通手段を確認します。治療で疲れたり、抗アレルギー薬で眠気が出るかもしれません。自動車での通院は避けてもらうのがよいでしょう。セルフケアについてはポイントを説明しておきましょう。服装の説明も大切です。ハイネックだとポート穿刺をするのが難しくなってしまいます。冬に寒冷曝露によりしびれが強くなる薬剤を使用する場合は、あらかじめマフラーや手袋を用意してもらいましょう。

●セルフアセスメントはどのように説明したらいいのでしょうか？

副作用には、一過性のものと持続するもの、自覚症状があるものとないもの、採血結果のみでわかるもの、予防方法があるものとないものがあります。多くの副作用を患者さんの理解できる容量を超えて詳しく説明してしまうと混乱してしまいます。患者さんの性格や介護力を考えて説明、指導していきましょう。簡単なようですが、一人ひとりの患者さんに合わせて対応するためには、患者さんの全身状態や生活、考えかたを知ることが必要です。

●レジメンによる治療と仕事の両立をどのようにサポートしますか？

患者さんに仕事を続けたいという希望があれば、がん治療と仕事の両立を図ることができるようサポートしましょう。本書は副作用対策の職業別のサポートのコツが満載です。Aという治療とBという治療効果が同程度であれば、副作用の違いによって治療を選びます。

たとえば、オキサリプラチンは寒冷曝露による末梢神経障害が特徴的です。冷たい水を扱う魚屋さんの場合はどうでしょうか。魚を調理するときに分厚い手袋の使用は難しいでしょう。イリノテカンの治療をまずは優先して治療施行する方法もあります。

また、濾胞性リンパ腫の治療にはR-CHOPとRB療法があります。R-CHOPは末梢神経障害や脱毛の発症率が高い治療です。RB療法は2日間の治療で皮疹が出現しやすくなります。元気な子どもたちに対応する幼稚園の先生であれば、脱毛の少ないRB療法がいいかもしれません。このように、一人ひとりの生活内容を確認しつつ会話を重ねていく必要があります。レジメンの副作用を勉強してセルフケア指導の経験を積んだら、治療選択の話し合いにぜひ

同席して患者さんの"仕事を続けたい気持ち"をサポートしてあげてください。

● **レジメンを理解することが患者さんの就労支援につながるのですか？**

患者さんが受けるレジメンの治療内容、副作用、投与時間、休薬期間、そして費用を正確に理解することが必要です。治療にかかる時間がわかれば、仕事に使える時間もわかります。副作用を理解することで、現在の仕事を継続するうえでの問題点もはっきりしてきます。

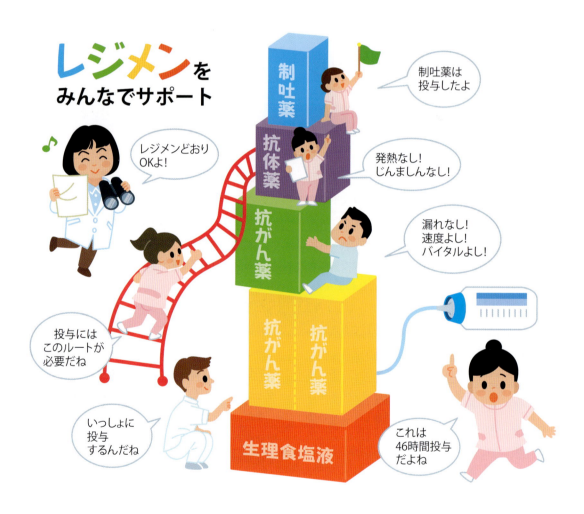

レジメン"みかた&よみかた"はじめて講座

2章「"患者さんと一緒にまなぶ" 重要レジメンのケア&サポート」のみかた・使いかた

レジメン名
薬剤名の英語の頭文字を並べてつくったニックネームです。

防ぎましょう
骨髄抑制時の感染症対策など、副作用の予防に重点を置いた説明です。

対策をしましょう
副作用が出現したときにどのように対応するのか、やさしい言葉で説明しています。

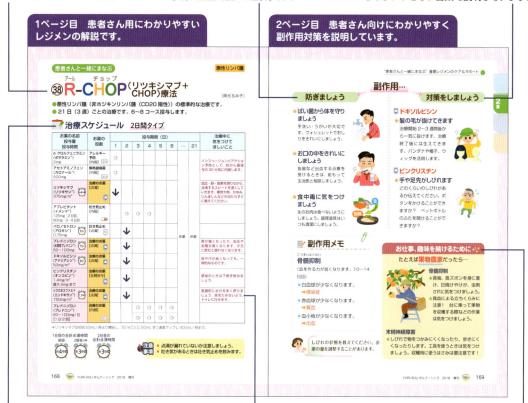

投与日数、投与間隔、最大投与回数
たとえばR-CHOP療法には、リツキシマブとCHOP療法を両方1日で投与する方法か、分けて2日間で投与する方法があります。

治療中に気をつけてほしいこと
患者さんにわかりやすいよう、投与中に注意するべきこと、発症する可能性の高い副作用が書いてあります。患者さんと一緒にみながら読み合わせをすると理解しやすいですね。

お仕事、趣味を続けるために
患者さんの生活に密着した副作用対策のヒントが書かれています。ほかのレジメンも参考にしてケアの知識を充実させましょう。

＊本増刊に記載しているレジメンは、著者の所属施設での実践例や一般的な投与例をもとに記載しているため、投与量や投与時間が異なる場合があります。実際の投与の際は必ず自施設のレジメンを確認してください。
＊製品名は一例です。施設によって別の製品（ジェネリック含む）を用いる場合があります。投与量や投与時間が異なる可能性があります。ご自身の施設のレジメンを確認してください。
＊レジメンのスケジュール表では、「各薬剤の希釈・溶解に用いる生理食塩液」および「血管外漏出、曝露対策のための生理食塩液」などは記載していません。
＊上記の生理食塩液の有無などの関係上、実際の1日の合計点滴時間は前後する可能性があります。めやすとしてお使いください。

YORi-SOU がんナーシング 2018 増刊 13

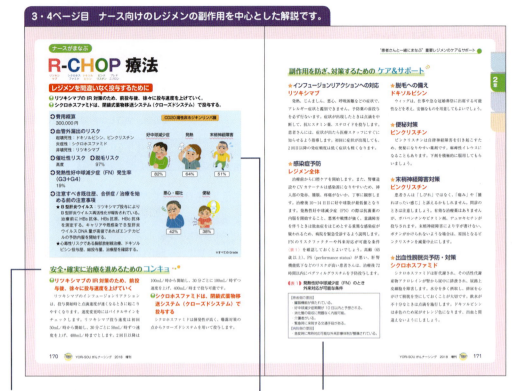

* レジメンの「費用概算」は身長160cm、体重50kg、体表面積1.5m^{2}の女性で算出し、概算で表記しています。
* レジメンの概要を紹介する部分の表記で参考にしたものは、以下および各薬剤の添付文書やインタビューフォーム、適正使用ガイドなどです。
  ☆血管外漏出のリスク:「外来がん化学療法看護ガイドライン　2014年版　1抗がん剤の血管外漏出およびデバイス合併症の予防・早期発見・対処」（日本がん看護学会編）
  ☆催吐性リスク:「制吐薬適正使用ガイドライン　2015年10月【第2版】」（一般社団法人 日本癌治療学会編著）
  ☆脱毛リスク:「がん患者に対するアピアランスケアの手引き　2016年版」（国立がん研究センター開発費 がん患者の外見支援に関するガイドラインの構築に向けた研究班編）
  ☆発熱性好中球減少症（FN）発生率（G3＋G4）:「G-CSF適正使用ガイドライン　2013年版Ver.5」（一般社団法人 日本癌治療学会編）
* 副作用が発生する頻度（%）は複数の臨床研究や論文により示されており、今回お示したのはその一例（著者が任意で選択）であることをご了承ください。

レジメン"みかた&よみかた"はじめて講座

レジメンをまなびはじめる前に……

新人ナース

先輩、レジメンのこと、少しわかってきました。
抗がん薬のメニューみたいなものですよね。
ちなみに、投与の順番は気にしなくていいですか？

抗がん薬の投与の順番も大切よ。たとえばカルボプラチン＋パクリタキセルのレジメンでは、必ずパクリタキセルを先に、次にカルボプラチンと決まっているわ。その理由は、プラチナ製剤であるカルボプラチンは腎臓に負担がかかる薬剤なので、先に投与して腎臓に負担がかかると、骨髄抑制などの副作用が強く出る可能性があるからそういう順番になっているのよ。

先輩ナース

そうなんですね。勉強になります……もしかして、投与時間もレジメンどおりが重要なんですか？

そのとおりよ。よく気づいたわね。
たとえば、ゲムシタビンは週1回30分で点滴するようになっていて、週2回や60分以上かけて点滴をすると、骨髄抑制などの副作用が強く現れるといわれているわ。

先輩、レジメンは単なるメニューではなくて、抗がん薬投与に必要な決まりごとが書かれたものなんですね。
これからは、もっとレジメンどおりに投与できるように頑張ります！

そうそう、その調子。ここからは、患者さんと一緒に読むように、少しずつ確実にまなんでいきましょう。

②治療と仕事のサポート
～ナースだからできること～

（新井敏子）

がん患者の就労支援

●がん患者さんの治療と仕事の両立

　がん患者さんの3人に1人は、20～64歳の就労可能年齢といわれています。がん医療の進歩によりその5年生存立は年々上昇しており、働きながらがん治療を受けられる可能性が高まっています。

●確定診断を受けた患者さんへの就労支援

医療者はまず何をしたらよいでしょうか？

ポイント
- 患者さんが就労しているか確認します
- 早まって仕事を辞めることがないように様子をみるように伝えます
- 院内の相談窓口の場所を伝えます

　がんと診断されたばかりですから、仕事をしているのかどうか、仕事の内容（デスクワークか、人前に出る仕事か、身体を使う仕事か）などをお聞きします。また、雇用形態として、正規雇用か、派遣、パート、自営業かなどを確認します。

　「仕事は辞めたほうがよいですか？」と聞かれることもよくありますが、診断直後は、まだ先が見通せないため、仕事を早まって辞めないように伝えます。がんになっても治療に要する時間は一時的だったり、長期に及ぶ場合でも生活を送りながら治療を続けていける可能性は十分にあります。労働者に保証されている公的な支援や健康保険組合による支援などは、退職してしまうと使えなくなります。

　医療費補助制度や社会保証制度などの情報を入手するのに、医療連携室や相談支援センターがあります。情報が入手でき、相談にも応じてくれる場所があることを患者さんに伝えましょう。

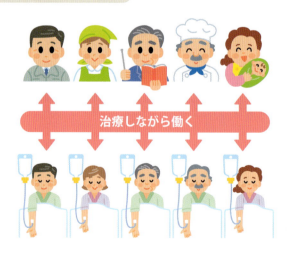

レジメン"みかた&よみかた"はじめて講座

1章

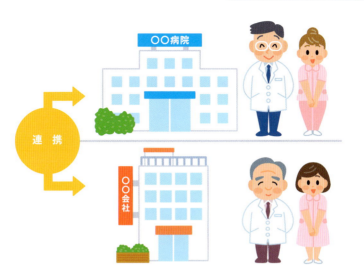

●治療中のがん患者さんの就労支援

> **ポイント**
> ▶ 病状・治療計画・予想される副作用や合併症をわかりやすく文章で伝えます
> ▶ 治療による合併症や副作用ができるだけ少なくなるように努めます
> ▶ 院内の相談窓口担当を含めた多職種のチームで取り組みます
> ▶ 患者さんの勤務先の産業医や産業看護師と連携します

　治療に際しては、患者さん自身が理解し納得できるように、病状・治療計画・予想される副作用や合併症をわかりやすく伝えます。そして、疑問や質問に応じていきます。患者さんが理解し納得できれば、職場に自分の状況を説明したり、職場復帰に際しての課題を考えることもできます。

　さらに行なうべきことは、手術により切除され胃がない状態での食事のとりかたや、造設された人工肛門の対処の方法などが習得できるように支援したり、化学療法の副作用対策を十分に説明し、患者さんの生活への影響を最小限に抑えることです。

　患者さんの不安が強い場合や退職を考えている場合、「まず、手術して退院した後、状況をみて考えましょう」とか、「化学療法を1クール行なってから仕事復帰について考えてみましょう」などと声をかけることも大切です。

　就労に関して、相談窓口担当の医療ソーシャルワーカー（MSW）との連携を行なうだけでなく、医師、看護師、薬剤師、さらにその人自身の生活復帰や就労復帰に関連する院内の各種メディカルスタッフと連携します。勤務先に産業医や産業看護師がいれば、できるだけ連携していきます。

●病院ぐるみ、地域ぐるみの就労支援

　地域にも、ハローワークに専門のスタッフがいることがありますし、最寄りのがん診療連携拠点病院にあるがん相談支援センターは、誰でも利用できます。病院によっては社会保険労務士などがいる場合もあります。地域で利用可能な就労支援情報を多職種で共有しておきましょう。

"患者さんと一緒にまなぶ"
重要レジメンのケア&サポート

2章

患者さんと一緒にまなぶ

頭頸部がん
食道がん

① DTX ＋ CDDP ＋ 5-FU（ドセタキセル＋シスプラチン＋フルオロウラシル）療法

（安川恵美子）

- 局所進行頭頸部がんの導入化学療法として、化学放射線療法の前に21日（3週）ごと、最大3コース行ないます。喉頭温存目的としても推奨されます。
- ステージⅡ・Ⅲ食道がんの術前補助化学療法として、21日（3週）ごと、最大3コース実施します。

治療スケジュール 頭頸部がんの投与例

お薬の名前 投与量 投与時間	お薬の役割	投与期間（日）1	2	3	4	5	6	7	…	21	治療中に気をつけてほしいこと
生理食塩液 1,000mg（4時間）	補液【点滴】	↓									
グラニセトロン（カイトリル®）1mg（30分）＋デキサメタゾン（デカドロン®）9.9mg	吐き気止め 浮腫予防【点滴】	↓									便秘のときは下剤を使いましょう。
デキサメタゾン（デカドロン®）6.6mg（30分）	吐き気止め 浮腫予防【点滴】		↓	↓	↓				休薬	休薬	
アプレピタント（イメンド®）125mg：1日目、80mg：2・3日目	吐き気止め【内服】	○	○	○							吐き気があるときは、吐き気止めを飲みましょう。
ドセタキセル（タキソテール®）75mg/m²（1時間）	治療のお薬【点滴】	↓									息苦しい、動悸がする、気分が悪いといった症状はないか、点滴挿入部に腫れや痛みがないかに注意しましょう。
シスプラチン（ランダ®）75mg/m²（2時間）	治療のお薬【点滴】	↓									
フロセミド（ラシックス®）20mg	利尿薬【静脈注射】	↓									トイレの回数が増えるので、転倒に注意しましょう。
フルオロウラシル（5-FU）750mg/m²/日（24時間）	治療のお薬【持続点滴】	5日間									点滴部位の腫れや痛みに注意しましょう。
生理食塩液 1,000mL（4時間）	補液【点滴】	↓									
生理食塩液 1,500mL（6時間）	補液【点滴】		↓	↓	↓	↓					
生理食塩液 1,000mL（8時間）	維持輸液【点滴】						↓	↓			

※食道がんの場合は、6日目に補液1,500mLを投与して終了する。
※グラニセトロンのかわりにパロノセトロンを使用する場合がある。

頭頸部がんの場合

1日目の合計点滴時間
11時間30分

2・3日目の合計点滴時間
6時間30分

注意事項
- 腎障害予防のため、1日1.5〜2Lは水分を摂りましょう。
- 5〜14日目に予防的抗菌薬の内服があります。（例：シプロフロキサシン100mg1回1錠1日3回食後）

※フルオロウラシル（持続点滴）は除く。

YORi-SOUがんナーシング 2018 増刊

"患者さんと一緒にまなぶ"重要レジメンのケア＆サポート

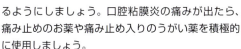

副作用…

防ぎましょう

⭐ **お口の中をきれいにしましょう**

口腔粘膜炎（口内炎）にならないよう、歯磨き・うがいを行ないます。日ごろからお口の中を観察するようにしましょう。口腔粘膜炎の痛みが出たら、痛み止めのお薬や痛み止め入りのうがい薬を積極的に使用しましょう。

⭐ **吐き気に注意しましょう**

ムカムカしたら我慢せず、早めに吐き気止めのお薬を飲みましょう。

⭐ **ばい菌から体を守りましょう**

抗菌薬を予防的に飲みます。医師の指示どおりに飲みましょう。マグネシウム製剤は、抗菌薬と一緒に飲むと効果が弱くなることがあるので、2時間空けて内服しましょう。

 副作用メモ

こうくうねんまくえん
口腔粘膜炎

口腔粘膜炎の程度は大きく3つに分かれます。
- 軽い：口の中がザラザラする。のどの違和感がある。
- 中度：口の中がヒリヒリする。痛みが強くなって飲み込むと痛みが出る。
- 強い：口の中の痛みが強く、話せない、食べものを飲み込めない、食事ができない。

ご自宅で37.5℃以上の発熱、寒気やだるさがある、下痢が続く、吐き気で食べられないなどといった症状が一つでも出た場合は、早めに病院へ連絡しましょう。

対策をしましょう

💊 **ドセタキセル / シスプラチン**

⭐ **髪の毛が抜けてきます**

治療開始2〜3週間後から抜け始め、髪以外の部分（眉毛、ひげ、体毛など）も抜けます。治療が終了すれば、生えてきます。シャンプーはよく泡立てて頭皮を傷つけないよう指の腹で洗います。また、医療用かつらやウィッグ、帽子などで頭を保護しましょう。

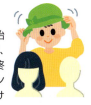

💊 **シスプラチン**

⭐ **手足がしびれたり、耳鳴りがすることがあります**

治療後、数週間でみられます。症状が出たら報告してください。

⭐ **腎臓が悪くなります**

💊 **フルオロウラシル**

⭐ **下痢になることがあります**

下痢が4回以上の場合は、下痢止めのお薬を服用しましょう。

お仕事、趣味を続けるために♪

たとえば会社員だったら…

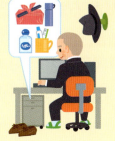

爪囲炎など皮膚障害
⭐ 通勤時はやわらかい靴下を着用し、きつい靴は履かないようにします。デスクワーク中はかかとのあるスリッパに履き替えるのもおすすめです。

味覚障害
⭐ お弁当を持参し、好みの味付けにすると食べやすいでしょう。

腎障害
⭐ デスクに水筒やペットボトルを常備し、こまめに水分摂取しましょう。

口内乾燥
⭐ うがい薬や口内保湿液も通勤かばんに入れて持ち歩き、そのときどきで使用しましょう。

ナースがまなぶ

DTX ＋ CDDP ＋ 5-FU 療法
ドセタキセル　　シスプラチン　　5-FU（フルオロウラシル）

レジメンを間違いなく投与するために

- 顔面紅潮、息苦しい、動悸、じんましんなどについて患者さんに伝え、症状が出現した場合は過敏症を疑い投与を一時中止する。
- 尿量の確保、体重測定を行ない、適宜利尿薬を使用する。
- シスプラチンは遮光投与する。

➡ **費用概算**
163,030 円

➡ **血管外漏出のリスク**
起壊死性：ドセタキセル
炎症性：シスプラチン、フルオロウラシル

➡ **催吐性リスク**　➡ **脱毛リスク**
高度　　　　　　　　％は不明（ほぼ生じる）

➡ **発熱性好中球減少症(FN)発生率(G3+G4)**
12％（頭頸部がん）

➡ **注意すべき既往歴、合併症／治療を始める前の注意事項**
★3剤併用の強力な化学療法であるため、好中球減少、口腔粘膜炎が高頻度で起こる。
★治療前より歯科と協力して口腔内を清潔にする。
★感染予防のセルフケア行動が実践できるかアセスメントし、不足する場合は継続した支援を行なう必要がある。

【頭頸部がん】【食道がん】

好中球減少症　　83％
口腔粘膜炎　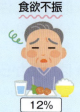　21％
食欲不振　　　　　　　　12％

貧血　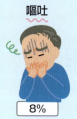　12％
嘔吐　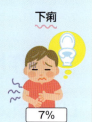　8％
下痢　　　　　　　　7％

※Grade3以上（頭頸部がんの場合）

安全・確実に治療を進めるための コンキョ

顔面紅潮、息苦しさ、動悸、じんましんなどが出現したら過敏症を疑い、一時投与中止

過敏症は即時型アレルギー反応で、初回～2回目投与で投与開始後数分から十数分に起こりやすくなります。発症時は一時中止し、バイタルサイン測定、症状の評価を行ない、適切に対応しましょう。

尿量の確保、体重測定を行ない、適宜利尿薬を使用

シスプラチンの腎毒性は近位尿細管障害によるものです。大量の補液により尿中排泄を促し、希釈することで軽減できます。また、マグネシウム（Mg）を投与することで有意に腎障害が軽減したと報告されています。

シスプラチンは遮光投与する

シスプラチンは光分解するため、遮光袋を使用し投与します。

腎障害の原因薬剤を避ける

鎮痛薬のNSAIDsはアセトアミノフェンや医療用麻薬に変更します。

"患者さんと一緒にまなぶ" 重要レジメンのケア&サポート

副作用を防ぎ、対策するための ケア&サポート

★感染症予防
ドセタキセル / シスプラチン / フルオロウラシル

　好中球減少は用量規制因子で、投与後8〜9日で最低となります。含嗽、手洗い、保清と感染予防の重要性について理解を得るようにしましょう。体温が37.5℃以上の場合は病院へ連絡してから抗菌薬を服用するなど、具体的な対処方法を伝えます。

★悪心対策
シスプラチン

　患者さんはムカムカしても吐き気だと気づかず我慢するケースもあります。制吐薬で症状のコントロールができることを説明します。また、食欲不振時は無理せず、こまめに水分を摂取し、食べやすいものを少量ずつ摂取することを伝えましょう。

★脱毛・アピアランスケア
ドセタキセル

　治療開始2〜3週間後から抜け始め、髪以外の部分（眉毛、ひげ、体毛など）も抜けます。髪の毛が抜けるときにピリピリ感が出てくることもあるので、頭皮への刺激はなるべく避ける工夫が必要です。ウィッグ、帽子などをあらかじめ準備できるよう情報を提供します。選択のポイントは、①自分に合った予算、②かぶり心地、③似合うと思えるかどうか、です。また、外見の変化はネガティブな感情となりやすいものです。その人らしさを大切に、思いを受け止めながら、気持ちを楽にして治療に向き合えるようにかかわりましょう。

★手足皮膚の変化への対応
フルオロウラシル / ドセタキセル

　手のひらや足裏のチクチク、ピリピリした感覚があったら、予防的保湿ケアを行ない、刺激を回避する（重い荷物を持たない、熱いものは触れない、手袋ややわらかい靴下を着用する、きつい靴は履かない）など、日常生活を工夫するよう伝えましょう。

★末梢神経障害発症時の注意
ドセタキセル / シスプラチン

　手足のしびれから、悪化すると感覚障害、運動障害をきたします。「感覚がなくなる」「物をよく落とす」「つまずきやすくなる」などの症状が出現しやすいため、熱傷や転倒、低温火傷に注意するよう伝えましょう。

★浮腫対策
ドセタキセル / シスプラチン / フルオロウラシル

　きつい衣服や靴、重い荷物を持つなどの圧迫は避ける、長時間の立ち仕事は避ける、虫刺されや切り傷、ひっかき傷、火傷などに注意が必要であるため、長袖、長ズボン、手袋を着用するなどで予防します。

　ケアとしては、腕や足を挙上しリンパの流れをよくするほか、むくんだ皮膚は傷つきやすく易感染のため、保清、保湿、保護を励行します。

患者さんと一緒にまなぶ

頭頸部がん
食道がん

② 5-FU ＋ CDDP（フルオロウラシル＋シスプラチン）療法 （安川恵美子）

- 頭頸部がん治療において、転移・再発に対する化学療法として21〜28日（3〜4週）ごと、最大6コースまで実施します。
- 食道がん治療において、①術前補助化学療法として21日（3週）ごと、2コース、②ステージⅣで、再発に対する緩和的化学療法として28日（4週）ごと、4〜6コース実施します。

治療スケジュール

お薬の名前 投与量 投与時間	お薬の役割	投与期間（日）							治療中に気をつけてほしいこと
		1	2	3	4	5	6	…	21(28)	
生理食塩液 1,000mL （4時間）	補液【点滴】	↓						休薬	休薬	
グラニセトロン（カイトリル®）1mg ＋ デキサメタゾン（デカドロン®）9.9mg （30分）	吐き気止め【点滴】	↓								便秘のときは下剤を使いましょう。
デキサメタゾン（デカドロン®）6.6mg （30分）	吐き気止め【点滴】		↓	↓	↓					
アプレピタント（イメンド®）125mg：1日目、80mg：2・3日目	吐き気止め【内服】	○	○	○						
シスプラチン（ランダ®）70〜100mg/m² （2時間）	治療のお薬【点滴】	↓								こまめに水分を摂るよう心がけましょう。尿量・体重を測ります。
フロセミド（ラシックス®）20mg	利尿薬【静脈注射】	↓								トイレの回数が増えるので、転倒に注意しましょう。
フルオロウラシル（5-FU）700〜1,000mg/m²/日 （24時間）	治療のお薬【持続点滴】		5日間							お口の中を清潔に保ちましょう。下痢に注意しましょう。
生理食塩液	1,000mL （4時間）	補液【点滴】	↓							
	1,500mL （6時間）	補液【点滴】		↓	↓	↓	↓			

※グラニセトロンのかわりにパロノセトロンを使用する場合がある。

1日目の合計点滴時間
2・3日目の合計点滴時間

- 点滴が漏れていないか注意しましょう。
- 吐き気があるときは吐き気止めを飲みましょう。

※フルオロウラシル（持続点滴）は除く。

"患者さんと一緒にまなぶ" 重要レジメンのケア＆サポート

副作用…

防ぎましょう

★ **ばい菌から体を守りましょう**
手洗い・うがいが大切です。ウォシュレットでおしりもきれいにしましょう。

★ **腎臓に負担がかかります**
1日1.5〜2Lは水分を摂りましょう。胃瘻をつくっている人は飲み込みにくいことがあるので、痛みがあるときは無理せずに経腸栄養で水分を補給しましょう。

★ **吐き気に注意しましょう**
ムカムカしたら我慢せず、早めに吐き気止めのお薬を飲みましょう。番茶やレモン水、炭酸水、氷水などでうがいをすると落ち着くことがあります。

★ **手足が赤く腫れたり痛みが出たりします**
保湿クリームを塗りましょう。

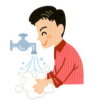

対策をしましょう

💧 **フルオロウラシル**

★ **お口の中に変化があります**
歯磨き（歯ブラシは小さめのヘッドを使用）、うがいを行ない、お口の中を清潔にし、日ごろからお口の中を観察するようにしましょう。唾液の分泌も減るので口腔乾燥が強いときは保湿ジェルやうがい薬にグリセリン液を使用しましょう。2〜3週間でよくなります。粘膜が潤うだけで痛みも緩和されます。口腔粘膜炎の痛みが出現したら、痛み止めのお薬や痛み止め入りのうがい薬を積極的に使用しましょう。

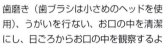

> ★ **うがい薬の簡単な作り方（生理食塩液 0.9％）**
> ① 空の 500mL のペットボトル1本に水を入れる
> ② ボトルキャップ（ふた）に1杯弱の塩をペットボトルに混ぜる
> ③ ふたをしてよく振り、食塩を溶かす
> ※ その日のうちに使いきりましょう

📝 副作用メモ

味覚障害（みかくしょうがい）

- 抗がん薬の直接作用によって味を感じる器官や細胞が障害されるため、「味がしない」「ある種の味だけ強く感じる」「砂を食べているような感じ」など、味の感じかたに異常が出てきます。

- 抗がん薬のほかに、お口の中が不衛生であること、お口の中が乾燥して唾液が減っていること、亜鉛不足などが原因となります。

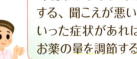

耳鳴りがする、耳がつまった感じがする、聞こえが悪い（特に高い音）といった症状があれば教えてください。お薬の量を調節することがあります。

お仕事、趣味を続けるために♪

たとえば主婦だったら…

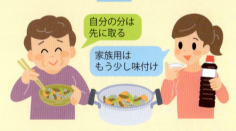

- 自分の分は先に取る
- 家族用はもう少し味付け

味覚障害による食欲不振

★ 味覚障害で、味やにおいの好みが変わったりわからなくなったりして、食欲がなくなることがあります。

★ 悩んでいるときは、栄養指導を受けてみましょう。たとえば、おしょうゆの味が苦手になっても、代わりにだしを使ってうま味を利かせるなど、工夫をすればおいしく食べられることもあります。

★ 家族と味の好みが合わないときは、ご自分の分を取り置きして味付けを変えてもよいでしょう。

★ ときには、料理する意欲も低下します。家族のサポートや理解を得て、台所から離れてみましょう。

ナースがまなぶ
5-FU ＋ CDDP 療法

5-FU（フルオロウラシル）　シスプラチン

レジメンを間違いなく投与するために

- 尿量の確保、体重測定を行ない、適宜利尿薬を使用する。
- シスプラチンは遮光投与する。

→ 費用概算
　60,740 円
→ 血管外漏出のリスク
　炎症性：フルオロウラシル、シスプラチン
→ 催吐性リスク　　→ 脱毛リスク
　高度リスク　　　　　％は不明（ときに生じる）
→ 発熱性好中球減少症(FN)発生率(G3+G4)
　7％（頭頸部がん）
→ 注意すべき既往歴、合併症／治療を始める
　前の注意事項
　★ワルファリンカリウム服用の有無を確認する（フルオロウラシルが作用を増強させることがある。凝固機能の変動に注意が必要となる）。
　★フルオロウラシルの持続投与では口腔粘膜炎や手足皮膚反応が出やすいため、スキンケアや口腔ケアのセルフケアを治療前から行なえるよう支援する。

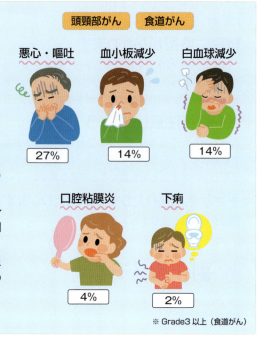

頭頸部がん　食道がん

悪心・嘔吐 27％　血小板減少 14％　白血球減少 14％
口腔粘膜炎 4％　下痢 2％

※Grade3 以上（食道がん）

安全・確実に治療を進めるための コンキョ

● 尿量の確保、体重測定を行ない、適宜利尿薬を使用する

　シスプラチンの腎毒性は大量の補液により尿中排泄を促し、希釈することで軽減できます。また、腎障害軽減にマグネシウム（Mg）投与が有効です。1～3日目は体液貯留となるため、適宜利尿薬を使用しますが、5～7日目ごろは逆に近位尿細管傷害による塩類喪失、粘膜炎や食欲不振による体液が喪失するため、補液を継続します。低ナトリウム（Na）血症や低カリウム（K）血症にも注意が必要です。必要に応じてカリウムを含む輸液を行ないます。

● シスプラチンは遮光投与する

　シスプラチンは光分解するため、遮光袋を使用して投与します。

"患者さんと一緒にまなぶ" 重要レジメンのケア＆サポート

副作用を防ぎ、対策するための ケア＆サポート

★悪心
シスプラチン

　患者さんはムカムカしても吐き気だと気づかず我慢するケースもあります。制吐薬で症状のコントロールができることを説明します。また、食欲不振時は無理せず、こまめに水分摂取をし、食べやすいものを少量ずつ摂取するよう伝えましょう。

★手足皮膚の変化への対応
フルオロウラシル

　手のひらや足裏のチクチク、ピリピリした感覚があったら、予防的保湿ケアを行ない、刺激を回避する（重い荷物を持たない、熱いものは触れない、手袋ややわらかい靴下を着用する、きつい靴は履かない）など、日常生活の工夫をするよう伝えましょう。

★末梢神経・聴力障害
シスプラチン

　1日投与量が80mg/m^{2}以上、総投与量が300mg/m^{2}以上で発現頻度が増します。下肢やつま先のしびれといった感覚性障害が起こります。熱傷や転倒、低温火傷に注意するよう伝えましょう。聴力障害の初発症状は耳鳴り、耳閉感、高音域の感音障害であり、症状があるときは速やかに医療者に報告するよう説明します。

★口腔粘膜炎
フルオロウラシル / シスプラチン

　口腔や咽頭、食道の粘膜炎は摂食・嚥下障害の原因となり、嚥下機能が低下したまま経口摂取を続けると誤嚥性肺炎のリスクが増します。患者さん自身で口腔ケアを継続するための支援、内服や食事形態の変更、アセトアミノフェンや医療用麻薬の使用などによって、痛みのコントロールを図る必要があります。

　そのためにも、口腔内の状態や変化に気を配る声かけをしましょう。患者さん自身で口腔内の変化に気づき、医療者に伝えてもらうようにします。口腔内を観察し、ケアができている場合はきちんと「できている」ことを伝えると、患者さんの自己効力感が増して、ケアのやる気につながります。また、食べられないつらさは精神的苦痛を伴い、治療意欲の低下につながりやすいものです。つらい気持ちに寄り添い、無理しなくてよいことを伝えましょう。経口栄養補助食品や経腸栄養への切り換えなど、医療チームと協働し対応策を考えることも大切なサポートです。

★腎障害の予防
シスプラチン

　補液量を少なくするショートハイドレーションでは、水分バランスの管理が最も重要です。シスプラチン投与が終了するまでに1L程度の経口補水を心がけるよう伝え、飲水確認を行ないます。また、悪心・食思不振などで飲水が困難となった場合は早めに医師に報告し、補液の追加を検討しましょう。

YORi-SOU がんナーシング　2018　増刊　27

患者さんと一緒にまなぶ

頭頸部がん　食道がん
胃がん

③ DTX（ドセタキセル）療法

（安川恵美子）

- 頭頸部がんでは転移、再発がんに対する緩和的化学療法、食道がんでは切除不能・再発がんに対する二次治療以降、胃がんでは転移・再発がんに対して実施します。
- 21～28日（3～4週）ごとに治療します。
- 長期投与で浮腫が出現します。

📅 治療スケジュール

お薬の名前 投与量 投与時間	お薬の役割	投与期間（日） 1 ／ … ／ 21(28)	治療中に気をつけて ほしいこと
デキサメタゾン （デカドロン®） 6.6mg　30分	吐き気止め 浮腫予防 【点滴】	↓　休薬　休薬	
ドセタキセル （タキソテール®） 60～75mg/m² 1時間	治療のお薬 【点滴】	↓	投与中、顔が赤くなる、息苦しい、動悸がする、じんましんが出るといった症状や、点滴挿入部に腫れや痛みが出たら、すぐにお知らせください。

1日目の
合計点滴時間

1時間30分

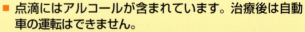

注意事項
- 点滴にはアルコールが含まれています。治療後は自動車の運転はできません。
- 点滴中に動悸や息苦しさ、気分が悪いなどの症状が出たときはすぐにお知らせください。
- ドセタキセルの初回と2回目投与時は、特に過敏症状が出やすくなります。

"患者さんと一緒にまなぶ" 重要レジメンのケア＆サポート

副作用…

防ぎましょう

★ **ばい菌から体を守りましょう**

手洗い・うがい、シャワー浴は毎日しましょう。温水洗浄便座でおしりをきれいにしましょう。食中毒に気をつけましょう。

★ **お口の中をきれいにしましょう**

治療開始1週間ほどで、口の中や歯肉がしみる、ヒリヒリする、赤くなるといった症状が出やすくなります。口の中をきれいにしましょう。ブクブクうがいを起床時・食事前後・眠前の1日8回行ないましょう。熱いものは冷ましてから食べましょう。

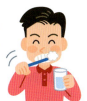

★ **吐き気、だるさ、下痢**

ムカムカなどは我慢せず早めに吐き気止めのお薬を飲み、下痢が4回以上のときは下痢止めを飲みましょう。だるさがあるときは無理せず休息をとりましょう。

対策をしましょう

💊 **ドセタキセル**

★ **髪の毛が抜けてきます**

治療開始2〜3週間後から抜け始め、髪以外の部分（眉毛、ひげ、体毛など）も抜けます。治療が終了すれば、生えてきます。医療用かつらやウィッグ、帽子、バンダナなどの活用がおすすめです。

★ **手のひらや足裏がチクチク、ピリピリし、手足の皮膚が変化します**

手足に保湿クリームを塗りましょう。重い荷物を持たない、熱いものには触れない、手袋ややわらかい靴下を着用する、きつい靴は履かないなどして、刺激を避けましょう。

★ **爪がもろくなり、変形や色素沈着がみられます**

爪回りを保湿して、爪は長く伸ばさないようにします。爪がもろくなるため、爪切りより爪用のファイル（やすり）で長さを整えるほうがよいでしょう。

📝 **副作用メモ**

手足症候群（てあししょうこうぐん）

- 手や足のしびれや痛みなどの感覚異常、手足の皮膚の赤み、むくみ、色素沈着、ひび割れ、水ぶくれなどがみられます。
- 抗がん薬によって皮膚の細胞が障害されることで起こります。

お仕事、趣味を続けるために🎵✨

たとえば孫の送り迎えが日課だったら…

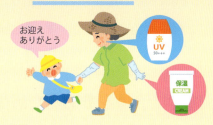

手足症候群

★ 朝夕の時間帯も紫外線対策は必要です。皮膚を刺激しないよう日焼け止めを塗って、帽子や手袋を着用しましょう。

★ 靴はきつくない柔らかいものを履き、クッション性の高い中敷きを使うことで、足への刺激を減らせます。

★ 手足の保湿は欠かさずに行ないます。季節に限らず手袋などを利用することを、お孫さんにも理解してもらいましょう。

★ お孫さんの手を洗ってあげるときなど、水を使うときは保湿剤を塗って、木綿の手袋の上にゴム手袋をすると、肌への負担が軽減できます。

💬 体重の変化や手足のむくみ（浮腫）の状態を教えてください。お薬の量を調節することがあります。

ナースがまなぶ
DTX 療法
(ドセタキセル)

レジメンを間違いなく投与するために

- 顔面紅潮、息苦しい、動悸、じんましんなどについて患者さんに伝え、症状が出現した場合は過敏症を疑い投与を一時中止する。
- 結晶が析出する可能性があるため、調製後、速やかに使用する。

- **費用概算**
  106,620円
- **血管外漏出のリスク**
  起壊死性
- **催吐性リスク** **脱毛リスク**
  軽度　　　　　　80.6%
- **発熱性好中球減少症（FN）発生率（G3+G4）**
  18%（食道がん〈70mg/m^2〉）
- **注意すべき既往歴、合併症／治療を始める前の注意事項**
  ★溶剤に無水エタノールを使用するため、患者さんにアルコール過敏症がないか確認を行なう。
  ★タキソテール®は添付の溶解液の代わりに生理食塩液やブドウ糖による混合注射代用が可能。
  ★ワンタキソテール®はエタノールですでに溶解済みのため、アルコール過敏症の患者さんへの投与は十分注意が必要。

頭頸部がん　食道がん　胃がん

好中球減少症	脱毛	食欲不振	全身倦怠感	下痢
88%	80.6%	18%	12%	6%

※Grade3以上（食道がん）、脱毛のみすべてのGrade

安全・確実に治療を進めるための コンキョ

顔面紅潮、息苦しさ、動悸、じんましんなどが出現したら過敏症を疑い一時投与中止

Ⅰ型アレルギー反応によるものです。重篤なものは投与開始から数分以内に起こることがあります。発症頻度は5〜20％で、初回および2回目投与時は好発時期で、注意が必要です。重症化すると血圧低下、意識障害とアナフィラキシーショックとなります。

血管外漏出を防ぐ

起壊死性（ビシカント）薬のため、漏出時は硬結、壊死を起こす可能性があります。発症すると疼痛や長期間にわたる処置が必要になるなど、患者さんのQOLにもかかわってきます。点滴刺入部位の異常（発赤、腫脹、疼痛）を観察する必要性を説明し、協力を得ましょう。ドセタキセル投与開始直前に排尿を済ませる、点滴挿入部位の安静を保つなどの予防も重要です。

"患者さんと一緒にまなぶ"重要レジメンのケア＆サポート

副作用を防ぎ、対策するための ケア＆サポート

★骨髄抑制への対応
ドセタキセル（以下すべて）

好中球減少は用量規制因子で、投与後8〜9日で最低となります。含嗽、手洗い、保清と感染予防の重要性について理解を得るようにしましょう。体温が37.5℃以上の場合は病院へ連絡してから抗菌薬を服用するなど具体的な対処方法を伝えます。

★悪心、下痢対策

支持療法薬を効果的に使用し、症状のコントロールができることを説明しましょう。

★脱毛・アピアランスケア

治療開始2〜3週間後から抜け始め、髪以外の部分（眉毛、ひげ、体毛など）も抜けます。髪の毛が抜けるときにピリピリ感が出てくることもあるので、頭皮への刺激はなるべく避ける工夫が必要です。ウィッグ、帽子などをあらかじめ準備できるよう情報を提供します。全治療終了後は回復します。

★手足皮膚の変化への対応

手のひらや足裏のチクチク、ピリピリした感覚があったら、予防的保湿ケアを行ない、刺激を回避する（重い荷物を持たない、熱いものは触れない、手袋ややわらかい靴下を着用する、きつい靴は履かない）など、日常生活の工夫をするよう伝えましょう。

★爪障害予防

爪は薄くなり剥がれやすくなるため、長く伸ばさず、ぶつけないよう注意して、クリームで保湿します。外傷予防のためには、マニキュア（トップコート）や水ばんそうこう、手袋などで保護することが有効です。フローズングローブ、フローズンソックスによるクーリング（投与前後の15分間ずつと投与中の60分間）は、爪障害の予防効果が期待できるといわれています。

★浮腫対策

総投与量が300〜400mg/m²に達すると、発生頻度が増加します。予防のためのステロイド投与は確実に行なうようにします。好発部位は眼瞼や下肢です。皮膚保護のセルフケアや、感染徴候の有無などをセルフモニタリングする必要性を患者さんに説明しましょう。また、感染徴候（発熱・発赤・腫脹・疼痛）がある場合は医師に報告するよう伝えます。

★末梢神経障害発症時の注意

手足のしびれから、悪化すると感覚障害、運動障害をきたします。熱傷や転倒、低温火傷に注意するよう伝えましょう。

Memo

患者さんと一緒にまなぶ　　　　　　　　　　　　　　　　　　　　　　肺がん

④ ETP ＋ CDDP（エトポシド＋シスプラチン）療法

（木村 敦）

- 小細胞肺がんに対する治療法です。
- 21日（3週）ごとの治療です。4コース投与します。
- 胸部放射線療法と併用の場合は、28日（4週）ごとの治療になります。

📅 治療スケジュール　ショートハイドレーション法での投与例

お薬の名前 投与量 投与時間	お薬の役割	投与期間（日） 1 / 2 / 3 / 4 / … / 21	治療中に気をつけてほしいこと
アプレピタント（イメンド®） 125mg：1日目、 80mg：2・3日目	吐き気止め【内服】	○（1）○（2）○（3）	
パロノセトロン（アロキシ®）0.75mg　15分 ＋ デキサメタゾン（デカドロン®）9.9mg	吐き気止め【点滴】	↓（1日目）	
エトポシド（ラステット®）100mg/m²　1.5時間	治療のお薬【点滴】	↓ ↓ ↓	発熱、咳、息切れがあるときは教えてください。
開始輸液 500mL　1時間 ＋ KCL 20mEq ＋ 硫酸マグネシウム 8mEq	補液【点滴】	↓（1日目）　　休薬　休薬	
シスプラチン（ランダ®）80mg/m²　1時間	治療のお薬【点滴】	↓	吐き気があるときは、吐き気止めを飲みましょう。
フロセミド（ラシックス®）20mg	利尿薬【静脈注射】	（1日目）	
生理食塩液 500mL　1時間	補液【点滴】	↓	
デキサメタゾン（デカドロン®）8mg/日【1日1～2回】	吐き気止め【内服】	○ ○ ○	血糖値が高くなったり、夜に飲んだりすると眠れなくなります。

経口補水 1L（1日目）

※ショートハイドレーション法の一例。それに伴い、2・3日目は時間を問わず1日で1L以上（4L以下）の経口補水を行なう。

1日目の合計点滴時間　4時間45分
2・3日目の合計点滴時間　1時間45分

※補液によって時間が変わる。

注意事項
- 補液（足りない水分を補い、電解質を整えます）を点滴で行なう場合は、入院が必要になります。外来の場合は、経口で補液を行なう必要があります。
- むくみで体重が増えている場合は、利尿薬を使うことがあります。

"患者さんと一緒にまなぶ" 重要レジメンのケア＆サポート

副作用…

防ぎましょう

★ 腎臓を守りましょう
できるだけ水分摂取を心がけます。水分摂取が十分でも、おしっこが少ないときは要注意です。急激な体重増加やむくみがないか確認しましょう。

★ ばい菌から体を守りましょう
必ず手洗い・うがいをしましょう。歯磨きや舌ブラッシングも大切です。

★ 吐かないために……
食べたいもの、食べられるものを少しずつ食べましょう。脂っこいもの、においの強いものは避けましょう。

対策をしましょう

シスプラチン

★ 手足がしびれてきます
治療を重ねるごとにしびれが強くなってきます。ボタンをかけられますか？ お箸を持てますか？ 我慢せずに症状を伝えてください。

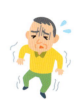

エトポシド

★ 髪の毛が抜けてきます
治療開始2〜3週間後から抜け始めます。治療終了後は新しく生えてきます。頭皮への刺激をなるべく避け、帽子やウィッグを活用しましょう。

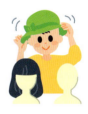

📝 副作用メモ

まっしょうしんけいしょうがい
末梢神経障害
● 神経の細胞が障害され、しびれが出ます。回復には時間がかかります。

ちょうりょくしょうがい
聴力障害
● 治療を重ねると、高音が聞こえにくくなることがあります。

高い音が聞き取りづらくなっていませんか？
おしっこの量が減っていませんか？

お仕事、趣味を続けるために

たとえば**トレッキング**が好きな人だったら…

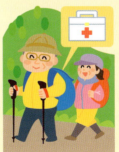

骨髄抑制
★ アウトドアを楽しむ際は、長袖、長ズボンの服装で行ないましょう。
★ 枝や草などで傷ついたり、けがをしたりしないように注意しましょう。けがに備えて救急セットを持っていきましょう。
★ 標高の高い山は酸素濃度が薄いので、避けます。

末梢神経障害
★ しびれで物がつかみにくくなったり、感覚が鈍くなることもあります。トレッキングポールを使うときは、手首にしっかりストラップを巻きつけましょう。

ナースがまなぶ

ETP ＋ CDDP 療法
エトポシド　　シスプラチン

レジメンを間違いなく投与するために
- シスプラチンの腎障害を防ぐため、水分負荷を行なう。
- エトポシド投与時は DEHP の含まれる点滴セットは使用しない。

- 費用概算
  77,070 円
- 血管外漏出のリスク
  炎症性：エトポシド、シスプラチン
- 催吐性リスク　　脱毛リスク
  高度　　　　　　12％（Grade3 以上）
- 発熱性好中球減少症（FN）発生率（G3+G4）
  10％
- 注意すべき既往歴、合併症/治療を始める前の注意事項
  ★腎機能障害のある場合は、エトポシド・シスプラチンの減量、またはほかの白金製剤への変更が必要となる。

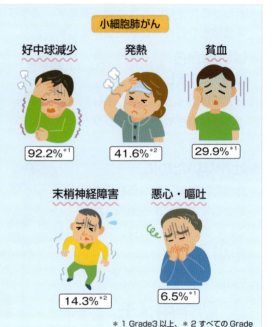

小細胞肺がん
- 好中球減少 92.2％[*1]
- 発熱 41.6％[*2]
- 貧血 29.9％[*1]
- 末梢神経障害 14.3％[*2]
- 悪心・嘔吐 6.5％[*1]

＊1 Grade3 以上、＊2 すべての Grade

安全・確実に治療を進めるためのコンキョ

シスプラチンの腎障害を防ぐため、水分負荷を行なう

シスプラチンは尿細管障害によって腎障害を引き起こすと考えられており、大量輸液による水分負荷をかけ、尿中のシスプラチン濃度低下と尿細管での接触時間短縮による腎障害軽減を行なう必要があります。負荷量に比べ尿量が少ないときは、強制利尿を行なうこともあります。

エトポシド投与時は DEHP の含まれる点滴セットは使用しない

エトポシドの注射剤に含まれる溶剤により DEHP が輸液内に溶出してしまうため、DEHP を含む点滴セットは使用しません。

DEHP とは、PVC（ポリ塩化ビニル）製の点滴セットに可塑剤として使われる成分です。動物実験では肝毒性、発がん性を示すとの報告があります。人体への影響は十分な報告がありませんが、基本は体内に入れないように対策をします。

"患者さんと一緒にまなぶ" 重要レジメンのケア&サポート

副作用を防ぎ、対策するための ケア&サポート

★腎障害予防
シスプラチン

シスプラチンの投与によって、尿細管障害を主体とした腎障害が起きることがあります。血清クレアチニンや尿量、浮腫といった症状のモニタリングを行ないましょう。予防として、時間尿100mLを確保するためシスプラチン投与日は3L、投与前日と投与後3日は1Lの補液を行ない、場合によって利尿薬を併用することもあります。固形がんのなかで小細胞肺がんは腫瘍崩壊症候群を起こしやすいといわれています。腫瘍崩壊症候群とは、腫瘍細胞の急激な崩壊に伴い電解質異常をきたした状態のことを指し、それに伴う腎障害に注意が必要です。

★感染症予防
エトポシド / シスプラチン

骨髄抑制は治療後すぐには現れず、最下点（ナディア：nadir）は10～14日目ごろになることが多くあります。患者さんだけでなく同居する家族にも、うがいや手洗いといった基本的な感染症対策を徹底してもらいましょう。食中毒に気をつけることも忘れてはいけません。また、発熱した場合の受診のめやすや電話相談の連絡先を事前に確認しておくことが大切となります。

★悪心・嘔吐対策
エトポシド / シスプラチン

吐き気は強いにおいや脂っこいものなどで誘発される場合もあるので、食事の工夫を行なうよう、アドバイスしましょう。1週間程度で軽快することが多いですが、症状が続く場合は脱水や栄養不足の可能性も考慮して患者さんへの指導を行ない、予防薬の強化をしましょう。

★末梢神経障害への対応
シスプラチン

用量依存傾向にあり、治療を重ねるごとに症状が強くなる蓄積性を示すとの報告もあります。症状に対して有効性のある薬剤はなく、投与中止によって改善を示しますが、時間がかかります。症状を聞き取って早めに対応していくことが重要です。

★脱毛・アピアランスケア
エトポシド

個人差がありますが、治療開始後2～3週間あたりで毛が抜け始めます。抜ける前からウィッグや帽子の準備をしてもらいましょう。抜けたあとの頭皮のケアも大切です。頭皮への刺激を避けるため、シャンプーを変えてもらうなどの対策が必要になる場合もあります。治療終了後6～8週間程度で毛が生え始め、約半年でほぼ回復するといわれています。

患者さんと一緒にまなぶ　　　　　　　　　　　　　　　　　　　肺がん

⑤ CBDCA＋PTX ± BEV（カルボプラチン＋パクリタキセル ±ベバシズマブ）療法
（木村 敦）

- 非小細胞肺がんに対する治療法です。
- 21日（3週）ごとの治療です。4～6コース投与します。
- 非扁平上皮がんにはベバシズマブを併用し、4～6コース投与後はベバシズマブ単剤療法を継続します。
- 扁平上皮がんにはベバシズマブは使いません。

治療スケジュール

お薬の名前 投与量 投与時間	お薬の役割	投与期間（日） 1 / 2 / 3 / 4 / … / 21	治療中に気をつけてほしいこと
アプレピタント（イメンド®） 125mg：1日目 80mg：2日目	吐き気止め【内服】	○ ○ ○	
ジフェンヒドラミン（レスタミンコーワ） 50mg/日	アレルギー予防【内服】	○	
デキサメタゾン（デカドロン®） 9.9mg ＋ ファモチジン（ガスター®） 20mg	吐き気止め【点滴】（15分）	↓	
パロノセトロン（アロキシ®） 0.75mg	吐き気止め【点滴】（15分）	↓	休薬 … 休薬
ベバシズマブ（アバスチン®） 15mg/kg	治療のお薬【点滴】（1.5時間 初回）	↓	血圧が上がったり、タンパク尿が出たりします。むくみが出たら要注意です。
パクリタキセル（タキソール®） 200mg/m²	治療のお薬【点滴】（3時間）	↓	点滴が漏れて腫れたとき、痛いとき、かゆみやじんましん、息苦しさが出たときは、すぐに教えてください。
カルボプラチン（パラプラチン®） AUC 6	治療のお薬【点滴】（1時間）	↓	かゆみやじんましん、息苦しさが出たときは、すぐに教えてください。
デキサメタゾン（デカドロン®） 8mg/日 【1日1～2回】	吐き気止め【内服】	○ ○ ○	血糖値が高くなったり、夜に飲んだりすると眠れなくなります。

※ベバシズマブは初回90分、2回目以降は60分→30分まで短縮可。
※ベバシズマブ維持療法：15ng/kgを3週ごと。

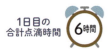
1日目の合計点滴時間　6時間

注意事項
- 点滴が漏れたときは教えてください。
- 点滴にアルコールが入っています。来院するときは、公共の交通機関を利用してください。

"患者さんと一緒にまなぶ" 重要レジメンのケア＆サポート

副作用…

防ぎましょう

★ **出血に気をつけましょう**
出血が止まりにくい状態になります。ぶつけたりけがをしたりしないようにしましょう。

★ **ばい菌から体を守りましょう**
必ず手洗い・うがいをしましょう。歯磨きや舌ブラッシングも大切です。

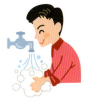

★ **吐かないために……**
食べたいもの、食べられるものを少しずつ食べましょう。脂っこいもの、においの強いものは避けましょう。

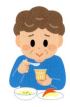

📝 副作用メモ

関節・筋肉痛（かんせつ・きんにくつう）

- 投与数日後に体の関節や筋肉が痛くなることがあります。
- 多くは一時的な症状で回復しますが、症状が続くときもあります。
- 痛みのある部分を温めたり、体の中心に向かってマッサージをすると症状がやわらぎます。
- 発熱や腫れがある場合は医師や看護師、薬剤師に相談してください。

しびれの状態はどうですか？
頭が痛くなるときはありますか？

対策をしましょう

💧 **ベバシズマブ**

★ **血圧が上がります**
自宅で毎日、血圧を測定する習慣を身につけましょう。血管の中に血のかたまり（血栓）ができることがあります。急に息切れや痛みを伴う足のむくみが出たらすぐに連絡してください。

💧 **パクリタキセル**

★ **手足がしびれてきます**
治療を重ねるごとにしびれが強くなってきます。ボタンをかけられますか？ お箸を持てますか？ 我慢せずに症状を伝えてください。

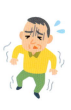

★ **むくみます**
治療を重ねるごとに足のむくみが強くなってきます。

お仕事、趣味を続けるために

たとえば **お料理** が趣味の人だったら…

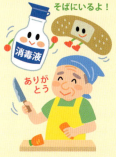

末梢神経障害
★ しびれで物がつかみにくくなったりするため、包丁の使用には注意しましょう。

血小板減少
★ 包丁で指を切らないように注意しましょう。誤って切ってしまったときに備えて、ばんそうこうなど止血に使う道具をすぐ使える場所に置いておきましょう。ピーラーを活用するのもお勧めです。

ナースがまなぶ

CBDCA ＋ PTX ± BEV 療法
カルボプラチン　　パクリタキセル　　ベバシズマブ

レジメンを間違いなく投与するために

❓ パクリタキセル投与は 0.22μm 以下のメンブランフィルターを用いたインラインフィルターを通して行ない、また DEHP の含まれる点滴セットは使用しない。

- ➡ **費用概算**
  433,190 円
- ➡ **血管外漏出のリスク**
  起壊死性：パクリタキセル
  炎症性：カルボプラチン
  ※ベバシズマブのリスクは低い
- ➡ **催吐性リスク**　➡ **脱毛リスク**
  中等度　　　　　　95％（すべての Grade）
- ➡ **発熱性好中球減少症（FN）発生率（G3＋G4）**
  8％
- ➡ **注意すべき既往歴、合併症／治療を始める前の注意事項**
  ★ベバシズマブによって創傷治癒遅延が起こることが知られており、大きな手術の前後4週間はベバシズマブの投与ができない。治療前に手術歴の確認を行なう。
  ★血栓症が起こることもあるため、血栓症の既往歴の確認を行なう。

非小細胞肺がん

脱毛	末梢神経障害	筋肉痛
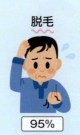	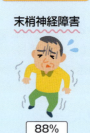	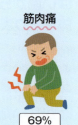
95％	88％	69％

尿タンパク	高血圧
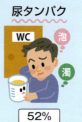	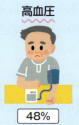
52％	48％

※すべての Grade

安全・確実に治療を進めるための コンキョ

❓ パクリタキセル投与時の注意点

　パクリタキセルの希釈液は過飽和状態にあり結晶が析出する可能性があるため、必ず 0.22μm 以下のメンブランフィルターを通して投与します。輸液ポンプを使用する際は、ろ過網が組み込まれた輸液セットを使用するとろ過網に結晶が詰まってポンプが停止することがあるので、ろ過網が組み込まれた輸液セットは避けるようにしましょう。また、DEHP を含む輸液セットを使用すると DEHP が溶出されてしまうため、使用しません。

> "患者さんと一緒にまなぶ" 重要レジメンのケア&サポート

副作用を防ぎ、対策するための ケア&サポート

★ 血小板減少への対応
カルボプラチン

　血小板減少はカルボプラチンの用量規制毒性となっており、治療中のモニタリングが欠かせません。血小板減少を患者さん自身が自覚することは難しいため、出血予防としてけがに注意してもらうことや、鼻を強くかまないなどの対策と出血したときの対応を事前に確認しておくことが大切となります。

★ 感染症予防
レジメン全体

　白血球減少、好中球減少により、易感染状態にあります。骨髄抑制は治療後すぐには現れず、最下点（ナディア：nadir）は10〜14日目ごろになることが多いです。患者さんだけでなく同居する家族にも、うがい・手洗いといった基本的な感染症対策を徹底してもらいましょう。食中毒に気をつけることも忘れてはいけません。また、発熱した場合の受診のめやすや電話相談の連絡先を事前に確認しておくことが大切となります。

★ 悪心・嘔吐対策
カルボプラチン

　催吐性リスクは中等度ですが、海外のガイドラインではカルボプラチンを含むレジメンはアプレピタントの使用が推奨されています。吐き気は強いにおいや脂っこいものなどで誘発される場合もあるので、食事の工夫を行なうようアドバイスしましょう。1週間程度で軽快することが多いですが、症状が続く場合は脱水や栄養不足の可能性も考慮して患者さんへの指導を行ない、予防薬の変更や追加などの強化を検討しましょう。

★ 高血圧への対応
ベバシズマブ

　ベバシズマブ投与により血圧が上昇することが知られています。高血圧の既往の有無にかかわらず症状が出るので、治療中の血圧モニタリングが重要となってきます。患者さんへは自宅での血圧測定の指導を行ないましょう。必要に応じて降圧薬を使用する場合があります。

★ 血栓症・創傷治癒遅延対策
ベバシズマブ

　ベバシズマブによって動静脈に血栓ができることがあります。呼吸状態が変わりないか、下肢のむくみがないか観察しましょう。創傷治癒遅延はベバシズマブの血管新生阻害作用によって起こるといわれています。投与前28日以内に手術歴がないか確認しましょう。抜歯後の場合も治癒遅延に注意が必要です。口腔内の観察も行ないましょう。

★ 末梢神経障害への対応
パクリタキセル

　パクリタキセル投与によって高頻度に出現します。用量依存傾向にあり、治療を重ねるごとに症状が強くなる蓄積性を示すとの報告もあります。症状に対しての有効性のある薬剤はなく、投与中止によって改善を示しますが、時間がかかります。症状を聞き取って早めに対応していくことが重要です。

YORi-SOU がんナーシング　2018　増刊

患者さんと一緒にまなぶ　　　　　　　　　　　　　　　　　　　肺がん

⑥ VNR ＋ CDDP（ビノレルビン＋シスプラチン）療法
（木村 敦）

- 非小細胞肺がんに対する治療法です。
- 21日（3週）ごとの治療です。4コース投与します。
- 手術後に投与することもあります。

📅 治療スケジュール　ショートハイドレーション法での投与例

お薬の名前 投与量 投与時間	お薬の役割	投与期間（日） 1　2　3　4　…　8　…　21	治療中に気をつけて ほしいこと
アプレピタント（イメンド®） 125mg：1日目、80mg：2・3日目	吐き気止め【内服】	○　○　○	
パロノセトロン（アロキシ®）0.75mg ＋ デキサメタゾン（デカドロン®）9.9mg　15分	吐き気止め【点滴】	↓	
ビノレルビン（ナベルビン®）25mg/m²	治療のお薬【静脈注射】	↓　　　　　↓	点滴を入れているところや周囲が腫れたときや痛いときは、すぐに教えてください。
開始輸液 500mL ＋ KCL 20mEq ＋ 硫酸マグネシウム 8mEq　1時間	補液【点滴】	↓　　　　休薬　休薬　休薬	
シスプラチン（ランダ®）80mg/m²　1時間	治療のお薬【点滴】	↓	吐き気があるときは、吐き気止めを飲みましょう。
フロセミド（ラシックス®）20mg	利尿薬【静脈注射】		
生理食塩液 500mL：1日目　1時間	補液【点滴】	↓	
デキサメタゾン（デカドロン®）8mg/1日【1日1～2回】	吐き気止め【内服】	○　○　○	血糖値が高くなったり、夜に飲んだりすると、眠れなくなります。

経口補水 1L（1日目）

※ショートハイドレーション法の一例。それに伴い、2・3日目は時間を問わず1日で1L以上（4L以下）の経口補水を行なう。

1日目の合計点滴時間　約3時間15分
8日目の合計点滴時間　約5分

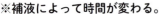

※補液によって時間が変わる。

 注意事項
- 補液（足りない水分を補い、電解質を整えます）を点滴で行なう場合は、入院が必要になります。外来の場合は、経口で補液を行なう必要があります。
- むくみで体重が増えている場合は、利尿薬を使うことがあります。

"患者さんと一緒にまなぶ"重要レジメンのケア＆サポート

副作用…

防ぎましょう

★ 腎臓を守りましょう
できるだけ水分摂取を心がけましょう。水分を十分に摂っていても、おしっこが少ないときは要注意です。

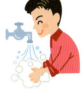

★ ばい菌から体を守りましょう
必ず手洗い・うがいをしましょう。歯磨きや舌ブラッシングも大切です。

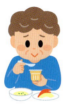

★ 吐かないために……
食べたいもの、食べられるものを少しずつ食べましょう。脂っこいもの、においの強いものは避けましょう。

対策をしましょう

💧 シスプラチン

★ 手足がしびれることがあります
治療を重ねるごとにしびれが強くなってきます。ボタンをかけられますか？　お箸を持てますか？　我慢せずに症状を伝えてください。

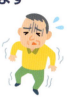

💧 ビノレルビン

★ 髪の毛が抜けてきます
治療開始2〜3週間後から抜け始めます。治療終了後は新しく生えてきます。頭皮への刺激をなるべく避けましょう。帽子やウィッグを活用しましょう。

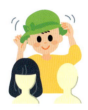

📝 副作用メモ

倦怠感（けんたいかん）
- 治療に伴ってだるさが出たり疲れやすくなります。
- 症状があるときは短時間の休憩をとったり、気分転換を行なったりして無理をしないようにします。睡眠もしっかり取りましょう。

腎障害（じんしょうがい）
- 腎臓が障害され、働きが悪くなります。抗がん薬が体から抜けにくくなり、副作用も出やすくなります。

高い音が聞き取りづらくなっていませんか？
おしっこの量が減っていませんか？

お仕事、趣味を続けるために♪

たとえば**営業**をしている人だったら…

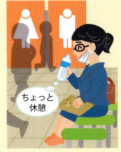
ちょっと休憩

骨髄抑制
★ 駅のホームや階段など、貧血による立ちくらみに注意しましょう。適度に休憩しましょう。
★ 電車や会社の中の、人が多いところでは、マスクをするよう心がけましょう。

腎障害
★ 水分補給を欠かさないようにしましょう。
★ 治療後2・3日までは、商談や打ち合わせ中でも積極的にトイレに行きましょう。

> ナースがまなぶ

VNR ＋ CDDP 療法
ビノレルビン　　シスプラチン

レジメンを間違いなく投与するために

💡 **ビノレルビンの投与時間を守る。10分以上時間をかけない。**

- **費用概算**
  83,610円
- **血管外漏出のリスク**
  起壊死性：ビノレルビン　炎症性：シスプラチン
- **催吐性リスク**　**脱毛リスク**
  高度　　　　　　　　%は不明（ほぼ生じる）
- **発熱性好中球減少症（FN）発生率（G3+G4）**
  18%
- **注意すべき既往歴、合併症/治療を始める前の注意事項**
  ★腎機能障害のある場合は、シスプラチンの減量、またはほかの白金製剤への変更が必要となる。治療前に必ず腎機能を確認しよう。

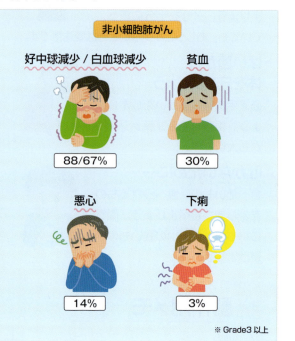

非小細胞肺がん
好中球減少/白血球減少　88/67%
貧血　30%
悪心　14%
下痢　3%
※Grade3以上

安全・確実に治療を進めるためのコンキョ

💡 ビノレルビンの投与時間（10分以内）を守る

　ビノレルビンは強い組織障害作用を持っているため、静脈炎予防のために投与時間を短くすることが推奨されています。投与時間10分以内と20～30分を比較した際に、20～30分のほうが血管障害が多かったという報告があるため、10分以内の投与や投与後に補液でフラッシュをすることが推奨されています。

　血液、薬剤の吸収を高めることを目的として、治療前に点滴部位とその周辺を温める温罨法も有効です。

Memo

"患者さんと一緒にまなぶ" 重要レジメンのケア＆サポート

副作用を防ぎ、対策するためのケア＆サポート

★腎障害予防
シスプラチン

シスプラチンの投与によって、尿細管障害を主体とした腎障害が起きることがあります。血清クレアチニンや尿量、浮腫といった症状のモニタリングを行ないましょう。予防として、時間尿100mLを確保するためシスプラチン投与日は3L、投与前日と投与後3日は1Lの補液を行ない、場合によって利尿薬を併用することもあります。

★感染症予防
ビノレルビン

白血球・好中球減少はビノレルビンの用量規制毒性となっており、高頻度に骨髄抑制が発現します。治療後すぐには現れず、最下点（ナディア：nadir）は10～14日目ごろになることが多いです。患者さんだけでなく同居する家族にも、うがい・手洗いといった基本的な感染症対策を徹底してもらいましょう。食中毒に気をつけることも忘れてはいけません。また、発熱した場合の対応についても事前に確認しておくことが大切となります。

★悪心・嘔吐対策
シスプラチン

吐き気は強いにおいや脂っこいものなどで誘発される場合もあるので、食事の工夫を行なうようアドバイスしましょう。1週間程度で軽快することが多いですが、症状が続く場合は脱水や栄養不足の可能性を考慮して患者さんへの指導を行ない、予防薬の強化をしましょう。

★末梢神経障害への対応
シスプラチン

用量依存傾向にあり、治療を重ねるごとに症状が強くなる蓄積性を示すとの報告もあります。症状に対しての有効性のある薬剤はなく、投与中止によって改善を示しますが、時間がかかります。症状を聞き取って早めに対応していくことが重要です。

★脱毛・アピアランスケア
ビノレルビン

個人差がありますが、治療開始後2～3週間あたりで毛が抜け始めます。抜ける前からウィッグや帽子の準備をしてもらいましょう。抜けたあとの頭皮のケアも大切です。頭皮への刺激を避けるため、使い慣れたシャンプーに変えてもらうなどの対策が必要になる場合もあります。治療終了後6～8週間程度で毛が生え始め、約半年でほぼ回復するといわれています。

Memo

患者さんと一緒にまなぶ

肺がん
悪性胸膜中皮腫

⑦ PEM + CDDP（ペメトレキセド＋シスプラチン）療法

（白幡拓也）

● 非扁平上皮小細胞肺がん、悪性胸膜中皮腫の標準治療の一つです。
● 21日（3週）ごとの治療です。4コース投与します。

治療スケジュール　ショートハイドレーション法での投与例

お薬の名前 投与量 投与時間	お薬の役割	投与期間（日）					治療中に気をつけること
		1	2	3	4	… 21	
パロノセトロン（アロキシ®）0.75mg　5分 ＋ デキサメタゾン（デカドロン®）9.9mg	吐き気止め【点滴】	↓					※ただし以下のお薬は、治療開始の7日以上前から治療中止後22日まで、休薬中も続けます。 ● 葉酸：0.5gを連日で内服 ● ビタミンB₁₂：1mgを9週ごとに筋肉注射
アプレピタント（イメンド®）125mg：1日目、80mg：2・3日目	吐き気止め【内服】	○	○	○			
ペメトレキセド（アリムタ®）500mg/m²　10分	治療のお薬【点滴】	↓					
塩化カリウム 20mEq　1時間 ＋ 硫化マグネシウム 8mEq ＋ 開始液（1号液）500mL	補液【点滴】	↓					
シスプラチン（ランダ®）75mg/m²　1時間	治療のお薬【点滴】	↓					
フロセミド（ラシックス®）20mg	利尿薬【静脈注射】	↓					
開始液（1号液）500mL　1時間	補液【点滴】	↓					
デキサメタゾン（デカドロン®）8mg/日【1日1～2回】	吐き気止め【内服】		○	○	○		

経口補水1L（1日目）

※ ショートハイドレーション法の一例。それに伴い、1～3日目まで経口補水を行なう（2・3日目は時間を問わず1日で1L以上〈4L以下〉）。初回は入院で行ない、経口補水がしっかりできるか、体重・尿量の変化などのチェックを行なう。問題なければ、次回から外来施行も可能。
※ 従来のシスプラチン大量輸液負荷スケジュールもある。
※ 4コース終了時に進行（PD）以外の場合、維持療法としてペメトレキセドのみ続ける（1日目ペメトレキセド500mg/m²を10分・3週ごとの点滴静注を、病状が悪くならない限り継続）。

1日目の合計点滴時間 3時間15分

※ シスプラチンのハイドレーションの方法で投与時間が異なる。上の表のようなショートハイドレーション法と従来の大量輸液負荷法があり、投与時間は施設によって異なる。

注意事項
■ 葉酸は、副作用を軽くするために毎日飲むお薬です。
■ 38.5℃以上の発熱や吐き気、倦怠感などがあって体調がつらい場合は、医療機関を受診しましょう。
■ 治療を入院して行なうか外来通院で行なうかは、担当医との相談が必要です。

"患者さんと一緒にまなぶ"重要レジメンのケア＆サポート

副作用…

防ぎましょう

★ **ばい菌から体を守りましょう**
手洗い、うがい、マスク着用を心がけましょう。骨髄抑制が起こっているときは、感染しやすくなります。

★ **お口の中をきれいにしましょう**
口腔ケアやうがいなどをして口の中をきれいに保つようにしましょう。できれば治療が始まる前に歯科を受診し、治療するべき箇所は治療しておきましょう。必要であれば、がん治療中も歯科受診を継続し、口腔ケアに努めましょう。口内炎は食欲不振を招く原因になります。

★ **下痢に気をつけましょう**
生ものはなるべく控えるか、新鮮なものを摂りましょう。1日に何回も下痢になったときには、病院に連絡してください。

📝 副作用メモ

骨髄抑制（こつずいよくせい）

- 抗がん薬ががん細胞を攻撃するときに、同じように骨髄細胞（白血球・赤血球・血小板）を攻撃してしまうことにより起こります。感染症・貧血症状・出血などに注意が必要です。

体調に変化がある場合は、いつでも受診してください。自宅で無理をして我慢していると、かえって症状がひどくなる場合があります。

対策をしましょう

💊 **ペメトレキセド**

★ **葉酸を忘れず飲みましょう**
かぜや発熱、出血、貧血、嘔吐、下痢などの副作用を軽減させます。

💊 **ペメトレキセド / シスプラチン**

★ **髪の毛が抜けてくることがあります**
10人に1人くらいの割合で、脱毛が起こります。そのときのために、バンダナや帽子、かつらを準備しておきましょう。治療が終われば、もとどおりに戻ります。

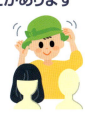

お仕事、趣味を続けるために♪

たとえば**ゴルフ**が趣味だったら…

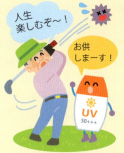

腎障害
★ 従来は、シスプラチンの腎毒性を軽減するために、入院して輸液投与を長時間行なわなければならない治療でした。しかし、輸液投与の代わりに1日1L程度の経口補水ができれば（ショートハイドレーション法といいます）、治療は短時間で済み、外来通院での治療が可能になります。その分、自分の時間が増えゴルフなどの趣味を継続することができます。

色素沈着
★ ゴルフコースでプレーするときは、短くても半日は屋外にいることになります。帽子はもちろん、あまり肌が出ない服装を選び、必ず日焼け対策をしましょう。

ナースがまなぶ

PEM ＋ CDDP 療法
ペメトレキセド　　　　シスプラチン

レジメンを間違いなく投与するために

🍀 シスプラチンの腎障害軽減のために、大量輸液負荷（ハイドレーション）が必要である。

🍀 現在では、ショートハイドレーション法が可能であれば、外来通院治療も可能となっている。

🍀 ペメトレキセドの副作用軽減のために、葉酸の内服とビタミン B_{12} の筋肉注射を行なうのが特徴的な療法である。

➡ 費用概算
370,000 円

➡ 血管外漏出のリスク
炎症性：シスプラチン、非壊死性：ペメトレキセド

➡ 催吐性リスク　➡ 脱毛リスク
高度　　　　　　　11.9%（すべての Grade）

➡ 好中球減少症発生率（G3 ＋ G4）
PEM ＋ CDDP 療法：15.1%（FN 記載なし）
PEM 維持療法：2%（FN 記載なし）

➡ 注意すべき既往歴、合併症 / 治療を始める前の注意事項

★歯周炎・齲歯：口腔粘膜炎予防のために、治療前に歯科受診しておくよう指導する。

★感染症：治療中は骨髄抑制が起きやすいため、感染症には注意が必要。

★糖尿病：制吐薬としてデキサメタゾンを使用するので悪化する可能がある。必要ならば、糖尿病内科の医師と連携をとりながら、治療を継続することが望ましい。

★葉酸、B_{12}：ペメトレキセド（アリムタ®）による副作用を軽減するため、初回投与の少なくとも 7 日前より開始する。

非扁平上皮小細胞肺がん

悪性胸膜中皮腫

悪心	嘔吐	白血球・好中球減少
82.1%	56.5%	53.0～56.0%

疲労	ヘモグロビン減少
47.6%	26.2%

※すべての Grade

安全・確実に治療を進めるためのコンキョ

🍀 シスプラチンの腎毒性軽減のために輸液負荷が必要

　尿が出ているかしっかり確認しましょう。経口補水によるショートハイドレーション法は、決められたとおりしっかり経口補水ができるかどうかなどを確認するために、初回は入院で行ない、問題がなければ 2 コース目から外来治療を検討するのがよいでしょう。

🍀 ペメトレキセドの副作用軽減のため、投与前から葉酸とビタミン B_{12} を投与

　ビタミン B_{12} は筋肉注射ですので来院時に投与しますが、葉酸は内服薬であり、自宅で毎日服用しなければなりません。葉酸を投与することでホモシスティン濃度を低下させ、副作用を軽減するためのものであることを十分に患者さんに説明し、忘れずに服用してもらいましょう。

"患者さんと一緒にまなぶ"重要レジメンのケア&サポート

副作用を防ぎ、対策するためのケア&サポート

★ペメトレキセドによる副作用の軽減
ペメトレキセド

　葉酸を含有するサプリメントなどに関しては、葉酸の過剰摂取になる可能性があり、ペメトレキセド治療中は、できるだけ服用を中止してもらったほうがよいと思われます。

★悪心対策
ペメトレキセド / シスプラチン

　吐き気がつらいときは、吐き気止めの薬があるため伝えてほしいということを患者さんに話しておきましょう。アプレピタントとパロノセトロンでは、デキサメタゾン（4～8mg）の内服を数日間追加投与します。また、悪心が軽減するまでメトクロプラミド5mgを毎食前・定期内服する場合もあります。

★口腔粘膜炎予防
ペメトレキセド / シスプラチン

　できれば治療が始まる前に、歯科を受診し治療するべきところは治療するよう促しましょう。治療中も受診を継続し、口腔ケアに努め、うがいなどをして口の中を清潔に保つよう指導しましょう。口腔粘膜炎は食欲不振を招く原因になります。

★白血球・血小板減少対策
ペメトレキセド / シスプラチン

　白血球減少の最下点（ナディア：nadir）は1～2週間後、血小板減少のnadirは約2週間後です。白血球（好中球）の減少による発熱性好中球減少症（FN）の予防の基本は、手洗い、うがい、マスク着用です。食中毒にも注意しましょう。
　また、出血しやすくなるので、その予防として、転倒・外傷・打撲をしないよう心がける、電気カミソリを使用する、歯ブラシは毛が柔らかいものを使用する、硬便による出血にならないよう便通を整えるなどの対策を伝えます。

★下痢予防・対策
ペメトレキセド / シスプラチン

　粘膜障害による下痢が起こることがあります。下痢が頻回に続く場合は、脱水になることもあるので、受診するよう指導しましょう。治療薬として、止瀉薬や整腸薬がありますが原因と症状によって使い分けます。

★脱毛・アピアランスケア
ペメトレキセド / シスプラチン

　脱毛が起こったときのために、バンダナや帽子・ウィッグを準備しておきましょう。一般的に、抗がん薬を投与してからおよそ2～3週間後に髪の毛が抜け始めます。抗がん薬により毛母細胞が影響を受け脱毛が起きます。抗がん薬投与が終了すれば、また髪の毛は生えてきます。

Memo

患者さんと一緒にまなぶ　　　　　　　　　　　　　　　肺がん

⑧ゲフィチニブ/エルロチニブ/アファチニブ療法　（白幡拓也）

- 非小細胞性肺がんの標準治療の一つです。
- 病状が悪くならない限り、毎日お薬を服用します。

治療スケジュール

ゲフィチニブ療法

お薬の名前 投与量 投与時間	お薬の役割	病状が悪くならない限り、毎日	患者さんに注意してほしいポイント
ゲフィチニブ （イレッサ®） 250mg/日 【1日1回食後】	治療のお薬 【内服】	◯◯◯◯◯◯◯◯◯◯◯◯……	毎日飲み忘れないようにしてください。 食後に服用してください。

エルロチニブ療法

お薬の名前 投与量 投与時間	お薬の役割	病状が悪くならない限り、毎日	患者さんに注意してほしいポイント
エルロチニブ （タルセバ®） 150mg/日 【1日1回空腹時】	治療のお薬 【内服】	◯◯◯◯◯◯◯◯◯◯◯◯……	毎日飲み忘れないようにしてください。 空腹時に服用してください。

アファチニブ療法

お薬の名前 投与量 投与時間	お薬の役割	病状が悪くならない限り、毎日	患者さんに注意してほしいポイント
アファチニブ （ジオトリフ®） 40mg/日 【1日1回空腹時】	治療のお薬 【内服】	◯◯◯◯◯◯◯◯◯◯◯◯……	毎日飲み忘れないようにしてください。 空腹時に服用してください。

経口薬のみ

注意事項
- 息切れ・呼吸困難・空咳（痰がない咳）・発熱
- 体がだるい・尿の色が濃い・皮膚や白目が黄色い
- 1日数回の下痢

このような症状がみられたら、すぐに病院に連絡するか受診してください。

"患者さんと一緒にまなぶ"重要レジメンのケア＆サポート

副作用…

防ぎましょう

★ **お口の中をきれいにしましょう**

口腔ケアやうがいなどをして口の中をきれいに保つようにしましょう。口内炎ができてしまったときはお薬があるので、担当医にお伝えください。

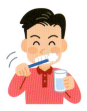

★ **下痢に気をつけましょう**

生ものはなるべく控えるか、新鮮なものを摂りましょう。下痢の回数が多いときには、病院に連絡してください。

📝 副作用メモ

皮膚障害（ひふしょうがい）

● ゲフィチニブやエルロチニブ、アファチニブは、がん細胞以外に皮膚にも働きかけることで、皮膚障害が副作用として現れてしまいます。皮膚症状はきちんとした対応をすれば、上手にコントロールすることができます。抗がん薬を飲み続けながら、日常生活を豊かに送りましょう。

副作用が出ても、内服薬・外用剤などで症状を軽減することができます。自分の症状の変化を医師・看護師・薬剤師に伝えるようにしましょう。

対策をしましょう

💊 **レジメン全体**

★ **まれに肺炎になることがあります**

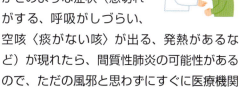

かぜのような症状（息切れがする、呼吸がしづらい、空咳〈痰がない咳〉が出る、発熱があるなど）が現れたら、間質性肺炎の可能性があるので、ただの風邪と思わずにすぐに医療機関を受診しましょう。

★ **肌や爪が荒れることがあります**

皮膚や爪をケアしましょう。しっかり対策を行なえば、症状を悪化させないようにしたり、進行を遅らせたりすることができます。

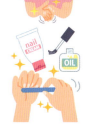

お仕事、趣味を続けるために 🎵

たとえばお弁当屋さんだったら…

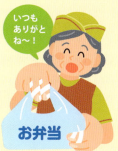

皮膚障害

★ ざ瘡用皮疹（にきびに似た皮膚炎）、皮膚の乾燥、皮膚の角質が厚く硬くなったりひび割れたりするほか、爪の回りに炎症が起こることがあります。このような症状は悪化すると、食べものを扱ったり接客するのに支障が出るかもしれません。しっかりスキンケア（清潔・保湿）を行なうことが大切です。

★ 基本的には外用薬を使って治療しますが、内服薬を服用したり、爪回りの炎症にはテーピング法で保護する方法もあります。

ナースがまなぶ
ゲフィチニブ／エルロチニブ／アファチニブ療法

レジメンを間違いなく投与するために

💡 毎日忘れずに服用することが重要。飲み忘れのないよう、お薬ケースやお薬カレンダーなどを利用してもらうのもよい方法である。

➡ 費用概算
ゲフィチニブ（250mg）：5,323.9 円
エルロチニブ（100mg）：7,272.5 円
　　　　　　（150mg）：10,642.6 円
　　　　　　（25mg）：1,978.3 円
アファチニブ（20mg）：5,574.7 円
　　　　　　（30mg）：8,142.4 円
　　　　　　（40mg）：10,715.2 円
　　　　　　（50mg）：12,657.4 円

➡ 血管外漏出のリスク
なし

➡ 催吐性リスク
最小度

➡ 脱毛リスク
1％未満（ゲフィチニブ、エルロチニブ）
1〜10％未満（アファチニブ）

➡ 好中球減少症発生率（すべてのGrade）
3％（ゲフィチニブ）
2％（エルロチニブ、アファチニブ）

➡ 注意すべき既往歴、合併症／治療を始める前の注意事項
★**間質性肺疾患**：かぜのような症状（息切れ・呼吸困難・空咳〈痰がない咳〉・発熱など）。
★**肝機能障害**：体がだるい、尿の色が濃い、皮膚や白目が黄色い。
★**下痢**：重度の下痢に伴って脱水症状をきたし、急性腎不全に至った症例もある。
★**皮膚の状態**：皮膚乾燥、角化、亀裂、白癬の状態を観察しておく。

進行・再発の非小細胞肺がん

ゲフィチニブ・アファチニブ療法：
　EGFR遺伝子変異陽性の手術不能または再発非小細胞肺がん

エルロチニブ療法：
　①切除不能な再発・進行性でがん化学療法後に増悪した非小細胞肺がん
　②EGFR遺伝子変異陽性の切除不能な再発・進行性で、がん化学療法未治療の非小細胞肺がん

ゲフィチニブ

発疹	下痢	皮膚乾燥
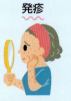	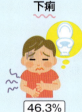	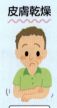
64.8%	46.3%	34.4%

口内炎	食欲不振
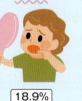	
18.9%	17.2%

※すべてのGrade
※エルロチニブ：悪心（21%）、疲労（16%）など（すべてのGrade）
※アファチニブ：爪の異常（61.1%）など（すべてのGrade）

"患者さんと一緒にまなぶ"重要レジメンのケア&サポート

安全・確実に治療を進めるためのコンキョ

毎日忘れずに飲むことの重要性

食間（空腹時）に内服する薬剤（エルロチニブ、アファチニブ）は、患者さんのライフスタイルに合わせて服用時間を決めてしまうのがよいでしょう。空腹時とは、食事の1時間以上前、または食後2時間以降のことです。毎日服用することも重要ですが、無理せず体調がつらい場合は受診するよう促しましょう。

副作用を防ぎ、対策するためのケア&サポート

★間質性肺炎予防
レジメン全体（以下すべて）

間質性肺炎（ILD）の発現頻度は高くありません（1～10％未満）が、重篤化すると死亡例も認められている副作用です。肝心なのは、風邪のような症状（息切れ・呼吸困難・空咳〈痰がない咳〉・発熱など）の初期症状を見逃さないことです。

★口腔粘膜炎予防

できれば治療が始まる前に、歯科を受診し治療するべきところは治療するよう促しましょう。治療中も受診を継続し、口腔ケアに努め、うがいなどをして口の中を清潔に保つよう指導しましょう。口腔粘膜炎は食欲不振を招く原因になります。

★皮膚・爪障害予防

保湿が基本の対策です。症状が悪化したら、ステロイド外用剤を使用します。抗炎症作用を持つ内服抗菌薬のミノサイクリンを使用する場合もあります。搔痒感が強い場合は、抗ヒスタミン薬や抗アレルギー薬を内服します。爪囲炎にはテーピング法が有用です。

★下痢予防・対策

抗がん薬の副作用として、下痢は高頻度に起こります。さらに食中毒によって下痢にならないよう、注意を促しましょう。重度の下痢に伴って脱水症状をきたし、急性腎不全に至った症例もあります。治療薬として整腸薬や止瀉薬もありますが、原因と症状によって使い分けます。

Memo

患者さんと一緒にまなぶ　　　　　　　　　　　　　　　肺がん

⑨ DTX ＋ RAM（ドセタキセル＋ラムシルマブ）療法
（白幡拓也）

- 非小細胞肺がんの標準治療の一つです。
- 21日（3週）ごとの治療です。病状が悪くならないかぎり継続します。

治療スケジュール

お薬の名前 投与量 投与時間	お薬の役割	投与期間（日）			患者さんに気をつけて ほしいこと
		1	…	21	
デキサメタゾン （デカドロン®） 6.6mg　【15分】 ＋ d-クロルフェニラミン （ポララミン®） 5mg	吐き気止め アレルギー予防 【点滴】	↓	休薬	休薬	点滴中、熱い感じがしたり、かゆみや息苦しさなどの不快感を覚えた場合は、すぐにお伝えください。 ＊特にラムシルマブ投与中
ラムシルマブ （サイラムザ®） 10mg/kg　【1時間】	治療のお薬 【点滴】	↓			
ドセタキセル （タキソテール®） 60mg/m² 　【1時間】	治療のお薬 【点滴】	↓			

1日目の
合計点滴時間

2時間15分

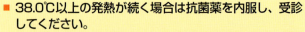
注意事項
- 38.0℃以上の発熱が続く場合は抗菌薬を内服し、受診してください。
- 血圧が上がる場合があります。毎日、自宅で血圧を測定する習慣を身につけましょう。
- 吐き気や嘔吐、口内炎、下痢については予防したり治療したりする薬がありますので、症状がつらいときは申し出てください。

"患者さんと一緒にまなぶ"重要レジメンのケア&サポート

副作用…

防ぎましょう

- ★ **ばい菌から体を守りましょう**
  手洗い、うがい、マスク着用を心がけましょう。骨髄抑制が起こっているときは、感染しやすくなります。

- ★ **お口の中をきれいにしましょう**
  口腔ケアやうがいなどをして口の中をきれいに保つようにしましょう。口内炎ができてしまったときはお薬があるので、担当医に申し出てください。

- ★ **下痢に気をつけましょう**
  生ものはなるべく控えるか、新鮮なものを摂りましょう。1日に何度も下痢になったときには、病院に連絡してください。

対策をしましょう

- 💊 **ラムシルマブ**
  - ★ **血圧が上がることがあります**
    急に、または一時的に血圧が上がるわけではありません。投与を継続するうちに血圧が上がる場合があります。定期的に血圧を測定しましょう。記録をつけて、医師・看護師にみせてください。血圧が上がってきてしまった場合は、血圧を下げるお薬を使用する場合があります。

- 💊 **ドセタキセル**
  - ★ **吐き気がすることがあります**
    吐き気がつらいときには、吐き気止めのお薬があります。吐き気が1週間以上続くときなどは、担当医に相談しましょう。

📝 副作用メモ

こうけつあつ
高血圧

- ラムシルマブは、がん細胞の周りに新しい血管を作らないようにするためのお薬です。血管に働きかけるため、高血圧・出血傾向など血管に関する副作用が出ることがあります。

吐き気・嘔吐、口内炎などの一般的な副作用のほかに、この治療法の特徴的な副作用は血圧が上がる場合があることです。毎日、自宅で血圧を測定する習慣を身につけましょう。

お仕事、趣味を続けるために♪✨

たとえば犬の散歩が日課だったら…

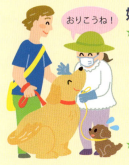
おりこうね！

好中球減少

- ★ 点滴後1週間ぐらいが、いちばん骨髄抑制が起きている時期です。その時期は特に散歩に出るときはマスクをするほか、帰宅したら手洗い、うがいを欠かさないようにしましょう。
- ★ 外出を禁止しているわけではないので、大切なペットとの時間をあきらめなくても大丈夫です。人の多いドッグランなどは避け、のんびりと散歩して気分転換を図りましょう。
- ★ 万一、犬に噛まれたときのために備えて、手袋も着用しておきます。

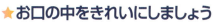
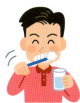
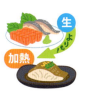

ナースがまなぶ
DTX ＋ RAM 療法
（ドセタキセル）（ラムシルマブ）

レジメンを間違いなく投与するために

- ラムシルマブの投与にあたっては、タンパク質透過型のフィルター（0.2または0.22μm以下）を使用する。
- ラムシルマブ投与後の経過観察用生理食塩液の投与は、最初の2コースでインフュージョンリアクションの発現がなければ、3コース以降は省略可。

- **費用概算**
  686,890円
- **血管外漏出のリスク**
  起壊死性：ドセタキセル　非壊死性：ラムシルマブ
- **催吐性リスク**　　**脱毛リスク**
  軽度　　　　　　　67.0%（すべてのGrade）
- **発熱性好中球減少症(FN)発生率(G3＋G4)**
  34%
- **注意すべき既往歴、合併症／治療を始める前の注意事項**
  - ★歯周炎・齲歯：口腔粘膜炎予防のために、治療前に歯科受診しておくよう指導する。
  - ★感染症：治療中は骨髄抑制が起きやすいため、感染症には注意が必要。
  - ★高血圧：既往がない場合でも、ラムシルマブの投与によって血圧が上がる場合がある。

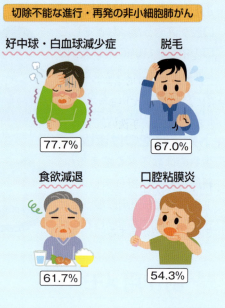

切除不能な進行・再発の非小細胞肺がん
- 好中球・白血球減少症 77.7%
- 脱毛 67.0%
- 食欲減退 61.7%
- 口腔粘膜炎 54.3%

※すべてのGrade

安全・確実に治療を進めるためのコンキョ

ラムシルマブはどんな薬か
　血管内皮増殖因子状態2（VGEFR-2）に対するヒト型抗VGEFR-2モノクローナル抗体です。まず投与中に注意すべきはインフュージョンリアクションです。そのほかに、出血傾向、タンパク尿／ネフローゼ症候群、高血圧、消化管穿孔、静脈・動脈血栓症などの副作用があり、重篤化すると死亡に至る副作用があるので注意が必要です。

ドセタキセルはどんな薬か
　タキサン系の殺細胞性抗がん薬です。投与中はアレルギーの出現に注意しましょう。そのほかの副作用は殺細胞性抗がん薬に特有の骨髄抑制、消化管障害、脱毛です。特徴的な副作用としては、浮腫、爪障害、末梢神経障害があります。

"患者さんと一緒にまなぶ"重要レジメンのケア&サポート

副作用を防ぎ、対策するためのケア&サポート

★好中球減少・発熱性好中球減少症予防
ドセタキセル

　好中球減少および発熱性好中球減少症（febrile neutropenia；FN）の発現時期の中央値はそれぞれ8.0日と10.5日です（JVCG試験〈国内第Ⅱ相試験〉）。骨髄抑制やFNの予防・対策方法は他項（p.44〜「PEM + CDDP療法」など）と同じです。DTX + RAM療法のFN発症率は20％以上なので、G-CSF製剤の一時的予防投与が推奨（日本癌治療学会による）されています。

　患者さんには、手洗い、うがい、マスク着用を心がけるよう伝えましょう。

★口腔粘膜炎予防
ドセタキセル

　できれば治療が始まる前に、歯科を受診し治療するべき箇所は治療するよう促しましょう。治療中も受診を継続し、口腔ケアに努め、うがいなどをして口の中を清潔に保つよう指導しましょう。口腔粘膜炎は食欲不振を招く原因になります。

★下痢予防・対策
ドセタキセル

　抗がん薬の副作用で下痢が起こることがあります。さらに食中毒になって下痢にならないよう、注意を促しましょう。下痢が頻回に続く場合は、脱水になることもあるので、受診するよう指導しましょう。治療薬として、止瀉薬や整腸薬がありますが原因と症状によって使い分けます。

★高血圧対策
ラムシルマブ

　ラムシルマブの副作用として起きることがあります。投与開始後2カ月以内に約7割が発現していますが、長期投与時にも発現例が認められたことから、投与期間中は血圧測定を継続しましょう。CTCAE（有害事象共通用語規準）Grade2以上の高血圧が現れた場合には、降圧薬による治療を開始します。

★悪心対策
ドセタキセル

　吐き気がつらいときは、吐き気止めの薬を処方することを患者さんに話しておきましょう。制吐薬としての前投薬はデキサメタゾン（6.6mg）が基本ですが、症状に応じてグラニセトロンの追加やデキサメタゾンの増量、さらにはパロノセトロン、アプレピタントの投与を検討します。

Memo

患者さんと一緒にまなぶ　　　　　　　　　　　乳がん

⑩ AC（エーシー）（ドキソルビシン＋シクロホスファミド）療法

（石田千春）

- 乳がんの術前・術後・転移再発に使用される標準的な治療法です。
- 21日（3週）を1コースとし、4コース行ないます。

治療スケジュール

お薬の名前 投与量 投与時間	お薬の役割	投与期間（日）						治療中に気をつけて ほしいこと
		1	2	3	4	…	21	
アプレピタント （イメンド®） 125mg：1日目、 80mg：2・3日目	吐き気止め 【内服】	○	○	○		休薬	休薬	1日目は、治療のお薬投与が始まる60～90分前に内服します。 2・3日目は、午前中に内服します。
パロノセトロン （アロキシ®） 0.75mg　30分 ＋ デキサメタゾン （デキサート®） 9.9mg	吐き気止め 【点滴】	↓						
ドキソルビシン （アドリアシン®） 60mg/m² 15分	治療のお薬 【点滴】	↓						この薬剤の投与時は、特に刺入部付近の違和感や疼痛、ヒリヒリするなどの血管外漏出の徴候がないかを確認します。
シクロホスファミド （エンドキサン®） 600mg/m² 30分	治療のお薬 【点滴】	↓						水分を多く摂るよう意識しましょう。 排尿を我慢しないようにします。
デキサメタゾン （デカドロン®） 8mg/日 【1日1～2回】	吐き気止め 【内服】		○	○	○			

※ AC療法では、2日目以降のデキサメタゾンの上乗せ効果は証明されていない。

1日目の合計点滴時間

約1時間15分

注意事項
- 点滴の針を刺している部分より体幹側に、痛みや腫れが出る、皮膚が赤くなるなど、お薬が漏れている徴候がないか注意しましょう。
- 吐き気があるときは吐き気止めを飲みましょう。

"患者さんと一緒にまなぶ" 重要レジメンのケア&サポート

副作用…

防ぎましょう

★ **ばい菌から体を守りましょう**
外出から帰ってきたときや、料理・食事をする前に手洗い・うがいをすることを習慣にしましょう。

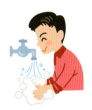

★ **お口の中をきれいにしましょう**
毎食後と寝る前に、歯磨きやうがいをしましょう。

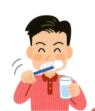

📝 副作用メモ

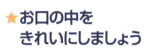

こつずいよくせい
骨髄抑制
AC療法開始10～14日目に、血液を作る力が低下します。

- 白血球低下
  ➡ 感染症
  ばい菌に対する体の抵抗力が低くなり、感染症にかかりやすくなります。

- 赤血球低下　　● 血小板低下
  ➡ 貧血症状　　➡ 出血傾向

★ **ドキソルビシンを投与すると……**
お薬の成分が尿から排出されるため、一時的に尿が赤色になります。

頻脈が続いたり、安静にしているときや少し動いただけでも息切れがする場合は、お知らせください。

対策をしましょう

💊 **ドキソルビシン**

★ **髪の毛が抜けてきます**
投与後2～3週間すると、頭の毛が抜けてきます。治療終了後1～2カ月で生えてきます。その間は、帽子やバンダナ、ウィッグを着用しましょう。また、頭の毛以外にも、まつげや眉毛も抜けてきます。メイクで顔の変化を上手にカバーしましょう。

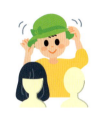

お仕事、趣味を続けるために♪✨

たとえば**塾の受付担当**だったら…

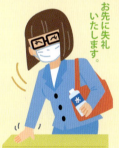

骨髄抑制
★ 骨髄抑制がどのタイミングで起こるかなど、ご自分の傾向をつかんでおきましょう。白血球が低下する時期は、通勤時はもちろん勤務中も、必ずマスクを着用しましょう。
★ コピーやFAX、ほかの職員とのやりとりなど、立ち上がることも多いでしょう。立ちくらみには十分注意します。
★ 外見の変化や感染症への不安などで、受付業務が一時的につらくなることもあるかもしれません。仕事の継続をあきらめず、まずは、主治医や職場と相談しましょう。

脱毛
★ ウィッグだけでなく、眉毛や目元のみの部分メイクで外見の変化をカバーしましょう。眉毛やまつげがないとぼんやりとした顔の印象となるため、アイブローやアイライナー、アイシャドー、フレームの色が濃いメガネなどで目の印象をカバーするだけで生き生きとした表情となります。

出血性膀胱炎
★ 治療当日と翌日は、意識して水分補給し、トイレを我慢しないようにしましょう。

ナースがまなぶ

AC 療法

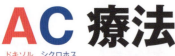
A：ドキソルビシン　C：シクロホスファミド

レジメンを間違いなく投与するために

- ドキソルビシンは蓄積性心毒性を有するため、薬剤の総投与量を確認する。
- シクロホスファミドは揮発性のため、閉鎖式薬物移送システム（クローズドシステム）で投与する。

- **費用概算**
  30,470 円
- **血管外漏出のリスク**
  起壊死性：ドキソルビシン　炎症性：シクロホスファミド
- **催吐性リスク**　　**脱毛リスク**
  高度　　　　　　　69.5%（完全脱毛）
- **発熱性好中球減少症（FN）発生率（G3+G4）**
  9%
- **注意すべき既往歴、合併症／治療を始める前の注意事項**
  ★**心毒性**：ドキソルビシン累積投与量は慢性心毒性の発現率と相関するため、投与前に累積投与量や心エコーでの左室駆出分画率（LVEF）値を確認しておく。

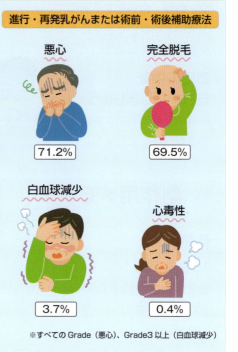

進行・再発乳がんまたは術前・術後補助療法
悪心 71.2%／完全脱毛 69.5%／白血球減少 3.7%／心毒性 0.4%
※すべてのGrade（悪心）、Grade3以上（白血球減少）

安全・確実に治療を進めるためのコンキョ

ドキソルビシンの総投与量を確認する

　投与により産生されたフリーラジカルと酸化ストレスの亢進が、心毒性の発生に関与していると考えられています。急性症状の場合は一過性ですが、蓄積性心毒性は累積投与量と相関しており、不可逆的で、ドキソルビシンの総投与量が 500〜600mg/m^2 となると約 4%、600mg/m^2 を超えるとなると約 36% にうっ血性心不全を発症します。そのため、総投与量上限は 500mg/m^2 とされています。ドキソルビシン最終投与から 3 カ月前後で最も発症頻度が高いといわれます[1]。

シクロホスファミドは揮発性のため、クローズドシステムで投与する

　抗がん薬は、抗腫瘍効果をもたらす一方で催奇形性や変異原性などの細胞毒性があることが知られています。調製や点滴交換時、終了後廃棄時などのタイミングで飛散し、曝露する恐れがあります。シクロホスファミドは常温 23℃で揮発するため、投与環境は揮発性が高いといえます。投与管理での曝露を最小限にするため、適切な防護策を講じつつ、クローズドシステムを利用するようにします。

"患者さんと一緒にまなぶ" 重要レジメンのケア＆サポート

副作用を防ぎ、対策するための ケア＆サポート

★白血球・好中球減少対策
レジメン全体

　がん細胞と同時に正常な白血球も攻撃・破壊されてしまうため、感染症にかかりやすくなります。白血球数や好中球数が低下するピークは投与7〜14日目とされ、その時期に感染が起こりやすくなります。そのため、①定期的に検温し、体調の変化をみる、②外出からの帰宅時や、食事・調理前の手洗い・うがいを習慣化する、③38.0℃（または医師から指示されている体温）以上の発熱が出現し、解熱しない場合は、病院へ連絡する、④あらかじめ抗菌薬など薬剤が処方されている場合は内服し、2日たっても解熱しない場合は病院へ連絡する、などと時期に応じた指導が必要です。抗菌薬は、内服開始後解熱しても途中でやめず、医師の指示がある期間は飲み切るように指導しましょう。

★口腔粘膜炎予防
レジメン全体

　口腔粘膜炎は、抗がん薬による直接的な粘膜障害と骨髄抑制期の口腔内感染などの二次的感染が原因といわれています。抗がん薬投与後3〜5日で口腔乾燥や口腔内の腫れっぽい感じなどの症状が出現し、7〜14日に発赤や潰瘍を形成します。口腔粘膜炎は、痛みを伴うだけでなくQOLの低下や栄養状態の低下につながるため、予防が大切です。そのため、できるだけ治療開始前に歯科受診をし、齲歯や歯周炎のチェックと治療、義歯の調整をしておくとよいでしょう。治療開始後は、口腔内保湿を心がけ、うがいや歯磨きなどの口腔ケアを行なうように指導しましょう。

★脱毛・アピアランスケア
ドキソルビシン

　抗がん薬が細胞分裂の活発な毛母細胞を傷害することにより起こる症状です。投与後2〜3週間で脱毛が始まり、頭皮の毛だけでなく、眉毛やまつげ、体毛にも起こります。可逆的で、治療終了後1〜2カ月で再発毛しますが、毛の質や色が変わることもあり、予防策がないのが現状です。脱毛は生命にかかわる副作用ではありませんが、心理的影響が非常に大きく、治療継続に支障をきたすこともあるため、事前に脱毛に関する情報を提供したり対応方法を伝えたりして、心の負担を軽減できるよう支援しましょう。

★血管外漏出対策

　ドキソルビシンは起壊死性抗がん薬で、血管外漏出すると潰瘍や壊死を起こす可能性が高い薬剤に分類されます。そのため、ドキソルビシンを投与する際は、注意深い観察とアセスメントを行ない、漏出が疑わしい場合は早期に対処することが重要です。デクスラゾキサンは、アントラサイクリン系薬剤の血管外漏出による組織障害を抑制する薬剤として2014年より保険承認されています。

患者さんと一緒にまなぶ　　　　　　　　　　　　　　　　　　乳がん

⑪ FEC（フェック）（フルオロウラシル＋エピルビシン＋シクロホスファミド）療法

（石田千春）

- 乳がんの術前・術後および転移・再発に使用される標準的な治療法です。
- 21日（3週）を1コースとし、4～6コース行ないます。

📅 治療スケジュール

お薬の名前 投与量 投与時間	お薬の役割	投与期間（日）					治療中に気をつけてほしいこと
		1	2	3	4	… 21	
アプレピタント （イメンド®） 125mg：1日目、 80mg：2・3日目	吐き気止め 【内服】	○	○	○			1日目は治療のお薬投与が始まる60～90分前に内服します。2・3日目は、午前中に内服します。
パロノセトロン （アロキシ®） 0.75mg　30分 ＋ デキサメタゾン （デキサート®） 9.9mg	吐き気止め 【点滴】	↓				休薬　休薬	
フルオロウラシル （5-FU） 500mg/m²　10分	治療のお薬 【点滴】	↓					
エピルビシン （エピルビシン） 100mg/m²	治療のお薬 【静脈注射】						この薬剤の投与時は、特に刺入部付近の違和感や疼痛、ヒリヒリするなどの血管外漏出の徴候がないかを確認します。
シクロホスファミド （エンドキサン®） 500mg/m²　30分	治療のお薬 【点滴】	↓					水分を多く摂るよう意識しましょう。排尿を我慢しないようにします。
デキサメタゾン （デカドロン®） 8mg 【1日2回】	吐き気止め 【内服】		○	○	○		

※エピルビシンは転移・再発の場合は75～90mg/m²。

1日目の
合計点滴時間

約2時間

注意事項
- 点滴の針を刺している部分より体幹側に、痛みや腫れが出る、皮膚が赤くなるなど、お薬が漏れている徴候がないか注意しましょう。
- 吐き気があるときは吐き気止めを飲みましょう。

"患者さんと一緒にまなぶ" 重要レジメンのケア＆サポート

副作用…

防ぎましょう

★ **ばい菌から体を守りましょう**
外出から帰ってきたときや、料理・食事をする前に手洗い・うがいをすることを習慣にしましょう。

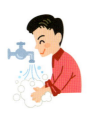

★ **お口の中をきれいにしましょう**
毎食後と寝る前に、歯磨きやうがいをしましょう。

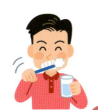

対策をしましょう

📱 **フルオロウラシル**

★ **皮膚や爪が変化する**
お薬の影響で、皮膚の乾燥や色素沈着といった皮膚の変化が起こります。スキンケアの基本は清潔・保湿・保護です。入浴や水仕事のあとは乾燥しないように、こまめに保湿クリームを塗りましょう。

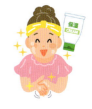

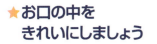

📝 副作用メモ

こつずいよくせい
骨髄抑制

FEC療法開始10〜14日目に、血液を作る力が低下します。

● 白血球低下
　➡ 感染症
　ばい菌に対する体の抵抗力が低くなり、感染症にかかりやすくなります。

● 赤血球低下　　● 血小板低下
　➡ 貧血症状　　➡ 出血傾向

★ **ドキソルビシンを投与すると……**
お薬の成分が尿から排出されるため、一時的に尿が赤色になります。

頻脈が続いたり、安静にしているときや少し動いただけでも息切れがする場合は、お知らせください。

お仕事、趣味を続けるために ♪✨

たとえば **テニス** が趣味だったら…

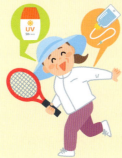

色素沈着
★ 悪化を防ぐために、紫外線を防ぐケアが有効です。テニスをするときは、必ず帽子を使用し、なるべく肌を露出しないようなウェアを選びましょう。

血管痛・血管炎・血管外漏出
★ 治療当日〜治療後数日は、点滴の針を刺した部分の回りに、痛みや赤み、腫れ、熱くてヒリヒリするような感じなどの異常がないか観察しましょう。異常が出現した場合には、血管外漏出の可能性があるため、患部を冷たい水や湿布で冷やし、速やかに病院へ連絡しましょう。また治療当日は、血管への負担を避けるため、重い荷物はなるべく針を刺した側とは逆の腕で持つとよいでしょう。

出血性膀胱炎
★ 治療当日と翌日は、意識して水分補給し、トイレを我慢しないようにしましょう。

ナースがまなぶ

FEC療法

F: フルオロウラシル (5-FU)
E: エピルビシン
C: シクロホスファミド

レジメンを間違いなく投与するために

- エピルビシンは蓄積性心毒性を有するため、薬剤の総投与量を確認する。
- シクロホスファミドは揮発性のため、閉鎖式薬物移送システム「クローズドシステム」で投与する。

- **費用概算**
  66,260 円
- **血管外漏出のリスク**
  起壊死性：エピルビシン
  炎症性：フルオロウラシル、シクロホスファミド
- **催吐性リスク**　**脱毛リスク**
  高度　　　　　　78.8%（Grade3 以上）
- **発熱性好中球減少症（FN）発生率（G3＋G4）**
  8.4%
- **注意すべき既往歴、合併症／治療を始める前の注意事項**
  ★**心毒性**：エピルビシン累積投与量は慢性心毒性の発現率と相関するため、投与前に累積投与量や心エコーでの左室駆出分画率（LVEF）値を確認しておく。

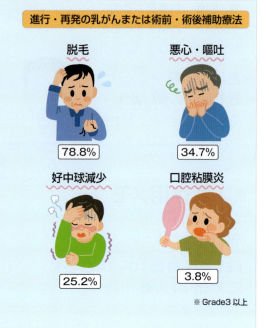

進行・再発の乳がんまたは術前・術後補助療法

脱毛 78.8%　悪心・嘔吐 34.7%
好中球減少 25.2%　口腔粘膜炎 3.8%

※Grade3 以上

安全・確実に治療を進めるためのコンキョ

エピルビシンは総投与量を確認する

ドキソルビシンと同じアントラサイクリン系の薬剤で、蓄積性心毒性を有します（p.58〜AC療法「安全・確実に治療を進めるためのコンキョ」参照）。エピルビシンの総投与量上限は 900mg/m^2 とされており、高齢、高血圧、糖尿病、虚血性心疾患の既往、心臓を含む縦郭に放射線照射使用歴のある患者さんは、発症のリスクが高く注意が必要です[1]。

シクロホスファミドは揮発性のため、クローズドシステムで投与する

抗がん薬は、抗腫瘍効果をもたらす一方で催奇形性や変異原性などの細胞毒性があることが知られています。調製や点滴交換時、終了後廃棄時などのタイミングで飛散し、曝露する恐れがあります。シクロホスファミドは常温23℃で揮発するため、投与環境は揮発性が高いといえます。投与管理での曝露を最小限にするため、適切な防護策を講じつつ、クローズドシステムを利用するようにします。

"患者さんと一緒にまなぶ" 重要レジメンのケア&サポート

副作用を防ぎ、対策するための ケア&サポート

★皮膚障害
フルオロウラシル

　皮膚の基底細胞の分裂・増殖が障害されることや、エクリン汗腺からの薬剤の分泌、メラニンを生み出す細胞（メラノサイト）が活発になることで起こると考えられています。皮膚障害は、ボディイメージの変調や日常生活に支障をきたすことで、患者さんのQOLを低下させることもあります。皮膚障害の重症化を防ぐには、予防と早期対処が不可欠で、日常的に皮膚を観察し、「清潔・保湿・保護」といったスキンケアができるようセルフケア支援をすることが重要です。悪化を防ぐために、外出時は日焼け止めを塗布する、帽子や日傘を使用する、長袖の上着をはおり紫外線を防ぐ、コントロールカバーやコンシーラーを使用してシミやくすみをカバーするといった工夫をするとよいでしょう。

★血管痛・血管炎対策
エピルビシン

　エピルビシンはpHが低く（pH 2.5〜6.0）、投与時に血管壁が酸にさらされることや、薬剤による血管内膜刺激により静脈炎を起こしやすく、血管痛や硬結などの症状をきたしやすいといわれます。血管炎の予防対策として、エピルビシンの投与時間の短縮や薬剤の酸性度緩和などが有効と考えられています[2]。

　当院では、エピルビシン終了後、生理食塩液を全開で滴下して薬剤による血管壁への刺激を最小限にする対策をとっています。以前と同一部位での投与はなるべく避け、エピルビシン投与中はできるだけそばに付き添い、刺入部付近の疼痛、発赤、腫脹、点滴滴下速度の減弱、点滴ライン内の血液の逆流の消失などといった血管外漏出の徴候を早期発見して対処することが大切です。

★血管外漏出対策

　エピルビシンはドキソルビシンなどと同じく起壊死性抗がん薬で、血管外漏出すると潰瘍や壊死を起こす可能性が高い薬剤です。そのため、エピルビシンを投与する際は、注意深い観察とアセスメントが必要です。漏出した場合は、アントラサイクリン系薬剤の血管外漏出による組織障害を抑制する薬剤のデクスラゾキサンを初期段階で投与するなど、適切な処置が重要となります。

Memo

患者さんと一緒にまなぶ　　　　　　　　　　　　　　　　　　　　乳がん

⑫ PTX（パクリタキセル）療法

（西口旬子）

- 乳がんの術前・術後の補助化学療法、進行・再発治療に使用される標準的な治療法です。
- 術前・術後治療のときは、21日（3週）ごとの場合4コース、14日（2週）ごとの場合4コース、7日（1週）ごとの場合12コース行ないます。
- 進行・再発がんの場合は、効果が続き副作用が許容される期間継続します。

治療スケジュール

お薬の名前 投与量 投与時間	お薬の役割	投与期間（日）1	2	…	21(7・14)	治療中に気をつけてほしいこと
d-クロルフェニラミン（ポララミン®）5mg（30分）	吐き気止め アレルギー予防 【点滴】	↓		休薬	休薬	お薬の影響で眠くなります。転倒に注意しましょう。
デキサメタゾン（デカドロン®）6.6mg						
ファモチジン（ガスター®）20mg						
パクリタキセル（タキソール®） 175mg/m²：2・3週ごと（3時間） 80mg/m²：1週ごと（1時間）	治療のお薬 【点滴】	↓				点滴が漏れていないか注意しましょう。 かゆみや発疹が出る、体が熱い、息が苦しいなどのアレルギー症状があれば報告しましょう。
ペグフィルグラスチム（ジーラスタ®）3.6mg 【2週ごと：必須 1・3週ごと：患者により異なる】	白血球数を上げるお薬 【皮下注射】			休薬	休薬	背中や太ももの骨が痛くなることがあります。

※ d-クロルフェニラミンではなくジフェンヒドラミンを、ファモチジンではなくラニチジンを使うこともある。

1日目の合計点滴時間
2・3週ごとの場合　1週ごとの場合
約4時間　約2時間

注意事項
- 点滴が漏れていないか確認しましょう。
- 溶剤にアルコールを含みます。1週ごと投与の場合でビール中瓶1/2本程度のアルコール量になります。アルコールにアレルギーがある場合、弱い場合は、医師・看護師に申し出てください。治療日に運転はできません。
- アレルギーが起きる可能性があるため、治療前に抗アレルギー薬を使用します。

"患者さんと一緒にまなぶ" 重要レジメンのケア＆サポート

副作用…

防ぎましょう

★ ばい菌から体を守りましょう
手洗い・うがいをしましょう。外出時はマスクを使用しましょう。発熱したら抗菌薬を使用します。すぐに受診しましょう。

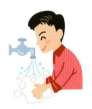

★ お口の中をきれいにしましょう
口内炎が起こりやすくなります。治療開始前に歯科受診をしましょう。治療開始後は歯磨きやうがいなどのケアをしっかりしましょう。保湿が重要なため、アルコールが入っていないマウスウォッシュを使用してもよいでしょう。

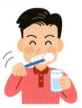

📝 **副作用メモ**

末梢神経障害（まっしょうしんけいしょうがい）

- 目にみえない主観的な感覚異常で、有効な治療法は確立されていません。
- 物をつかみにくい、足の裏の感覚が鈍いなどの症状のほか、手袋をする・靴下を履く範囲がしびれるなどがみられる副作用です。けがに注意しましょう。

しびれは治療回数を重ねると強くなる症状です。初期は感覚がいつもと違うというくらいの軽い症状ですが、思わぬけがを招くことがあります。

対策をしましょう

💊 **パクリタキセル**

★ 髪の毛が抜けてきます
治療開始10日目から徐々に始まり、20日目ごろに目立ってきます。ウィッグや帽子などを準備しましょう。多くは治療終了半年くらいで再生します。

★ 転倒に注意しましょう
治療回数を重ねると手足がしびれたり、むくんだりします。しびれの様子を教えてください。お薬を減量することがあります。

★ 筋肉痛・関節痛がみられます
治療後2～3日で改善します。つらいときはお薬を飲みましょう。

★ 爪の手入れをしましょう
爪回りの保湿が効果的です。爪切りは使用せず、やすりを使いましょう。

お仕事、趣味を続けるために

たとえば主婦だったら…

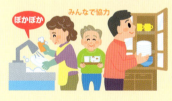

末梢神経障害

★ 包丁を持つとき、落とすなどけがをしやすいので手袋をしましょう。包丁を持つことが怖い場合は、カット野菜を使用するなど工夫しましょう。

★ お皿も落としやすい状況です。お皿を片付けたり運ぶときは、家族の助けを借りましょう。

★ 冷水に触れるとしびれを強く感じることがあるため、ぬるま湯を使用するとよいでしょう。

ナースがまなぶ
PTX（パクリタキセル）療法

レジメンを間違いなく投与するために

- 術前・術後治療ではアントラサイクリン系薬剤に引き続いて行なわれる。HER2陽性乳がんの場合はトラスツズマブと併用される。
- 前投薬：過敏症対策としてd-クロルフェニラミン（静脈内）またはジフェンヒドラミン（経口）、デキサメタゾン＋ファモチジンまたはラニチジン（静脈内）をパクリタキセル開始30分前までに投与する。
- ルートの選択：0.22μm以下のメンブランフィルターを用いたインラインフィルターを使用する。DEHPを含有している輸液セットは避ける。

- 費用概算
  23,000円
- 血管外漏出のリスク
  起壊死性
- 催吐性リスク　　脱毛リスク
  軽度　　　　　　92.3％（すべてのGrade）
- 発熱性好中球減少症（FN）発生率（G3+G4）
  1％（1週ごと）、2％（2週ごと）
- 注意すべき既往歴、合併症/治療を始める前の注意事項
  ★アルコールに過敏な患者さんには慎重投与：添付溶解液にエタノールが含まれている。
  ★併用薬を確認する：ビタミンA、アゾール系抗真菌薬、マクロライド系抗菌薬、ニフェジピン、シクロスポリン、ベラパミル、ミダゾラムはパクリタキセルの代謝酵素がCYP2C8、CYP3A4のためパクリタキセルの血中濃度が上昇する。

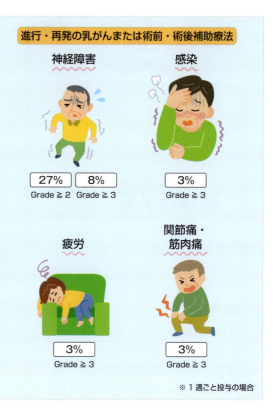

進行・再発の乳がんまたは術前・術後補助療法

神経障害　27％ Grade≧2　8％ Grade≧3
感染　3％ Grade≧3
疲労　3％ Grade≧3
関節痛・筋肉痛　3％ Grade≧3

※1週ごと投与の場合

安全・確実に治療を進めるためのコンキョ

- **重篤な過敏症を予防するために、前投薬を確実に実施**

溶解補助剤のポリオキシエチレンとヒマシ油によ り過敏症が発現する恐れがあります。重篤な過敏症を予防するために、前投薬を確実に実施します。初回・2回目の開始10分以内の発現が多いため、開

始後は患者さんの状態を注意深く観察しましょう。過敏症の症状が出現したらただちに投与を中止し、適切な処置を行ないます。

💡1週ごと投与は1時間、2・3週ごと投与は3時間かけて投与する

1週ごとは80mg/m²、2・3週ごとでは175mg/m²と薬剤の量が違い、治療時間も異なることに注意します。パクリタキセルは1滴の量が生理食塩液などより小さいため、時間どおりに投与するためには滴数を増加させるなど調整します。

💡輸液セットを間違えないように選択する

希釈液は過飽和状態でパクリタキセル（タキソール®）が結晶として析出する恐れがあるため、0.22μm以下のメンブランフィルターを用いたインラインフィルターを使用します。使用できない輸液セットとして、①チューブ内にろ過網が組み込まれたフィルター（使用すると結晶がろ過網を詰まらせる）、②DEHPを含有しているものがあげられます。

副作用を防ぎ、対策するためのケア&サポート

★感染症予防
パクリタキセル

感染を起こす可能性があるため、感染予防について説明することが大切です。発熱性好中球減少症（FN）の出現頻度は低いですが重篤になる可能性があるため、患者さんに体温測定を指導し、発熱時は速やかに抗菌薬が投与できるよう支援しましょう。

★口腔ケア
パクリタキセル

口腔粘膜炎は抗がん薬の直接作用により発現します。好中球減少時には感染を起こすため、発現しやすくなります。歯周病などがあると発現リスクが上がるため、治療前から口腔衛生に気をつけるよう伝えます。治療開始後は、口腔ケアをさらに励行しましょう。

★末梢神経障害対策
パクリタキセル

神経細胞に存在する微小管を障害してがん細胞の増殖を抑える薬剤であるため、末梢神経障害が現れます。用量依存的傾向があり、200mg/m²以下ではほとんどが軽度で250mg/m²で認められたという報告があるほか、投与を繰り返す、総投与量が増した場合の蓄積性も示唆されています。症状の有無と程度、範囲を観察しましょう。転倒しやすくなるため、注意を促します。履物を工夫し、ヒールなどの不安定な靴は避けるよう説明しましょう。減量・休薬が必要となることがあります。

★関節痛・筋肉痛対策
パクリタキセル

関節痛・筋肉痛の原因は不明ですが、治療後3日程度で消失します。無治療でも大丈夫です。つらいときには解熱鎮痛薬を使用します。

★爪障害のケア
パクリタキセル

爪甲異常を認めるため、治療開始前から、保湿や爪切りの方法を説明しましょう。補強や変色対策としてマニキュアを使用することは可能ですが、ジェルネイルは勧められません。

患者さんと一緒にまなぶ　　　　　　　　　　　　　　　　　　　乳がん

⑬ TC（ドセタキセル＋シクロホスファミド）療法
（西口旬子）

- 乳がんの術後補助療法に使用される治療法です。
- 術後補助療法では21日（3週）ごと、4〜6コース行ないます。

治療スケジュール

お薬の名前 投与量 投与時間	お薬の役割	投与期間（日）					治療中に気をつけて ほしいこと
		1	2	3	…	21	
パロノセトロン （アロキシ®） 0.75mg　30分 ＋ デキサメタゾン （デカドロン®） 6.6mg	吐き気止め 浮腫治療 アレルギー予防 【点滴】	↓			休薬	休薬	
ドセタキセル （タキソテール®） 75mg/m²　1時間	治療のお薬 【点滴】	↓					体が熱い、かゆい、息苦しいなどの異常を感じたら、すぐに報告しましょう。
シクロホスファミド （エンドキサン®） 600mg/m²　30分〜1時間	治療のお薬 【点滴】	↓					点滴中に尿意を感じたら我慢しないようにしましょう。水分摂取に努めましょう。
デキサメタゾン （デカドロン®） 8mg/日 【1日1〜2回】	吐き気止め 【内服】		○	○			

1日目の合計点滴時間

約3時間

注意事項
- 点滴が漏れていないか確認しましょう。
- ドセタキセル投与中にアレルギー反応が起きる可能性があるので注意しましょう。
- 感染のリスクが高いので注意しましょう。

"患者さんと一緒にまなぶ" 重要レジメンのケア＆サポート

副作用…

防ぎましょう

★ ばい菌から体を守りましょう

手洗い・うがいをしましょう。外出時はマスクを使用しましょう。発熱したら抗菌薬を使用します。すぐに受診しましょう。

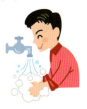

★ お口の中をきれいにしましょう

口内炎が起こりやすくなります。治療開始前に歯科受診をしましょう。治療開始後は歯磨きやうがいなどのケアをしっかりしましょう。保湿が重要なため、アルコールが入っていないマウスウォッシュを使用してもよいでしょう。

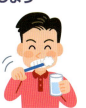

★ 膀胱炎に気をつけましょう

水分を積極的に摂りましょう。

📝 副作用メモ

発熱性好中球減少症（FN）
（はつねつせいこうちゅうきゅうげんしょうしょう）（えふえぬ）

- 白血球が少なくなる治療開始後10～14日ごろに発熱すること。

治療を継続していくとむくみが出ることがあります。毎日定期的に同じ条件で体重を量りましょう。体重が増えてくるようであれば、医師・看護師に報告しましょう。

対策をしましょう

💧 レジメン全体

★ 髪の毛が抜けてきます

治療開始10日目から徐々に始まり、20日ごろに目立ってきます。ウィッグや帽子などを準備しましょう。多くは治療終了半年くらいで再生します。

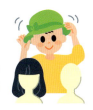

💧 ドセタキセル

★ 筋肉痛・関節痛がみられます

治療後2～3日で改善します。つらいときはお薬を飲みましょう。

★ 転倒に注意しましょう

治療回数を重ねると手足がしびれたり、むくんだりします。しびれの様子を教えてください。お薬を減量することがあります。むくみの様子を教えてください。体重を量りましょう。利尿薬が処方されることがあります。

★ 爪の手入れをしましょう

保湿が効果的です。爪切りは使用せず、やすりを使いましょう。

お仕事、趣味を続けるために 🎵

たとえば会社員だったら…

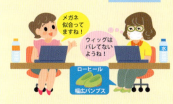

発熱性好中球減少症（FN）、脱毛
★ 会社でも出勤直後やお昼休みなど、手洗い・うがいを習慣にし、通勤電車の中ではマスクを使用するなど、感染予防をしましょう。
★ 外見の変化が気になるかたは治療開始前にウィッグを作っておき、脱毛に備えましょう。

末梢神経障害
★ 物をつかみにくくなったり、転倒しやすくなります。なるべくヒールの靴は避け、安定したものを選びます。

出血性膀胱炎
★ デスクに飲みものを常備し、水分補給に努めましょう。「仕事のきりがよいところまで」などと思わず、尿意を我慢しないようにしましょう。

ナースがまなぶ

TC療法

T ドセタキセル
C シクロホスファミド

レジメンを間違いなく投与するために

- ドセタキセルの溶解液にエタノールが含まれるため、アルコールが使用できない患者さんへは溶解液を使用せず、生理食塩液や5%ブドウ糖液で溶解する。
- シクロホスファミドは揮発性が高い薬剤のため、曝露に注意する。閉鎖式薬物移送システム（クローズドシステム）を使用する。

- 費用概算
  77,000円
- 血管外漏出のリスク
  起壊死性：ドセタキセル
  炎症性：シクロホスファミド
- 催吐性リスク
  中等度
- 脱毛リスク
  100%（すべてのGrade）
- G3+G4の発熱性好中球減少症（FN）発生率
  5%（4コース）、68.8%（4〜6コース）
- 注意すべき既往歴、合併症／治療を始める前の注意事項
  ★アレルギーやアルコールへの耐性を聴取する。

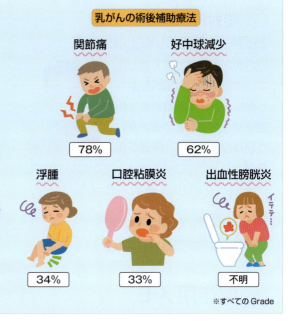

乳がんの術後補助療法
- 関節痛 78%
- 好中球減少 62%
- 浮腫 34%
- 口腔粘膜炎 33%
- 出血性膀胱炎 不明
※すべてのGrade

安全・確実に治療を進めるためのコンキョ

アルコールが使用できるかを確認する

添付溶液中にエタノールが含まれます。治療を開始する前にアルコール不耐や過敏症がないかを確認します。アルコールが使用できない場合は生理食塩液などで溶解することが可能なため、薬剤師と連携して対策を図りましょう。

Memo

"患者さんと一緒にまなぶ" 重要レジメンのケア＆サポート

副作用を防ぎ、対策するための ケア＆サポート

★発熱性好中球減少症（FN）対策
レジメン全体

FNのリスクがあるため、患者さんに体温測定を指導し、発熱時は速やかに抗菌薬が投与できるよう支援します。

★過敏症対策
ドセタキセル

ドセタキセルの投与により過敏症が発現する可能性があります。特に初回・2回目の投与開始数分以内に多いため、厳重に観察し、発赤・潮紅・呼吸困難感などの異常を認めた場合はただちに点滴を中断し、医師に報告して適切な処置を行ないます。

★口腔ケア
レジメン全体

口腔粘膜炎は抗がん薬の直接作用により発現します。好中球減少時には感染を起こすため、発現しやすくなります。歯周病などがあると発現リスクが上がるため、治療前から口腔衛生に気をつけるよう伝えます。治療開始後は、口腔ケアをさらに励行しましょう。

★出血性膀胱炎予防
シクロホスファミド

シクロホスファミドによる出血性膀胱炎を予防するために、水分摂取に努めるよう患者さんに伝えます。点滴をしているときは片手が不自由なため、尿意を感じても治療が終わるまでトイレを我慢する人もいます。排尿する必要性を患者さんに説明しましょう。

★末梢神経障害・浮腫対策
ドセタキセル

ドセタキセルは用量依存性に末梢神経障害が出現するため、症状の有無と程度、範囲を観察する必要があります。また、ドセタキセルの投与により、毛細血管漏出症候群による体液貯留を認めることがあり、総投与量300〜400mgを超えると発現頻度が上昇します。体重測定をするよう患者さんに指導しましょう。

浮腫や末梢神経障害により、転倒しやすくなるため、注意する必要があります。履き物を工夫し、ヒールなどの不安定な靴は避けるよう説明します。

★爪障害のケア
ドセタキセル

爪甲異常を認めるため、治療開始前から、保湿や爪切りの方法を説明しましょう。補強や変色対策としてマニキュアを使用することは可能ですが、ジェルネイルは勧められません。

Memo

患者さんと一緒にまなぶ　　　　　　　　　　　　　　　　　　　　　乳がん

⑭ T-DM1（ティーディーエムワン）（トラスツズマブ エムタンシン）療法
（泉 佳代子）

- T-DM1は、がん細胞にあるHER2タンパクを標的としたトラスツズマブと、エムタンシンという抗がん薬を合体させたお薬です。
- HER2陽性の手術不能または再発乳がんに標準的に使用されます。
- 21日（3週）ごとに行ないます。

📅 治療スケジュール

お薬の名前 投与量 投与時間	お薬の役割	投与期間（日）			治療中に気をつけて ほしいこと
		1	…	21	
デキサメタゾン （デカドロン®） 6.6mg　15分	吐き気止め 【点滴】	↓	休薬	休薬	寒気、熱っぽさ、息苦しさ、吐き気、頭痛など、点滴前にはなかった症状が出たら、すぐに教えてください。
T-DM1 （カドサイラ®） 3.6mg/kg　1.5時間 初回	治療のお薬 【点滴】	↓			

※T-DM1は初回90分かけて点滴、2回目以降は30分まで短縮可。

1日目の合計点滴時間
初回　　　2回目以降

1時間
45分

45分
（最短で）

注意
事項
- 投与開始から24時間以内は、寒気や発熱などの症状に注意しましょう。
- 点滴が血管の外に漏れると炎症を起こすことがあります。治療中は安静に過ごしましょう。

"患者さんと一緒にまなぶ" 重要レジメンのケア＆サポート

副作用…

防ぎましょう

★ **出血に気をつけましょう**
鼻を強くかんだり、歯磨きのときに歯茎を傷つけたりしないように気をつけましょう。

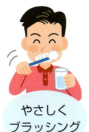
やさしくブラッシング

★ **下痢をすることがあります**
排便の回数、便の性状に気をつけて観察しましょう。

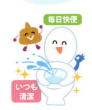

対策をしましょう

T-DM1

★ **手や足がしびれます**
どの程度のしびれがあるのか、診察時に伝えましょう。

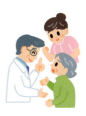

★ **肝・心機能障害が出ることがあります**
疲れやすくありませんか？ 食欲はありますか？ 肌や白目は黄色くありませんか？ かゆみはありませんか？ これらの症状がみられたり「何となくおかしい」と感じたら、早めに医師に伝えましょう。

📝 副作用メモ

けっしょうばんげんしょう
血小板減少
- 血液の中の血小板が少なくなると、出血しやすくなります。

まっしょうしんけいしょうがい
末梢神経障害
- 末梢神経が障害されると、しびれや感覚の異常が起こることがあります。

お仕事、趣味を続けるために ♪✨

たとえば **主婦** だったら…

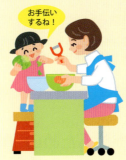
お手伝いするね！

血小板減少
★ 出血しやすくなるため、料理をするときは包丁でけがをしないように気をつけましょう。

末梢神経障害
★ しびれや感覚の異常で物をつかみにくい、落としやすいということがあります。小さいお子さんがそばにいるときなど、包丁の取り扱いには特に注意しましょう。ピーラーなどの器具や、カット野菜などを上手に活用しましょう。

倦怠感
★ 疲れやすくなったり、やる気が出ないことがあります。無理せず、ときには家族に家事のサポートをお願いし、休息をとるようにしましょう。

今まで化学療法を頑張ってきている皆さんは、少々のつらい症状は乗り越えられてしまうかもしれません。でも、薬剤によって副作用は違います。自覚症状が乏しく、検査でしかわからない副作用もあります。無理せず早めに受診し、上手に治療が継続できるようにしましょう。

ナースがまなぶ
T-DM1 療法
(トラスツズマブ エムタンシン)

レジメンを間違いなく投与するために

- T-DM1（トラスツズマブ エムタンシン）は、ヒト化モノクローナル抗体のトラスツズマブにチューブリン重合阻害薬のエムタンシン（DM1）を安定性の高いリンカー（チオエーテルリンカー）で結合した抗体薬物複合体である。
- 初回投与時（90分かけて）と2回目以降（30分まで短縮可）では投与時間が違うため注意し、1回目では忍容性を確認する。
- 0.2または0.22 μm インラインフィルターを通して投与する。
- 他剤との混注を避ける。

- **費用概算**
  463,000円
- **血管外漏出のリスク**
  炎症性
- **催吐性リスク**　**脱毛リスク**
  軽度　　　　　　％は不明（ときに生じる）
- **好中球減少症（G3+G4）発生率**
  2％（FN記載なし）
- **注意すべき既往歴、合併症/治療を始める前の注意事項**
  ★以下は心機能障害に特に注意する。
  アントラサイクリン系薬剤の投与歴、胸部への放射線治療中またはその治療歴、うっ血性心不全や治療を要する重篤な不整脈、冠動脈疾患（心筋梗塞、狭心症など）、高血圧症
  ★左室駆出率（LVEF）低下で休薬、中止となる。

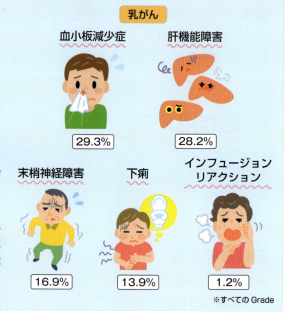

乳がん
- 血小板減少症 29.3%
- 肝機能障害 28.2%
- 末梢神経障害 16.9%
- 下痢 13.9%
- インフュージョンリアクション 1.2%
※すべてのGrade

安全・確実に治療を進めるためのコンキョ

1回目の投与は90分で行ない、忍容性を確認する
忍容性とは、薬剤の副作用がどの程度耐えることができるかを表す言葉のことです。忍容性が良好であれば、投与時間を30分まで短縮できます。

他剤との混注を避ける
ブドウ糖溶液との混合を避け、本剤とブドウ糖溶液の同じ点滴ラインを用いた同時投与は行なわないようにします。

"患者さんと一緒にまなぶ" 重要レジメンのケア&サポート

副作用を防ぎ、対策するための ケア&サポート

★血小板減少症に対する注意
T-DM1（以下すべて）

1コース目投与後6〜8日目に血小板数が最低値になる傾向があります。鼻出血があることや、歯肉や粘膜から出血しやすいことへの対処方法として、以下があげられます。患者さんの職業や役割を把握し、より具体的に説明しましょう。

・採血後、点滴抜針後は5分間圧迫止血をする。
・体をぶつけたり、転倒しないように注意する。
・皮膚を強く掻いたり、こすったり、鼻を強くかまない。
・切り傷を作らないように気をつける。
・庭いじりなどは手袋を使用する。
・爪は短めに切り、皮膚に傷を作らないようにする。
・歯ブラシはやわらかめのものを使うか、歯肉を指で押さえて歯の部分だけを磨く。
・衣服やベルト、下着で身体を締めつけないようにする。
・アルコールには血液を固まりにくくする作用があるため、避ける。
・鎮痛薬、解熱薬などには血小板の凝集機能を抑制する作用のあるものもあるため、薬の服用については主治医または薬剤師に相談する。

★排便コントロール

化学療法中は排便コントロールが大切です。T-DM1を投与すると薬剤の直接の影響により、便秘も下痢も起こすことがあります。排便状況を確認し、食事や水分摂取の方法、緩下剤使用方法のアドバイスを行ないましょう。

★末梢神経障害対策

チューブリン重合阻害薬であるエムタンシン（DM1）により、末梢神経障害を起こすことがあります。末梢神経障害により四肢末のしびれが出ることを、必ず事前に説明します。患者さんの職業、家庭内での役割、趣味など生活背景を把握し、患者さんの生活にどのような不便を生じるのかを想定したうえで、工夫の仕方を一緒に考えましょう。体を冷やさないこと、適度な運動で血行をよくすること、転倒やけがなどの二次障害に注意することを伝えましょう。しびれは仕方のないことと我慢せず、どの程度のしびれがあるのか、自分の生活にどのような影響が出ているのかを医療者に伝えるように説明しましょう。

★肝機能障害対策

肝機能障害は症状が出現しても「肝機能障害」とは自覚することのできない副作用です。倦怠感、食欲不振などの症状が出現したときに、「抗がん薬を投与しているのだからだるくなっても仕方がない」と患者さんが勝手に判断しないように、事前に説明しておくことが大切です。倦怠感などの症状の陰に肝機能障害が隠れている場合があることを、皮膚の搔痒感や黄疸などの症状とともに説明します。

YORi-SOU がんナーシング　2018　増刊　75

患者さんと一緒にまなぶ　　　　　　　　　　　　　　　乳がん

⑮ PER＋HER＋DTX（ペルツズマブ＋トラスツズマブ＋ドセタキセル）療法
（泉 佳代子）

- HER2陽性の手術不能または再発乳がんに標準的に使用されます。
- 21日（3週）ごとに行ないます。

治療スケジュール

お薬の名前 投与量 投与時間	お薬の役割	投与期間（日） 1 … 21	治療中に気をつけて ほしいこと
デキサメタゾン （デカドロン®） 6.6mg　15分	吐き気止め 【点滴】	↓	
ペルツズマブ （パージェタ®） 840mg/body：初回 420mg/body：2回目以降　1時間	治療のお薬 【点滴】	↓	初回投与時に、寒気、熱っぽさ、息苦しさ、吐き気、頭痛など、点滴前にはなかった症状が出たら、すぐに教えてください。
トラスツズマブ （ハーセプチン®） 8mg/kg：初回 6mg/kg：2回目以降　1.5時間以上	治療のお薬 【点滴】	↓　休薬　休薬	
ドセタキセル （タキソテール®） 75mg/m²　1時間	治療のお薬 【点滴】	↓	アルコールで溶解して投与するお薬です。アルコールで気分が悪くなったり動悸がする場合は、アルコールを抜いて投与します。1～2回目はアレルギー反応に注意します。投与前にはなかった症状や「何となくおかしい」と思うことがあれば、早めに知らせてください。

※ペルツズマブ：前回投与日から6週間以上のときには、あらためて初回投与量の840mgで投与を行なう。なお、次回以降は420mgを3週間隔で投与する。初回は60分、2回目以降は30分まで短縮可。

※トラスツズマブ：投与予定日より1週間を超えたあとに投与する際は、あらためて初回投与量の8mg/kgで投与を行なう。なお、次回以降は6mg/kgを3週間隔で投与する。初回は90分以上、2回目以降は30分まで短縮可。

1日目の合計点滴時間
初回 3時間45分
2回目以降 2時間15分（最短で）

 注意事項
- 投与開始から24時間以内は、寒気や発熱などの症状に注意しましょう。
- 点滴が血管の外に漏れると炎症を起こすことがあります。治療中は安静に過ごしましょう。

"患者さんと一緒にまなぶ"重要レジメンのケア&サポート

副作用…

防ぎましょう

- ★ **ばい菌から体を守りましょう**
  手洗い・うがいが大切です。習慣にしましょう。

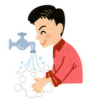

- ★ **下痢をすることがあります**
  肛門周囲の清潔を心がけましょう。

> **📝 副作用メモ**
>
> **爪障害(つめしょうがい)**
>
> 抗がん薬の影響で爪が脆(もろ)くなったり薄くなることをいいます。健康な状態では手の爪は3〜4カ月、足の爪は半年で生え変わりますが、抗がん薬を投与した爪の成長は遅くなり、約2倍かかります。一度障害を受けると、長期間不自由な状況が続くことになります。

対策をしましょう

💊 **ドセタキセル**

- ★ **髪の毛が抜けてきます**
  初めての投与から10日前後で抜け始めます。あらかじめ帽子やウィッグを準備しておきましょう。

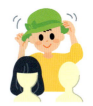

- ★ **手足がむくむことがあります**
  体重増加やむくみが出たら医師に伝えましょう。足を高くして寝たり、皮膚に傷をつけないように注意しましょう。

- ★ **爪が薄く弱くなります**
  爪が薄く割れやすくなったり、先端部分が脆くなります。爪切りではなくやすりを使いましょう。保湿やベースコートおよびトップコートで保護をしましょう。

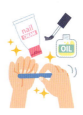

💊 **ペルツズマブ / トラスツズマブ**

- ★ **心臓に障害が出ることがあります**
  息切れはありませんか？ 疲れやすくありませんか？ 胸はドキドキしませんか？ いつもできていたことができなくなっていませんか？ これらの症状がみられたら、早めに医師に伝えましょう。

お仕事、趣味を続けるために

たとえば**主婦**だったら…

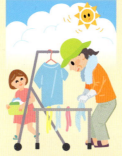

爪障害
- ★ 爪の障害で、家事や縫いものなどに不便が生じます。
- ★ 洗濯や洗いものの際はゴム手袋をして指先を保護しましょう。
- ★ 治療開始前から、マニキュアやベースコートおよびトップコートを塗って爪を補強します。爪の先端部分にも塗って、爪全体を保護します。ジェルネイルは爪に負担がかかるため勧められません。

骨髄抑制
- ★ 洗濯物を干すときなど、立ちくらみには注意しましょう。

「疲れやすい」「こんなことに困っている」など、ささいに思えることでも医療者に相談をしてください。患者さんが困っていることを共有し、一緒に治療が続けられる方法を考えていきます。

YORi-SOUがんナーシング 2018 増刊　77

ナースがまなぶ
PER + HER + DTX 療法
ペルツズマブ ／ ハーセプチン®（トラスツズマブ）／ ドセタキセル

レジメンを間違いなく投与するために

- ペルツズマブ、トラスツズマブは初回投与時と2回目以降では投与量・投与時間共に違うため注意する。
- ドセタキセルはアルコールで溶解するため、アルコール過敏症がないか事前に確認する。

費用概算
初回：680,000円、2回目以降：402,000円

血管外漏出のリスク
起壊死性：ドセタキセル
非壊死性：トラスツズマブ、ペルツズマブ

催吐性リスク　**脱毛リスク**
軽度　　　　　　　60.9%（すべてのGrade）

好中球減少症（G3+G4）
48.9%（FN記載なし）

注意すべき既往歴、合併症／治療を始める前の注意事項

【トラスツズマブ／ペルツズマブ】
★アントラサイクリン系薬剤の前治療歴、胸部への放射線の照射歴、心疾患、高血圧などの既往歴のある患者さんは、心不全などの心障害が現れる恐れがある。事前の確認と、心機能検査が実施されていることを確認する。

【ドセタキセル】
★溶解液としてポリソルベート80が添加されており、これが原因で過敏反応が起こりやすい。
★エタノール含有薬剤であるため、アルコール過敏の有無について確認し、場合によってはエタノール抜きで溶解をする必要がある。
※上記はすべて患者さんに事前に説明し、既往歴、アレルギー歴、アルコール過敏症の有無を把握しておく。

HER2陽性の手術不能または再発乳がん

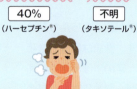
下痢 63.6%　脱毛 60.9%

インフュージョンリアクション 40%（ハーセプチン®）　過敏反応 不明（タキソテール®）　浮腫 23.1%

心機能障害 4.4%　爪障害 不明

※すべてのGrade

安全・確実に治療を進めるためのコンキョ

ペルツズマブ、トラスツズマブは投与量・投与時間に注意

■ ペルツズマブ
初回は840mgを90分かけて点滴静注します。2回目以降は420mgを初回の忍容性が良好であれば、30分まで短縮できます。

■ トラスツズマブ
初回は8mg/kgを90分かけて点滴静注します。

"患者さんと一緒にまなぶ"重要レジメンのケア&サポート

2回目以降は6mg/kgを初回の忍容性が良好であれば、30分まで短縮できます。

ドセタキセルはアルコール過敏症に注意

事前にアルコール含有薬剤であることを説明し、自動車や機械類の操作をしないことを説明します。アルコール過敏がある場合には、アルコールを使用せず溶解することも可能です。

副作用を防ぎ、対策するための ケア&サポート

★感染症予防
ドセタキセル

感染予防策は治療予定が立った時点で指導し、投与期間を通じて、患者さんが家族とともに習慣化できるように指導します。基本は手洗いと含嗽です。子育て中の患者さんでは、子どもの健康管理、自分の体調が悪いときや子どもが風邪を引いたときには誰が育児を支援してくれるのかなども含め、患者さんが事前に調整できるように、イメージして伝えましょう。手術不能または再発乳がんの治療であることを念頭に、患者さんの精神的な負担も考慮し、患者さんのペースに合わせて、継続して支援していくことが大切です。

★下痢への対応
ペルツズマブ

治療開始後、早期から下痢が出現することがあります。投与継続中は下痢も継続することが多いです。肛門周囲の保清や水分摂取など日常生活での注意点について指導します。排便状況によっては、整腸薬やロペラミドの内服が必要になることもあります。

★脱毛・アピアランスケア
ドセタキセル

脱毛は高頻度で発生します。患者さんの生活背景を考慮し、ウィッグの準備やウィッグをかぶり始める時期、脱毛が始まったときのケアの方法について事前に説明をします。自毛があるうちにウィッグをかぶり始めることで、自分や周囲の目を慣らすことも大切です。外来化学療法に通院するときには、ケア帽子を持参し、治療中はウィッグを外してリラックスして過ごすことも可能です。

★浮腫に対するセルフケア指導
ドセタキセル

投与回数を重ねると浮腫が出現することがあります。浮腫の有無や体重変化を観察するように指導しましょう。出現した場合には、保湿をして皮膚のバリア機能を高めること、けがに注意すること、下肢を挙上して休むことを指導しましょう。

★爪障害対策・ケア
レジメン全体

ドセタキセルでは爪の菲薄化や脆弱化、爪甲横行、炎症などが起こることがあります。一度障害を受けると改善には時間を要するため、事前にケアを開始することが大切です。爪切りではなくやすりを使用すること、やすりは一方向に動かすこと、保湿をすること、マニキュアやベースコートおよびトップコートで保護することを指導します。

★心機能障害発症時の対応
レジメン全体

動悸、息切れ、普段できていたのにできなくなったことがないかなど、患者さんや家族が症状を観察できるように指導します。また、症状があったらすぐに病院に連絡するように指導し、連絡場所や連絡方法について患者さんと確認しておくことが大切です。

> 患者さんと一緒にまなぶ

乳がん

⑯ エベロリムス＋エキセメスタン療法 （富山恵子）

- 閉経後の手術不能または再発乳がんの治療法で、2014年3月に承認されました。
- ほかのホルモン療法（レトロゾール・アナストロゾール）で効果が認められなくなった場合に使用する治療法の一つです。
- ホルモン剤のエキセメスタンと併用し、毎日内服する治療方法です。

📅 治療スケジュール

お薬の名前 投与量 投与時間	お薬の役割	投与期間 病状が悪くならない限り、毎日	治療中に気をつけてほしいこと
エベロリムス （アフィニトール®） 10mg/日 （5mg×2錠または 2.5mg×4錠）	治療のお薬 【内服】	○○○○○○○○○○○○……	食後30分以内をめやすに、水またはぬるま湯で内服してください。
エキセメスタン （アロマシン®） 25mg/日	治療のお薬 （ホルモン剤） 【内服】	○○○○○○○○○……	

★ **ほかにもこんなことに注意！**
サプリメントやほかに内服しているお薬は、必ず医療者へ報告してください。治療効果に影響する場合もあるので確認が必要です。インフルエンザワクチンなどの予防接種を受ける場合も、医療者へお伝えください。

注意事項
- 飲み忘れた場合、2回分内服しないでください。
- 分けて内服せずに、すべて1回で内服してください。
- 湿気や光に不安定なお薬です、内服する直前にアルミシートから取り出してください。
- ホルモン療法のみで治療していた場合と比較して、エキセメスタンによる口腔粘膜炎や感染症などが出現しやすくなります。治療が続けられるよう一緒に対策をしましょう。

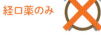
経口薬のみ

"患者さんと一緒にまなぶ" 重要レジメンのケア＆サポート

副作用…

防ぎましょう

★ **ばい菌から体を守りましょう**
手洗い・うがいを行ない、外出時はマスクをしましょう。

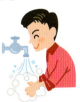

★ **お口の中をきれいにしましょう**
歯みがきは、やわらかい歯ブラシを使用し、やさしく丁寧に行ないましょう。毎食後と寝る前に行なうと清潔が保てます。

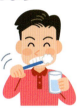

📝 **副作用メモ**

感染症
- 肺炎を疑う症状：咳、息苦しさ、発熱、倦怠感など。
  膀胱炎を疑う症状：頻尿、残尿感、排尿時の違和感、発熱など。
  爪囲炎を疑う症状：爪周囲の炎症による発赤、疼痛、腫脹など。
- 免疫抑制作用により、肺炎や膀胱炎、爪囲炎を発症しやすくなります。深爪をしない、爪の角を丸く切らず四角く切るなど爪の切りかたも工夫してください。爪が剥がれると感染のリスクも高いので、手袋や指サックを用いた予防も大切です。

口腔粘膜炎によって水も飲めないときは、病院へ連絡してください。

対策をしましょう

🎧 **エベロリムス**

★ **皮膚に症状が出現しやすくなります**
1カ月くらいで皮疹や皮膚乾燥などが出てきやすくなります。内服開始時から保清・保湿・保護を行ない、皮疹が出現したら医師から処方された軟膏を塗布しましょう。

💊 **エキセメスタン**

★ **関節の痛みやこわばり感が出現しやすくなります**
マッサージや掌握運動（手を握ったり開いたりする運動）などを行なってみましょう。入浴などで体が温まったときに行なうと、動かしやすくなります。

お仕事、趣味を続けるために♪

たとえばガーデニングが趣味だったら…

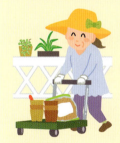

感染症
★ 土いじりにはゴム手袋を着用し、終わったらうがいと手洗いをしましょう。水分補給も忘れずに。外での作業は日差しが強い時間を避け、いつでも日焼け止めを使ったり帽子・長袖など服装にも気を配りましょう。

骨粗鬆症
★ 重い植木鉢や土を運ぶときは無理せず台車を利用するなど、転倒を予防しましょう。

口腔粘膜炎・味覚異常
★ 毎食後と就寝前の歯磨きをするほか、適宜うがいや保湿を行ないましょう。熱いものや香辛料が強い食品は刺激になりやすいので控えましょう。

ナースがまなぶ
エベロリムス＋エキセメスタン療法

レジメンを間違いなく投与するために

- 1日1回、食後30分以内をめやすに一気に服用する。
- 併用薬はエキセメスタンのみであり、ほかのアロマターゼ阻害薬の併用は承認されていない。
- グレープフルーツジュースやハーブのセイヨウオトギリソウ（セント・ジョーンズ・ワート）は、治療効果や副作用に影響するため控えたほうがよい。

- **費用概算**
  21,200円（1カ月で）
- **血管外漏出のリスク**
  なし
- **催吐性リスク**　**脱毛リスク**
  軽度　　　　　　4.2%
- **発熱性好中球減少症（FN）発生率（G3＋G4）**
  不明
- **注意すべき既往歴、合併症／治療を始める前の注意事項**
  ★ B型肝炎ウイルス：エベロリムスの投与により、B型肝炎ウイルスが再活性化することがあるので注意する。

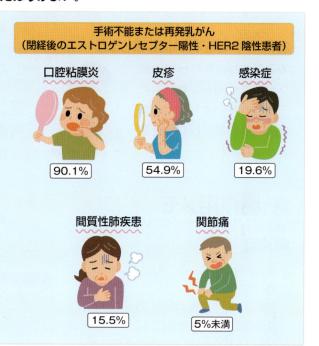

手術不能または再発乳がん（閉経後のエストロゲンレセプター陽性・HER2陰性患者）
口腔粘膜炎 90.1% / 皮疹 54.9% / 感染症 19.6% / 間質性肺疾患 15.5% / 関節痛 5%未満

安全・確実に治療を進めるためのコンキョ

1日1回食後30分以内をめやすに一気に服用する

　エベロリムスはほかの疾患でも適用されており、内服方法が異なります。臨床試験では1日1回・食後投与のため、食後の投与を推奨しています。エキセメスタンも食後投与であり、同時に内服することで、飲み忘れを防ぐこともできます。

併用薬はエキセメスタンのみであり、ほかのアロマターゼ阻害薬の併用は承認されていない

　ほかのホルモン剤の残薬と間違えて併用しないよう、注意が必要です。

"患者さんと一緒にまなぶ"重要レジメンのケア&サポート

副作用を防ぎ、対策するための ケア&サポート

★感染症予防
エベロリムス

　エベロリムスは免疫抑制薬でもあり、感染を起こしやすく日和見感染や感染症増悪のリスクがあります。臨床試験では28日までに感染症が最も多く出現していましたが、内服期間中すべてに発現しています。

　発現が報告されている感染症には、膀胱炎や尿路感染症、肺炎、鼻咽頭炎、扁桃周囲炎などがあります。特に肺炎は重篤となると生命の危険もあり、初期症状である咳嗽や発熱、呼吸困難などの症状に注意が必要です。非感染性ではありますが間質性肺疾患も重篤となる危険性があり、肺炎と同じような初期症状を呈するため注意が必要です。初期症状を早期に発見し、重症化する前に受診するよう説明しましょう。

★粘膜障害対策
エベロリムス

　臨床試験では28日目までに口腔粘膜炎が多く発現していました。エベロリムスで発症する粘膜炎は、アフタ性口内炎と同じ病態で、疼痛やびらんまたは潰瘍を伴います。好発部位は唇の裏、口角から頬粘膜舌側縁部から舌腹です（図1）。適切な口腔ケアで「疼痛緩和」と「二次感染予防」を行ない、治療が継続できるよう支援します。具体的な予防策は、毎食後と寝る前に歯磨きを丁寧に行なうことと、含嗽剤でのうがいや市販の保湿剤を使った保湿です。歯磨き粉や洗口剤は、メントールやアルコールを含有しない低刺激性製品を提案しましょう。入れ歯があたる場合は、食事時のみ使用してください。

　口腔粘膜炎を発症した場合、口腔用軟膏を潰瘍面に塗布できるよう指導し、接触痛を軽減します。疼痛が強く食事が困難な場合は、食事は人肌程度に冷ましたほうが食べやすく、食材をやわらかく煮こんだりとろみをつけて工夫するのも一つの方法です。刺激が少ないお粥やアイスクリームの提案、適宜バランス栄養飲料などを利用するのもよいでしょう。

　消炎と鎮痛は症状に応じ、含嗽薬やアセトアミノフェンまたは非ステロイド性抗炎症薬などの内服薬を使用します。疼痛が強く水分摂取もできない場合は脱水となる可能性もあり、早期に病院で受診することが必要です。

★関節痛などの症状対策
エキセメスタン

　明確な原因は不明ですが、関節周囲の浮腫や腱鞘の肥厚、関節包内の関節液貯留などによると考えられています。安静や重い物を持たない、手足を冷やさないなど、対症的な日常生活の工夫を提案します。症状の悪化や改善が認められない場合はほかの疾患の可能性もあるため、行なえなくなったことなどを具体的に医師へ伝えるよう説明します。疼痛時は我慢せず鎮痛薬を使用し、治療の継続を支援します。

★皮膚障害対策
エベロリムス

　頻度が高い症状は皮疹ですが、皮膚乾燥や爪の障害なども出現する可能性があります。臨床試験では28日目までに皮膚障害の発現頻度が高く、特に8～14日で多く発現していました。予防法は、保湿と日焼け止めの使用や、身体は泡洗浄で手洗いするなど、刺激を避けることです。保清や保湿で使用する物品は手持ちの物を使用し、症状が悪化するようであれば低刺激性の製品へ交換します。

図1 薬物療法における口腔粘膜炎の発症部位

左から、唇の裏、口角から頬粘膜、舌側縁部から舌腹。
(大田洋二郎監．がん治療による口腔粘膜炎：口のトラブルに備える．静岡がんセンター発行パンフレットより引用)

患者さんと一緒にまなぶ

胃がん　結腸・直腸がん　乳がん　膵がん
胆道がん　頭頸部がん　非小細胞肺がん

⑰ S-1（エスワン）（テガフール・ギメラシル・オテラシルカリウム）療法

（山野下祐子）

- 胃がん手術後の治療であり、そのほか結腸・直腸がん、手術不能または再発乳がん、膵がん、胆道がん、頭頸部がん、非小細胞肺がんの治療にも用いられます。
- 42日（6週）ごとの治療です。28日間内服、14日間休薬を1コースとして繰り返し、1年間内服します（14日間内服、7日間休薬の場合もあります）。
- カプセル、粉薬、OD錠（水なしで飲める錠剤）があります。

治療スケジュール

お薬の名前 投与量 投与時間	お薬の役割	投与期間（日）					治療中に気をつけてほしいこと
		1	…	28	…	42	
テガフール・ギメラシル・オテラシルカリウム（S-1）（ティーエスワン®）80mg/m²/日【1日2回】	治療のお薬【内服】	朝食後 ○ 夕食後 ○	○○○○○ ○○○○○	○ ○	休薬	休薬	空腹では薬の効果が変わるため食後に内服しましょう。 飲み続けることで効果を発揮します。 ワルファリンや抗てんかん薬の効きめが強くなる可能性があります。

S-1の体表面積による初回基準量

体表面積	初回基準値
1.25m² 未満	80mg/日
1.25m² 以上、1.5m² 未満	100mg/日
1.5m² 以上	120mg/日

意外とつらい副作用の一つに便秘があります。ところが便秘をしたことのない男性患者さんに便秘がつらいこと、予防的に緩下薬を内服することを勧めても「便秘はしたことがないから」と軽く流されることがあります。その結果、治療後便秘となり、予防的介入の難しさを感じます。

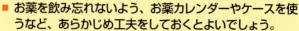

column

経口薬のみ

注意事項
- お薬を飲み忘れないよう、お薬カレンダーやケースを使うなど、あらかじめ工夫をしておくとよいでしょう。
- 1コースが終了し、もしお薬が余った場合は、医師へ相談しましょう。
- 小さなお子さまや、ご自身以外の人が誤って飲まないよう、保管に注意しましょう。
- もし飲み忘れてしまった場合は2回分飲むのではなく、次の分から飲みましょう。

"患者さんと一緒にまなぶ" 重要レジメンのケア&サポート

副作用…

防ぎましょう

★ **お口の中をきれいにしましょう**
口内炎が起こると、食欲が回復したあとも食事を食べづらくなります。毎食後の歯磨き、こまめなうがいで口腔粘膜炎を防ぎましょう。

★ **ばい菌から体を守りましょう**
うがい・手洗いをし、マスクを着用しましょう。お食事の制限はありませんが、よく洗った新鮮な食材を使用しましょう。

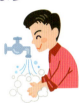

📝 副作用メモ

吐き気・胸やけ・食欲不振
（は　け　むね　　しょくよく ふ しん）

- S-1に対する吐き気や胸やけ、食欲不振の症状は、飲み始めて1週間～10日に出始めますが、2週間目ごろから徐々に治まってきます。吐き気が出るとお薬を飲みたくなくなることもありますが、吐き気止めをうまく使いながら飲み続けましょう。
- 吐き気がある時期には、水分が多く冷たくさっぱりしたものを少しずつ食べましょう。冷ややっこや卵豆腐、梅茶漬け、酢のものは食べられる患者さんが多いようです。

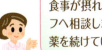

口腔粘膜炎や吐き気、食欲低下で十分に食事が摂れない場合は、まず医療スタッフへ相談しましょう。つらさを和らげ、お薬を続けていける方法を一緒に考えます。

対策をしましょう

💊 **S-1**

★ **下痢に注意します**
普段の便通よりも4回以上、下痢になる場合は要注意です。水分を十分に摂り、お尻が荒れないようきれいにしましょう。

★ **涙が多くなります**
治療を始めて数週間後に、涙が出やすい、みえにくい、目がかすむといったことがあります。眼科の処置が必要になることもあります。

★ **吐き気がします**
お薬を飲み始めて1週間以内に起こることが多いようです。時間がたつと和らぐため、食事を工夫し、吐き気対策をしましょう。

お仕事、趣味を続けるために ✨

たとえばタクシーの運転手だったら…

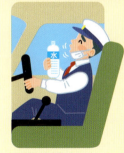

食欲不振
★ 食欲がないときには無理せずに！ お客さんが続いてちゃんとした食事を食べられないとき、食欲がないときには、軽いものだけでも大丈夫。何か食べてから、お薬を飲みましょう。

口腔粘膜炎
★ 歯磨きも忘れずに！ お客さんの乗車のタイミングですぐに磨けないときにはうがいをしましょう。水やお茶でもよいです。

骨髄抑制
★ 冬に限らず感染症予防を！ タクシーには不特定多数の人が乗車します。常にマスクをするなど感染対策をしましょう。

ナースがまなぶ
S-1 療法
エスワン（テガフール・ギメラシル・オテラシルカリウム）

レジメンを間違いなく投与するために
- 投薬期間と休薬期間を確認する。
- 患者さんの内服アドヒアランスを把握する。
- 食後に内服するよう説明する。

- **費用概要**
  87,920円
- **血管外漏出のリスク**
  なし
- **催吐性リスク**　**脱毛リスク**
  軽度　　　　　0.1～5%未満
- **発熱性好中球減少症（FN）リスク（G3＋G4）**
  1%
- **注意すべき既往歴、合併症／治療を始める前の注意事項**
  ★腎障害によりギメラシルの排泄が遅延するため、腎機能を確認する。
  ★S-1開始は、フッ化ピリミジン系抗悪性腫瘍薬（フルオロウラシル、カペシタビン、S-1）中止後、7日間以上経過していることを確認する。
  ★ワルファリン・フェニトイン作用増強の恐れがあるため、血栓症やてんかんの既往を確認する。

転移・再発の胃がんまたは術後補助化学療法

色素沈着	白血球減少	悪心
	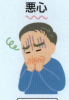	
41.3%	40%	34.7%

下痢	口腔粘膜炎	涙道障害
	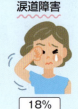	
31.3%	22.7%	18%

※すべてのGrade

安全・確実に治療を進めるためのコンキョ

投薬と休薬の期間を確認
4週内服・2週休薬以外にも、2週内服・1週休薬などさまざまな内服方法があるため、投与方法の確認が必要となります。

患者さんの内服アドヒアランスを把握
多くの患者さんが悪心・食欲不振などのために、治療開始初期に自己中断します。内服と休薬を繰り返し、1年間内服することとなるため、患者さんの内服アドヒアランスがキーとなります。また、自宅での治療となる場合は、内服ができているかを確認しサポートする体制が求められます。自宅での治療となる場合には、治療で期待される効果、治療で起こり得る副作用と出現時期を説明し、副作用によって中断することのないよう患者さんの理解を促すことが重要です。また、内服日誌やカレンダーの使用を紹介し、外来のたびに内服できているか確認します。院外処方の場合、近隣薬局との連携も必要となります。

"患者さんと一緒にまなぶ" 重要レジメンのケア＆サポート

副作用を防ぎ、対策するための ケア＆サポート

★口腔粘膜炎予防
S-1（以下すべて）

粘膜炎による疼痛のほか、食事・治療意欲の低下につながります。治療前から口腔衛生状態と衛生習慣を把握し、患者さんの状態に応じたブラッシング、乾燥予防指導を行ないましょう。

★感染症対策

骨髄抑制のうち、白血球・好中球減少により感染症をきたしやすくなります。一般的な感染症予防対策に加え、食事上の注意点として、「生もの」を避ける必要はないことを説明します。身体清潔に関しては、毎日入浴もしくはシャワー浴を行ない、歯磨きや排便後の肛門の清潔も感染予防となることを説明しましょう。一方で、胃がん術後であること、軽度であっても高頻度に悪心をきたしやすいことから、過度の食事制限は不要ということも説明して理解を促しましょう。

★下痢対策

内服開始から1～4週目に出現することが多くあります。腸粘膜上皮への直接作用によるものと考えられることから、下痢出現時には減量もしくは休薬が必要となります。そのほか、止瀉薬や整腸薬の投与、脱水予防などの対症療法を行ないます。

★悪心・嘔吐・食欲不振対策

悪心は患者さんにとってつらい副作用の一つで、治療意欲低下につながります。S-1の単回での催吐リスクは軽度ですが、連日投与によって高頻度に消化器症状が出現します。そのため、内服アドヒアランスを高める悪心・嘔吐対策が必要です。

悪心・嘔吐の出現時早期に内服できるようあらかじめ制吐薬を処方し、症状が出たらすぐに内服を開始するよう説明しておきましょう。また、胃炎による悪心・嘔吐の可能性もあるためH_2遮断薬処方が有効な場合もあります。胃がんでは内服後1週間目での出現が最も多く、その後徐々に減少します。時間の経過とともに症状は軽減すること、食事の工夫は、患者さんが食べたいと思うものを、食べたいときに食べるよう説明します。比較的、冷たくてさっぱりしたものが食べやすいようです。味覚異常や口腔内トラブルにより食欲低下をきたしていないかの確認も必要です。Grade3以上の悪心・嘔吐を出現させずに、治療を継続できるよう介入しましょう。

★涙道障害

涙道障害は半数の症例が投与開始から3カ月以内に発現し、流涙の増加、眼痛、異物感、視力低下、霧視、眼脂の増加などの症状が出現します。軽度であれば減量で軽減しますが、涙道狭窄を伴う場合は、眼科的処置が必要となることがあります。

★色素沈着

S-1内服により、顔、手足のほか全身に色素沈着が起こります。顔や手など人目に触れる場所の外見の変化は、医療者が思うよりも患者さんにとってつらいものです。保湿と日焼け止めにより悪化を防ぐこと、マニキュアやカバーメイクの紹介、内服中止後は半年～1年ほどかけゆっくりと回復していくことを説明します。

患者さんと一緒にまなぶ　　　　　　　　　胃がん　大腸がん

⑱ SOX（ソックス）（S-1＋オキサリプラチン）療法
（山野下祐子）

- 胃がん、大腸がんが再発したときの治療の一つです。
- 21日（3週）を1コースとし、効果が続いている間、続けます
- 1日目の夜から15日目の朝まで、S-1を14日間内服します。

治療スケジュール

お薬の名前 投与量 投与時間	お薬の役割	投与期間（日）							治療中に気をつけて ほしいこと
		1	2	3	…	14	15	…	21	
グラニセトロン （カイトリル®） 1mg ＋ デキサメタゾン （デカドロン®） 6.6mg 15分	吐き気止め 【点滴】	↓								点滴中、注射針から手先に向けてチクチクとした痛みやしびれ、冷たさを感じる場合があります。腕を温めることで和らぐことがあること、血管の外に漏れ出していないかを確認しますので、看護師へお知らせください。
オキサリプラチン （エルプラット®） 130mg/m² 2時間	治療のお薬 【点滴】	↓							休薬　休薬	治療後、冷たいものに触れることで手や口、喉に異常な感覚を起こす場合があります。冷たい飲みものや食べものを避け、金属類に触れないよう気をつけましょう。
テガフール・ギメラシル・オテラシル（S-1） （ティーエスワン®） 80mg/m²/日 【1日2回14日間】	治療のお薬 【内服】	朝食後 ○ 夕食後 ○	○ ○		○○○○ ○○○○	○ ○				毎日朝晩飲み続けるため、うっかり忘れを防ぐ工夫をしましょう。内服日誌やお薬ケース、お薬カレンダーを使うと飲み忘れ防止に便利です。
デキサメタゾン （デカドロン®） 8mg/日【1日1～2回】	吐き気止め 【内服】	○	○							

★**飲み忘れの防止（S-1）**
忙しいときにも飲み忘れないよう、タイマーをかけるなどの工夫をしましょう。

1日目の
合計点滴時間

約2時間30分

注意事項
- ワルファリンや抗てんかん薬を飲んでいる場合は教えてください。
- S-1の効果を高めるため、食後に内服しましょう。飲み忘れた場合は2回分内服せず、次の分から内服しましょう。
- 小さなお子さまやほかの人が誤って飲まないよう、保管に気をつけましょう。
- 吐き気や食欲低下が長く続くと、治療を重ねるごとに気力や体力を消耗します。吐き気止めや食事の工夫でもつらいときには相談しましょう。

"患者さんと一緒にまなぶ" 重要レジメンのケア&サポート

副作用…

防ぎましょう

★ お口の中をきれいにしましょう
毎食後の歯磨き、こまめなうがいで口内炎を防ぎましょう。

★ 神経障害を防ぎましょう
冷たいものの刺激で神経障害が起こりやすくなります。神経障害を長引かせないために、治療後1週間程度、エアコンに直接あたらない、飲みものに氷を入れない、手洗いや歯磨きはぬるま湯で行なうなど工夫をしましょう。寒い時期にはドアノブなどの金属も刺激となります。ハンカチや袖を使ってドアを開けるなど工夫をしましょう。

★ 下痢による脱水を防ぎましょう
排便回数に応じて水分を意識して摂りましょう。

対策をしましょう

オキサリプラチン

★ 出血しやすくなります
血小板が減ることにより細い血管が傷つきやすくなります。血小板が少ないときには柔らかい歯ブラシを使用しましょう。

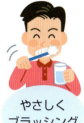
やさしくブラッシング

★ 疲れやすくなります
貧血により息切れがしたり、疲れやすくなります。翌日に疲れを残さない程度に加減して、体力に合わせて活動しましょう。

S-1

★ 吐き気がすることがあります
さっぱりしたものを少しずつ食べましょう。

📝 副作用メモ

まっしょうしんけいしょうがい
末梢神経障害

● お薬によって出やすい部位や出方が異なります。しびれや感覚の鈍さだけでなく、力が入りにくくなったり、細かい動作が難しくなることがあります。外観からはわからないため自分からどの程度かを伝えましょう。

末梢神経障害はひどくなると日常生活や仕事に影響を及ぼします。今までどおりに生活していくため、治療後数日間の神経障害を防ぐちょっとした工夫が大切です。

お仕事、趣味を続けるために

たとえば**美容師**だったら…

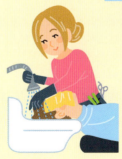

末梢神経障害
★ カットばさみなど金属でできている仕事道具はあらかじめ温めたり、手袋をはめるなどし、直接触れないよう工夫をしましょう。

★ 忙しいとつい冷たいものを飲んですっきりしたくなりますが、治療後1週間程度は水分補給は温かいものにしましょう。

★ 傷を作らないよう注意し、お仕事のあとは手を保湿しましょう。

ナースがまなぶ

SOX 療法

エスワン（テガフール・ギメラシル・オテラシルカリウム）　オキサリプラチン

レジメンを間違いなく投与するために

- 1年間の内服が可能か、また内服が継続できているか、患者さんの内服アドヒアランスを確認する。
- 食後に内服するよう説明する。
- 生理食塩液などの塩化物を含む輸液との配合、あるいは同じ点滴ラインを用いた同時投与は行なわない。

- 費用概要
  115,290 円
- 血管外漏出のリスク
  炎症性：オキサリプラチン
- 催吐性リスク　　脱毛リスク
  中等度　　　　　％は不明（生じにくい）
- 発熱性好中球減少症（FN）リスク
  （G3 + G4）
  2.8%
- 注意すべき既往歴、合併症／治療を始める前の注意事項
  ★オキサリプラチンによる神経障害があるため、開始前に重度の感覚異常・知覚不全がないことを確認する。
  ★S-1開始は、フッ化ピリミジン系抗悪性腫瘍薬（フルオロウラシル、カペシタビン、S-1）中止後、7日間以上経過していることを確認する。
  ★ワルファリン・フェニトイン作用増強の恐れがあるため、血栓症やてんかんの既往を確認する。
  ★ベバシズマブ併用の場合、喀血がないこと、および血栓症既往・脳転移を確認する。

再発・転移の胃がん　　再発・転移の大腸がん

末梢神経障害　　血小板減少　　悪心
85.5〜91%　　70〜78%　　52〜61.5%

下痢　　貧血
48.2〜53%　　39〜55.3%

※すべてのGrade

安全・確実に治療を進めるための **コンキョ**

患者さんの内服アドヒアランスの確認

S-1内服初期の悪心・食欲不振や、口腔粘膜炎や下痢の出現により自己休薬がよく起こります。副作用の出現時期と軽快時期、内服困難時の対処方法をあらかじめ説明しましょう。

食後に内服するよう説明する

S-1を空腹時に内服すると効果が減弱することを説明し、悪心・食欲不振時にも軽食を摂取してから内服するよう伝えます。飲み忘れ・飲み間違いを防ぐため、内服管理ケースやカレンダーの活用を紹介しましょう。

オキサリプラチン投与時の注意点

オキサリプラチンは塩化物含有溶液によって分解するため、ブドウ糖液で調合します。また、オキサ

"患者さんと一緒にまなぶ" 重要レジメンのケア＆サポート

リプラチンを末梢静脈から投与する場合は血管痛が生じる場合があるため、血管外漏出との判別を行ないます。

副作用を防ぎ、対策するための ケア＆サポート

★口腔粘膜炎予防
S-1

フルオロウラシルによる口腔粘膜炎のリスクがありますが、寒冷刺激による末梢神経障害を防ぐ必要もあるためクライオセラピーが行なえません。患者さんにも冷水でのケアを避けるよう説明します。

★末梢神経障害予防
オキサリプラチン

オキサリプラチンによる神経障害は急性障害と慢性障害があります。急性障害は投与後数時間～1週間以内に寒冷刺激により引き起こされ、主に手足・口唇周囲・咽頭喉頭頸部に出現します。

急性障害を重ねるたびに重症化・遷延化するため、患者さんには寒冷刺激の予防の必要性と予防方法を指導します。普段の習慣的飲料摂取の情報を収集し、治療後から1週間程度冷たい飲みものや食べものを避ける方法を一緒に考えます。手洗い・うがいはお湯で行なうこと、夏はエアコンの風に直接あたらないこと、冬や冷たいドアや手すりに直接触れないためハンカチや袖を使うこと、板張りの床に直接座らないことなどをその患者さんの生活スタイルに合わせて指導しましょう。女性は家事による寒冷刺激を受けることが多く、1週間をどのように乗り切るか一緒に考える姿勢が大切です。

慢性障害は手袋・靴下型のしびれや感覚障害であり、コース数を重ねるごとに頻度が増加します。神経障害が生活に与える影響は患者さんにとってイメージしづらく、また出現しても診察時に言いそびれることも多いものです。「文字が書きにくい」「ボタンをかけるなどの細かい動作がしにくい」「歩きにくい」などの生活への支障がないかを具体的に聴取しましょう。

★下痢対策
S-1

S-1による下痢の頻度は10日目以降、高頻度で起こることをあらかじめ説明し、Grade2以上の場合（普段よりも+4回以上）は止瀉薬を内服するよう伝えます。また下痢の性状や回数に応じて水分摂取を増やすよう促しましょう。

★血小板低下対策
オキサリプラチン

Grade3、4の血小板減少を来している場合には歯ブラシをやわらかいものに変える、鼻を強くかまない、便秘を予防するなどの指導を行ないます。

★貧血対策
オキサリプラチン

息切れや易疲労感・倦怠感が出現しますが、自覚がない場合もしばしばあります。疲労を残さない程度の活動を勧めましょう。

★悪心・嘔吐・食欲不振対策
S-1

催吐リスクは中等度ですが、S-1の連日投与により悪心が遷延する恐れがあります。悪心・嘔吐出現時、早期に内服できるよう制吐薬の処方を確認します。また、胃炎による悪心・嘔吐の可能性があり、H_2遮断薬処方が有効な場合もあります。コースごとに症状を評価し、Grade3以上の場合は制吐薬のランクアップを検討します。

患者さんと一緒にまなぶ　　　　　　　　　　　　　　大腸がん

⑲ mFOLFOX6±BV（レボホリナート＋オキサリプラチン＋フルオロウラシル±ベバシズマブ）療法
（エム フォル フォックスシックス ベバシズマブ）
（山野下祐子）

- 大腸がんの手術のあと、4～6週間以内に開始します。
- 手術後に行なう場合は、14日（2週）ごとに12コース行ないます。
- 再発・転移の場合は、2週間ごとに治療の効果がある間、続けます。
- CVポートを作ることによって、1日目のみ病院で行ない、以降は自宅で過ごすことができます。

📅 治療スケジュール

お薬の名前 投与量 投与時間	お薬の役割	投与期間（日）1	2	3	…	14	治療中に気をつけてほしいこと
グラニセトロン（カイトリル®）1mg　15分 ＋ デキサメタゾン（デカドロン®）6.6mg	吐き気止め【点滴】	↓			休薬	休薬	便秘に注意しましょう。 頭痛が起こる場合があります。 眠れなくなる場合があります。
ベバシズマブ（アバスチン®）5mg/kg　1.5時間 初回	治療のお薬【点滴】	↓					初めて使用する場合、インフュージョンリアクションが起こることがあります。 息苦しさ、じんましん、唇の腫れなどを感じた場合はすぐに教えてください。
レボホリナート（アイソボリン®）200mg/m²　2時間	治療のお薬【点滴】	↓ 同時投与					治療回数が増えるとアレルギーを起こしやすくなります。 皮膚の赤み、発疹・息苦しさがある場合にはすぐに教えてください。 冷たい飲みもの・食べものを控えましょう。
オキサリプラチン（エルプラット®）85mg/m²　2時間	治療のお薬【点滴】	↓					
フルオロウラシル（5-FU）400mg/m²　5分	治療のお薬【急速静注】	↓					
フルオロウラシル（5-FU）2,400mg/m²　46時間	治療のお薬【点滴】	46時間					自宅で治療を受ける場合、CVポートの針がずれていないか、チューブがゆるんでお薬が漏れていないか、ポンプが正しく作動しているか、確認しましょう。
デキサメタゾン（デカドロン®）8mg/日【1日1～2回】	吐き気止め【内服】		○	○			

※ベバシズマブは初回90分、副作用がなければ2回目60分、3回目以降30分に短縮可。

1日目の合計点滴時間 約4時間

※フルオロウラシル（持続点滴）は除く。

注意事項
- ワルファリンや抗てんかん薬の効きめが強くなる可能性があります。
- ベバシズマブを併用する場合、手術や抜歯を伴う処置を受ける際は、傷の回復が遅くなるため主治医へ相談しましょう。

"患者さんと一緒にまなぶ"重要レジメンのケア&サポート

副作用…

防ぎましょう

★ **ばい菌から体を守りましょう**
抵抗力が下がり、感染症にかかりやすくなります。手洗い・うがいを行ない、マスクを着用しましょう。冬は加湿も大切です。

★ **神経障害を防ぎましょう**
冷たいものの刺激で神経障害が起こりやすくなります。神経障害を長引かせないために、治療後1週間程度、エアコンに直接あたらない、飲みものに氷を入れない、手洗いや歯磨きはぬるま湯で行なうなど工夫をしましょう。寒い時期にはドアノブなどの金属も刺激となります。ハンカチや袖を使ってドアを開けるなど工夫をしましょう。

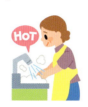

★ **下痢による脱水を防ぎましょう**
排便回数に応じて水分を意識して摂りましょう。

📝 副作用メモ

過敏症／インフュージョンリアクション
（かびんしょう）

- 症状は、軽いものではじんましんやほてり、かゆみなどですが、重症になると呼吸困難や血圧低下を起こすことがあります。普段と違う症状だと感じた場合は、様子をみずにすぐに伝えることが大切です。

治療間隔が短く、長く続ける治療です。治療を続けられるよう、つらい副作用は我慢せず教えてください。できるだけつらくなく治療を続けられるようにしましょう。

対策をしましょう

💧 **フルオロウラシル**

★ **吐き気がすることがあります**
食事を工夫したり、吐き気対策をしましょう。

💧 **オキサリプラチン**

★ **疲れやすくなります**
治療中は疲れやすく、疲れがとれにくくなります。翌日に疲れを残さないよう、体力に合わせて活動したり、休憩をとりましょう。

💧 **ベバシズマブ**

★ **出血しやすくなります**
鼻血が出やすくなります。自然に止まる場合がほとんどですが、鼻の付け根を冷やしたり、鼻の根元を押さえると止まりやすくなります。

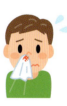

お仕事、趣味を続けるために ✨

たとえば大学の先生だったら…

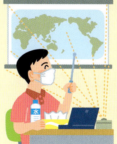

鼻血
★ ティッシュと小さな綿球を用意しておくと鼻血が出たときにすぐ対処できます。

疲労感
★ 疲れにくいよう、座って講義をする、途中で自主学習の時間を取り入れて休憩をとるなどの工夫をするとよいでしょう。水分補給も忘れずに。

感染症対策
★ 大学はたくさんの人が行き交う場所であり感染症が流行しやすいです。常に感染症対策をとりましょう。

ナースがまなぶ

mFOLFOX6 ± BV 療法
フルオロウラシル　レボホリナート　オキサリプラチン　ベバシズマブ

レジメンを間違いなく投与するために

- 塩化物含有溶液により分解するため、生理食塩液などの塩化物を含む輸液との配合や同じ点滴ラインでの同時投与は行なわない。
- ベバシズマブはブドウ糖液との混和を避ける。
- レボホリナートとオキサリプラチンの同時投与があるため、プライミングによる曝露防止に留意する。

- **費用概要**
  FOLFOX：96,250 円、
  FOLFOX+BV：221,460 円
- **血管外漏出のリスク**
  炎症性：フルオロウラシル、オキサリプラチン
  ※ベバシズマブのリスクは低い
- **催吐性リスク**　**脱毛リスク**
  中等度　　　　　％は不明（生じにくい）
- **G3 + G4 の発熱性好中球減少症（FN）のリスク**
  3%
- **注意すべき既往歴、合併症／治療を始める前の注意事項**
  ★テガフール・ギメラシル・オテラシルカリウム投与中および中止後 7 日間以上経過していることを確認する。
  ★ワルファリン・フェニトイン作用増強の恐れがあるため、血栓症やてんかんの既往を確認する。
  ★ベバシズマブ併用の場合、喀血の既往、血栓症の既往を確認する。
  ★ベバシズマブによる創治癒遷延のため、手術前後 4 週間の間隔があいていることを確認する。CV ポート造設後も 10 日程度あけることが望ましい。

進行・再発の大腸がん

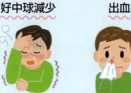
好中球減少　49%※

出血　19.4%

倦怠感　13%※

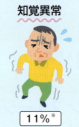
知覚異常　11%※

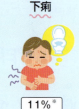
下痢　11%※

※ Grade3 以上

安全・確実に治療を進めるためのコンキョ

オキサリプラチン投与時の注意点
オキサリプラチンは塩化物含有溶液で分解するため、ブドウ糖液で調合します。また、オキサリプラチンを末梢静脈から投与する場合は血管痛が生じる場合があるため、血管外漏出との判別を行ないます。

ベバシズマブはブドウ糖液と混和しない
ベバシズマブをブドウ糖液で調合した場合、力価の減弱が生じる恐れがあります。

プライミングによる曝露防止に留意
オキサリプラチンおよびベバシズマブの調合液による力価変化、プライミング時の曝露防止を考慮して投与順番を検討します。

"患者さんと一緒にまなぶ" 重要レジメンのケア＆サポート

副作用を防ぎ、対策するための ケア＆サポート

★好中球減少症対策
フルオロウラシル

10〜15日目ごろ好中球減少が起こるため、手洗い・うがい、マスク着用の意義を理解し実践できるよう指導を行ないます。発熱性好中球減少症（FN）のリスクは低く、過度の生活制限は不要であることも併せて説明しましょう。

★末梢神経障害予防
オキサリプラチン

オキサリプラチンによる神経障害は急性障害と慢性障害があります。急性障害は投与後数時間〜1週間以内に寒冷刺激により引き起こされ、主に手足・口唇周囲・咽頭喉頭部に出現します。急性障害を重ねるたびに重症化・遷延化するため、患者さんには寒冷刺激の予防の必要性と予防方法を指導します（具体的な内容は p.91 参照）。

慢性障害は手袋・靴下型のしびれや感覚障害であり、コース数を重ねるごとに頻度が増加します。神経障害が生活に与える影響は患者さんにとってイメージしづらく、また出現しても診察時に言いそびれることも多いものです。生活への支障がないかを聴取しましょう（具体的な聴取内容は p.91 参照）。

★下痢対策
フルオロウラシル

フルオロウラシルによる下痢の頻度は投与10日目以降、高頻度で起こることをあらかじめ説明し、Grade2以上の場合（普段よりも＋4回以上）は止瀉薬を内服するよう伝えます。また下痢の性状や回数に応じて水分摂取を増やすよう促しましょう。

★悪心・嘔吐、食欲不振対策
フルオロウラシル

催吐リスクは中等度ですが、フルオロウラシルの連日投与により悪心が遷延する恐れがあります。悪心・嘔吐出現時、早期に内服できるよう制吐薬の処方を確認します。また、胃炎による悪心・嘔吐の可能性があり、H_2遮断薬処方が有効な場合もあります。コースごとに症状を評価し、Grade3以上の場合は制吐薬のランクアップを検討します。

★易疲労感・倦怠感対策
オキサリプラチン

治療を重ねるごとに易疲労、倦怠感が出現します。過度の安静の必要はありませんが、疲労が蓄積しない程度の活動を勧めましょう。

★出血傾向対策
ベバシズマブ（以下すべて）

ベバシズマブによる出血リスクは投与期間中いつでも出現の可能性があって高頻度ですが、ほとんどがGrade1の鼻出血で、多くの場合、自然に止まります。一方で鼻出血でも止まらない場合や、吐血・下血などの消化管出血の場合はすぐに受診するよう説明します。

また、ベバシズマブ投与回数を重ねると高血圧の出現頻度が上がるため、自宅で定期的に血圧を測定することが望ましいでしょう。

★血栓症

深部静脈血栓症やCVポート周囲に血栓を形成することがあります。下肢の腫脹や疼痛などの血栓徴候、CVポートの異常がないかを注意しましょう。

★タンパク尿

タンパク尿が2＋以上の場合は原則休薬となります。定期的にタンパク尿を測定し、1＋以下であることを確認しましょう。

患者さんと一緒にまなぶ　　　　　　　　　　　　　　　胃がん

⑳ Cape + CDDP ± T-mab（カペシタビン＋シスプラチン±トラスツズマブ）療法 （森山千代子）

- 胃がんの標準的な治療です。
- 21日（3週）ごとの治療で、2〜3カ月に1回、CT検査などで治療効果の評価を行ない、効果があれば継続して治療を行ないます。

治療スケジュール　HER2陽性胃がんでトラスツズマブ投与例

お薬の名前 投与量 投与時間	お薬の役割	投与期間（日） 1	2	3	4	…	15	…	21	治療中に気をつけてほしいこと
カペシタビン（ゼローダ®） 2,000mg/m²/日 【1日2回14日間】	治療のお薬【内服】	朝食後 ○／夕食後 ○	○／○	○／○	○／○	○○○○○／○○○○○	○／			手のひらや足の裏が赤く腫れたり痛みを感じることがあります。症状が強くなると日常生活に支障をきたす恐れがあります。休薬が必要な場合もあります。痛みが強いときには連絡してください。
アプレピタント（イメンド®） 125mg：1日目 80mg：2・3日目	吐き気止め【内服】	○	○	○				休薬	休薬	
生理食塩液 1,000mL 硫酸マグネシウム 8mEq（4時間）	補液【点滴】	↓								
トラスツズマブ（ハーセプチン®） 8mg/kg（1.5時間）	治療のお薬【点滴】	↓								寒気、悪心、呼吸困難感、発疹、かゆみなどが出たらすぐに教えてください。
パロノセトロン（アロキシ®） 0.75mg（30分）＋デキサメタゾン（デカドロン®） 9.9mg	吐き気止め【点滴】	↓								
シスプラチン（ランダ®） 80mg/m²（2時間）	治療のお薬【点滴】	↓								腎臓に負担がかかる治療です。水分をきちんと摂るよう心がけましょう。
フロセミド（ラシックス®） 20mg	利尿薬【静脈注射】									注入するとすぐに尿意を感じます。
生理食塩液 1,000mL（4時間）	補液【点滴】	↓								
デキサメタゾン（デカドロン®） 8mg/日 【1日1〜2回】	吐き気止め【内服】		○	○	○					

※トラスツズマブは2回目以降は6mg/kgを30分で。

1日目の合計点滴時間　1コース目 12時間　2コース目以降 11時間

注意事項　■ シスプラチン投与により、腎臓に負担がかかります。脱水にならないように水分をこまめに摂りましょう。観察のため、体重測定などを行ないます。

"患者さんと一緒にまなぶ" 重要レジメンのケア＆サポート

副作用…

防ぎましょう

- ★ **ばい菌から体を守りましょう**
  手洗い・うがいが大切です。

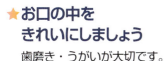

- ★ **お口の中をきれいにしましょう**
  歯磨き・うがいが大切です。

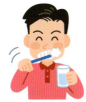

- ★ **下痢になることがあります**
  そのときどきに合わせて、下痢止めのお薬を使いましょう。

対策をしましょう

💧 シスプラチン

★ **悪心・嘔吐、食欲不振などの症状が出ます**

吐き気止めは、予定されたお薬のほか、症状が強いときに使うものもあります。そのときどきで、使用しましょう。不眠のために症状が強くなることもあります。睡眠状態について看護師にお伝えください。吐き気を感じるときは、食べやすいものを摂りましょう。

💊 カペシタビン

★ **手足が赤くなったり、痛くなったりし、黒ずみが気になることがあります**

手足の痛みが強く日常生活に支障がある場合、内服をお休みする必要があるかもしれません。病院に連絡してください。乾燥が強くなることもありますので、保湿を心がけましょう。

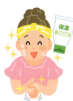

📝 副作用メモ

しんしょうがい
心障害

- トラスツズマブは、心臓への負担があるといわれます。
- 「息切れ」「動悸」「脈が飛ぶ」「脈が遅くなる」などは、その最初の症状である可能性があります。病院に連絡してください。
- 定期的に心臓の超音波検査など、検査を行ないます。

カペシタビンの内服を忘れたときは次の分から内服し、絶対に2回分を一気に内服しないでください。副作用が強く出る可能性があります。吐き気や手足の痛みなどがあってお薬が内服できないときなどは、病院に連絡してください。

お仕事、趣味を続けるために♪

たとえば運転手さんだったら…

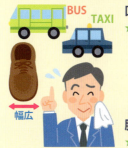

口腔粘膜炎
★ 勤務中でも、トイレ後の手洗いの際にうがいをしたり、可能であれば歯ブラシを持ち歩いて食後にブラッシングしたり、お口の中の清潔に努めましょう。

脱水
★ バスやタクシーの運転手さんは、頻回にトイレに行かなくてよいよう水分を控えがちです。むしろ脱水状態にならないよう、普段から周囲の理解を得て飲みものをそばに置いておき、こまめに飲むよう心がけましょう。

手足症候群
★ 長時間歩くと足底への負担で、痛みを伴う赤みが強くなることがあります。靴もきつすぎないものを選びましょう。

ナースがまなぶ
Cape ＋ CDDP ± T-mab 療法
（カペシタビン）　（シスプラチン）　（トラスツズマブ）

レジメンを間違いなく投与するために

- シスプラチン投与前後に、補液（積極補水：ハイドレーション）を行なう。投与後は、尿量確保のため適宜、利尿薬を使用して尿量を確保する。
- シスプラチンによる悪心・嘔吐予防のため、点滴・内服で制吐薬の投与を行なう。
- シスプラチンは光で分解されてしまうので、遮光バックや遮光袋などを使用して投与する。

- **費用概算**
  179,130円
- **血管外漏出のリスク**
  炎症性：シスプラチン　非壊死性：トラスツズマブ
- **催吐性リスク**　**脱毛リスク**
  高度　　　　　　　24％（すべてのGrade）
- **発熱性好中球減少症（FN）発生率（G3+G4）**
  5％
- **注意すべき既往歴、合併症／治療を始める前の注意事項**
  ★経口摂取量が不安定な状態で治療に入る可能性があるので、in/outのバランスをしっかり観察していく。
  ★シスプラチンは尿中から排泄されるため、腎機能障害がある患者さんの場合には、シスプラチンが排泄されず、副作用が強く出る可能性がある。
  ★アントラサイクリン系薬剤の併用または治療歴、心不全症状、高血圧、冠動脈疾患の既往や合併、胸部放射線療法の併用により、心障害のリスクが高まる可能性がある。

HER2過剰発現の進行・再発胃がん　1次治療（トラスツズマブを含む場合）

悪心・嘔吐 63.3％　インフュージョンリアクション 41％（1コース目）コースが進むにしたがい発現頻度は減少　下痢 28.9％

手足症候群 24.5％　口腔粘膜炎 22.4％
※すべてのGrade

安全・確実に治療を進めるためのコンキョ

●シスプラチン投与前に補液を行ない、投与後は利尿薬を使用して尿量を確保する

シスプラチンは尿中から排泄されます。脱水になると腎臓内でのシスプラチン濃度が上がり、腎臓に負担がかかります。そのため、シスプラチン投与前は補液（積極補水：ハイドレーション）を行ないます。シスプラチン投与後は、尿量確保のため、適宜利尿薬を使用します。体重測定などを行ない、in/outバランスを観察します。

●シスプラチンによる悪心・嘔吐予防のため、点滴・内服で制吐薬の投与を行なう

シスプラチンの催吐性は高度です。そのため5HT$_3$受容体拮抗薬、NK$_1$受容体拮抗薬、ステロイドを併用します。悪心・嘔吐が続く場合には、メトクロプラミド、アルプラゾラム、オランザピンなどを使用してコントロールします。

"患者さんと一緒にまなぶ"重要レジメンのケア＆サポート ●

副作用を防ぎ、対策するための ケア＆サポート

★感染症予防
シスプラチン / カペシタビン

　治療後1〜2週間くらいに骨髄抑制から白血球減少が起こります。易感染の状態になるため、その予防が大切になります。基本的な手洗い・うがいを行なうよう説明します。仕事を継続する場合などは、患者さんと一緒に手洗いやうがいの方法、タイミングを確認します。通勤で電車やバスに乗る場合にはマスクの着用も勧めます。生ものは絶対禁止ということではありませんが、新鮮かつ清潔な調理環境で提供されたものを摂取するよう伝えします。

★口腔ケア
カペシタビン

　口腔粘膜炎が起こる場合があります。口腔ケアに努め、発現や重症化の予防を行ないます。多くは投与後7〜14日に発生しますが、投与後数日で発生することもあります。

　口内に残渣がないように、ブラッシングします。食事を摂取しない場合でも1日に1回は行ないます。口内が乾燥しないよう、頻繁に含嗽を行ないます。適宜、抗炎症作用のある薬剤（アズレン）を使用します。

★下痢の状態に応じた止痢薬の使用
カペシタビン

　抗がん薬や抗がん薬の代謝物により腸粘膜の萎縮・脱落が生じ、水分の吸収障害と粘膜の分泌亢進が引き起こされることによって生じます。抗がん薬投与後数日〜10日程度で出現することがあります。止痢薬を下痢の状態に合わせて使用します。ロペラミドなどの止痢薬をどのようなタイミングで使用したらよいのか、患者さん自身で判断することが難しい場合が多くあります。止痢薬の使用方法とともに、使用タイミングについて判断に困ったとき、止痢薬を使用しても下痢が止まらないときには病院に連絡するよう説明します。

★悪心・嘔吐対策
シスプラチン

　p.98「安心・確実に治療を進めるためのコンキョ」で述べたように、制吐薬によるコントロールを行ないます。便秘で症状が強くなることがあるため、排便コントロールにも努めます。

★手足症候群予防のための スキンケア
カペシタビン

　スキンケアを行ない、発現や重症化の予防に努める必要があります。炎症や感染を起こさないよう皮膚を清潔に保ちます。皮膚のバリア機能を補い、乾燥を防止するため、ローションやクリームなどで保湿します。外部からの刺激で皮膚症状が悪化しないよう、紫外線予防を行なったり、きつくない靴を履くなど皮膚への刺激を避けるようにします。手足の痛みが強く日常生活に支障がある場合は、休薬が必要な場合があります。日常生活に支障がある場合には、病院に連絡するよう説明します。

YORi-SOU がんナーシング　2018　増刊

患者さんと一緒にまなぶ　　　　　　　　　　　　　　　　　　胃がん

㉑ PTX ＋ RAM（パクリタキセル＋ラムシルマブ）療法

（森山千代子）

- 胃がんの2次治療です。
- 28日（4週）ごとの治療で、2～3カ月に1回CT検査などで治療効果の評価を行ない、効果があれば継続して治療を行ないます。

📅 治療スケジュール

お薬の名前 投与量 投与時間	お薬の役割	投与期間（日）1	…	8	…	15	…	28	治療中に気をつけてほしいこと
d-クロルフェニラミン（ポララミン®）5mg ＋ デキサメタゾン（デカドロン®）6.6mg ＋ ファモチジン（ガスター®）20mg　【30分】	吐き気止め アレルギー予防 【点滴】	↓		↓ 休薬		↓ 休薬		休薬　休薬	眠気が出ます。車での来院は、危険です。公共交通機関を利用して来院ください。
ラムシルマブ（サイラムザ®）8mg/kg　【1時間】	治療のお薬 【点滴】	↓				↓			高血圧やタンパク尿が出ることがあります。血圧測定を続けて行ないましょう。尿検査が定期的に行なわれます。
パクリタキセル（タキソール®）80mg/m² 　【1時間】	治療のお薬 【点滴】	↓		↓		↓			寒気、吐き気、呼吸困難感、発疹、かゆみなどが出たら、すぐに教えてください。

1・15日目の合計点滴時間 2時間30分

8日目の合計点滴時間 1時間30分

注意事項
- 点滴の針を入れる前にトイレを済ませましょう。
- 治療中、点滴が血管外に漏れていないか確認しましょう。
- パクリタキセルはアルコールを含んでいます。アルコールに弱い人はお酒を飲んだときのような症状が出て、気分が悪くなることもあります。
- アレルギー予防のお薬の中に入っているクロルフェニラミンが眠気を誘います。公共交通機関を利用してご来院ください（ジフェンヒドラミンの内服の場合もあります）。

"患者さんと一緒にまなぶ" 重要レジメンのケア＆サポート

副作用…

防ぎましょう

- ★ **ばい菌から体を守りましょう**
  手洗い・うがいが大切です。

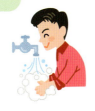

- ★ **下痢が起こることがあります**
  そのときどきに合わせて、下痢止めのお薬を使いましょう。

- ★ **鼻血が出たり、傷が治りにくいことがあります**
  皮膚を傷つけないようにしましょう。

対策をしましょう

💊 **パクリタキセル**

- ★ **手や足がしびれます**
  投与回数が多くなってくると、しびれが強くなることがあります。細かな作業が難しくなったり感覚が鈍くなることで、けがをしやすくなります。日常生活での困りごとを教えてください。

💊 **パクリタキセル**

- ★ **髪の毛が抜けてきます**
  投与2〜3週間後から一気に抜けます。ウィッグや帽子など生活に合わせて活用します。

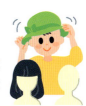

📝 副作用メモ

出血傾向（しゅっけつけいこう）

- ラムシルマブには、「高血圧」「創治癒遅延」「出血」といった副作用があります。
- 定期的な血圧測定を行ないましょう。
- 歯科の処置が必要な場合、治療をお休みすることがあります。
- 鼻血が出たときは、しっかり圧迫して止血してください。

お仕事、趣味を続けるために

たとえば**編みものの先生**だったら…

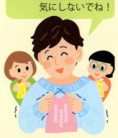

ちょっと震えるけど気にしないでね！

脱毛、しびれ
★ 目が細かいネット、ウィッグなどを使用し、脱毛した髪が毛糸などに入らないようにします。しびれの程度や様子を生徒さんに伝え、理解や協力を得ましょう。

創治癒遅延
★ 裁ちばさみなどを使用するときには、けがをしないようにしましょう。

疲労
★ だるく感じたり、疲れやすくなったりします。編みものなど手先に集中することなら、なおさらかもしれません。適度に休息をとりましょう。

パクリタキセルによるしびれの影響は患者さんで異なります。自分が生活のなかで困ったことを、率直にお伝えください。お薬の量を調整したり、お休みしたりすることがあります。

ナースがまなぶ

PTX ＋ RAM 療法
パクリタキセル　　ラムシルマブ

レジメンを間違いなく投与するために

- パクリタキセル投与前にアレルギー予防薬の投与を行なう。可塑剤DEHP含有の輸液セット使用を避ける。
- パクリタキセルは結晶析出の可能性があるため、0.22μm以下のメンブランフィルターを使用する。
- ラムシルマブは臨床試験の際にフィルターを用いて投与を行なっていた。それ以外の投与方法で有効性、安全性が確認されていない。

進行胃がん　2次治療以降

- **費用概算**
  945,510円
- **血管外漏出のリスク**
  起壊死性：パクリタキセル
  非炎症性：ラムシルマブ
- **催吐性リスク**　　**脱毛リスク**
  軽度　　　　　　　％は不明（生じやすい）
- **発熱性好中球減少症（FN）発生率（G3＋G4）**
  3％
- **注意すべき既往歴、合併症／治療を始める前の注意事項**
  ★**アレルギー歴**：パクリタキセル・ラムシルマブ共に、過敏症およびインフュージョンリアクション出現のリスクがある。
  ★**高血圧・血栓塞栓・創治癒遅延**：ラムシルマブ投与で症状が強くなる可能性がある。28日以内の術後あるいは治癒していない創がある場合には、原則、ラムシルマブは用いない。

末梢神経障害　57.5%
疲労・無力症　39.8%
下痢　32.4%
鼻出血　30.6%
高血圧　23.9%
アレルギー症状・インフュージョンリアクション　5.8%
※すべてのGrade

安全・確実に治療を進めるためのコンキョ

パクリタキセル投与前にアレルギー予防薬の投与を行なう

　パクリタキセルは過飽和状態にあるため、結晶として析出する可能性があります。そのため、投与時には0.22μm以下のメンブランフィルターを使用します。

　パクリタキセル投与時には重篤な過敏症を防止するために、デキサメタゾンなどのステロイド、クロルフェニラミンなどH₁遮断薬、ファチモジンなどのH₂遮断薬の投与を必ず行ないます。

副作用を防ぎ、対策するための ケア&サポート

★感染症予防
パクリタキセル / ラムシルマブ

治療後1～2週間くらいに骨髄抑制から白血球減少が起こります。易感染状態になるため、その予防が大切になります。基本的な手洗い、うがいを行なうよう説明します。仕事を継続して行なう場合などは、患者さんと一緒に手洗いやうがいの方法・タイミングを確認します。通勤で電車やバスに乗る場合には、マスクの着用も勧めます。生ものは、新鮮かつ清潔な調理環境で提供されたものを摂取するよう伝えます。

★下痢：状態に応じた止痢薬の使用
パクリタキセル / ラムシルマブ

抗がん薬や抗がん薬の代謝物により腸粘膜の萎縮・脱落が生じ、水分の吸収障害と粘膜の分泌亢進が引き起こされることによって生じます。抗がん薬投与後、数日～10日程度で出現することがあります。下痢の状態に合わせて止痢薬を使用します。ロペラミドなどの止痢薬をどのようなタイミングで使用したらよいのか、患者さんだけで判断することが難しい場合が多くあります。止痢薬の使用方法とともに、止痢薬の使用方法について判断に困ったときや、止痢薬を使用しても下痢が止まらないときには病院に連絡するよう説明します。

★出血傾向・創傷治癒遅延：創傷の防止
ラムシルマブ

ラムシルマブは血管新生阻害薬の一つで、がん細胞に栄養を送る血管を兵糧攻めにすることで、がん細胞の増殖を阻止します。正常な血管にも影響を及ぼし、創が治りにくかったり、新たに傷を作ると出血が止まりにくかったりします。原発巣出血を含む消化管出血を有しているラムシルマブ投与時は注意が必要です。吐血や下血があった場合は、病院へ連絡してもらうよう話しておきます。歯科で観血的な処置が予定されている場合には、ラムシルマブを休薬する必要があります。あらかじめ患者さんに説明しましょう。また、潰瘍性病変や腸閉塞を有している人は、消化管穿孔の発現リスクがあります。加えて、心筋梗塞や深部静脈血栓症の既往がある人は、血栓塞栓症のリスクがあります。そのような症状や既往のある人の投与の際には注意が必要です。

★手足症候群：状態の観察と減量・休薬の検討
パクリタキセル

パクリタキセル投与後2、3日から出現し、投与期間が長くなると発生頻度が上がります。患者さんによって、しびれの程度、しびれによる日常生活の障害が異なります。生命に直結した副作用ではなく、医師は重要に感じないこともあります。そのため、患者さんの生活に変化がないか、困ったことはないか、看護師が丁寧に聞き取っていくことが重要です。

★脱毛：アピアランスケア
パクリタキセル

抗がん薬により毛母細胞が障害を受け、毛の成長に問題が起きて脱毛が起きるといわれています。パクリタキセル投与の2～3週間後から、一気に抜けます。患者さんの脱毛に対する思い、脱毛することで生じる日常生活への支障について聞き取ります。かつらには種類があり値段の幅が大きいため、脱毛が起こる前から、かつらの準備を行なえると患者さんも気持ちの余裕を持って検討することができます。治療前とまったく同じように外見を整えるのは難しいことが多いですが、患者さんが変化した外見と折り合いをつけて生活ができるように支援します。

患者さんと一緒にまなぶ　　　　　　　　　　　　　　　大腸がん

㉒ FOLFIRI ± Cmab/Pmab（フォルフィリ±セツキシマブ／パニツムマブ）療法
（フォルフィリ）　　　　　　　　　　　　　　　　　　　（森山千代子）

- 大腸がんの標準的な治療です。基本的にはポートからの投与になります。
- 14日（2週）ごとの治療です。セツキシマブ／パニツムマブは、RAS遺伝子野生型の患者さんに投与します。

📅 治療スケジュール　FOLFOLI＋Cmabの投与例

お薬の名前 投与量 投与時間	お薬の役割	投与期間（日）1	2	3	…	8	…	14	治療中に気をつけてほしいこと
パロノセトロン（アロキシ®）0.75mg　15分	吐き気止め【点滴】	↓							
デキサメタゾン（デカドロン®）13.2mg：1日目、6.6mg：8日目		↓				↓			
d-クロルフェニラミン（ポララミン®）5mg		↓				↓			
セツキシマブ（アービタックス®）2時間／1時間 400mg/m²：1日目 250mg/m²：2回目以降（1時間）	治療のお薬【点滴】	↓				↓			寒気、吐き気、呼吸の苦しさ、発疹、かゆみなどが出たらすぐに教えてください。
イリノテカン（カンプト®）150mg/m²　1.5時間	治療のお薬【点滴】	↓		同時投与	休薬		休薬	休薬	投与中に下痢、吐き気、発汗、鼻汁など出ることがあります。便秘になると副作用が強く出ますので、排便があるようコントロールしましょう。
レボホリナート（アイソボリン®）200mg/m²　2時間	治療のお薬【点滴】	↓							
フルオロウラシル（5-FU）400mg/m²　5分	治療のお薬【急速静注】	↓							下痢、口腔粘膜炎など粘膜症状や皮膚・爪への色素沈着が起こる場合があります。ケアを継続しましょう。
フルオロウラシル（5-FU）2,400mg/m²　46時間 （＋ヘパリン2,000単位＋5％ブドウ糖液全量で100mL）	治療のお薬【持続点滴】	46時間							
デキサメタゾン（デカドロン®）8mg/日【1日1〜2回】	吐き気止め【内服】		○	○					

※レボホリナートはイリノテカンの側管から投与。
※セツキシマブではなくパニツムマブを投与する場合は1日目に5mg/m²を1時間で。その際、d-クロルフェニラミンは投与しない。

セツキシマブの場合

1日目の合計点滴時間　2コース目以降　8日目の合計点滴時間
4時間35分　3時間35分　1時間30分

パニツムマブの場合
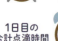　
1日目の合計点滴時間　3時間25分

注意事項
- セツキシマブ／パニツムマブを投与すると、インフュージョンリアクションが起こる可能性があります。
- 46時間投与するフルオロウラシルは、携帯型ディスポーザブル注入ポンプで投与します。ポンプが作動して薬液がきちんと減っているか、流量制御器が皮膚に密着固定されているか、確認しましょう。

"患者さんと一緒にまなぶ"重要レジメンのケア＆サポート

副作用…

防ぎましょう

★ **ばい菌から体を守りましょう**
手洗い・うがいが大切です。

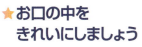

★ **お口の中をきれいにしましょう**
歯磨き・うがいが大切です。

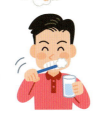

★ **下痢になることがあります**
そのときどきに合わせて、下痢止めのお薬を使いましょう。

📝 副作用メモ

下痢（げり）

- イリノテカン投与が原因で、投与中や投与直後（早発性）、投与後24時間以降（遅発性）に下痢になることがあります。
- 重度の下痢を起こすと、脱水や電解質異常を起こすことがあります。下痢止めのお薬を使用してコントロールします。
- 早発性の下痢に対して、副交感神経遮断薬を使用することがあります。
- 一方で、便秘になるとイリノテカンが体外に排出されず、骨髄抑制や下痢が強くなることがあります。排便コントロールを行ないます。

皮膚障害は、それぞれの症状に対応することで治療が継続できます。症状や日常生活への支障をお伝えいただき、対応していきます。

対策をしましょう

💊 **イリノテカン**

★ **吐き気や嘔吐があります**
吐き気がひどいと、吐き気止めのお薬を何種類か使ってコントロールすることがあります。便秘で症状が強くなることがあるので排便コントロールも大切です。

💊 **セツキシマブ / パニツムマブ**

★ **皮膚のトラブルがよく起こります**

治療開始後1〜4週間で皮膚に吹き出ものや赤みが出たり、4週目ごろから皮膚の乾燥が強くなるといわれています。6週目以降は、爪の回りが赤く腫れたりする炎症がよくみられます。乾燥することで症状が強くなるので保清・保湿を心がけます。症状が出たら、あらかじめ出されている軟膏を使用します。爪回りの炎症には、スパイラルテーピングを行なう場合があります。

お仕事、趣味を続けるために♪

たとえば**小料理屋の女将さん**だったら…

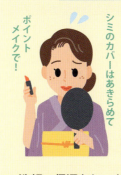

ざ瘡様皮疹

★ ざ瘡様皮疹（吹き出もの）がある期間は、ファンデーションの使用は控えたほうがよいといわれています。しかし接客する場合、使用せざるを得ないことがあります。その際にはクレンジング→洗顔→保湿をしっかり行ないましょう。

★ アイメークやチークなどポイントメークを重点的に行なうと、ざ瘡様皮疹が目立ちにくくなることもあります。

★ ざ瘡様皮疹の部位にはステロイド軟膏の塗布をしっかり行ないましょう。

ナースがまなぶ

FOLFIRI ± Cmab/Pmab 療法

フォリン酸（レボホリナート） フルオロウラシル イリノテカン　　セツキシマブ　　パニツムマブ

レジメンを間違いなく投与するために

- パニツムマブのバイアル中にタンパク性の微粒子を認めることがあるため、0.2または0.22μm以下のインラインフィルターを通して投与する。
- イリノテカンとレボホリナートは並行して投与する。
- イリノテカンによるコリン作動性の症状（早発性下痢、発汗、悪心・嘔吐）に対し、副交感神経遮断薬を使用することがある。

➡ 費用概算
FOLFIRI+Cmab：339,180円、
FOLFIRI+Pmab：278,240円

➡ 血管外漏出のリスク
炎症性：フルオロウラシル、イリノテカン
非壊死性：パニツムマブ

➡ 催吐性リスク　➡ 脱毛リスク
中等度　　　　　31％（すべてのGrade）

➡ 発熱性好中球減少症（FN）発生率（G3＋G4）
3％（FOLFOLI+Cmabとして）

➡ 注意すべき既往歴、合併症/治療を始める前の注意事項
★イリノテカンの代謝物は胆汁より排泄される。腸管麻痺、腸閉塞がある患者さんへの投与は、イリノテカンの代謝物が排泄されないため投与禁忌である。

【進行・再発の大腸がん】

皮膚障害　87.2（ざ瘡）/52.0％（発疹）
下痢　51.3/63％
悪心・嘔吐　43.6/47％
口腔粘膜炎　51.3/23％
アレルギー症状・インフュージョンリアクション　12.5/1.2％

※（左）セツキシマブ／（右）パニツムマブ　※すべてのGrade

安全・確実に治療を進めるためのコンキョ

● イリノテカンによるコリン作動性の症状に対し、副交感神経遮断薬を使用する

特にイリノテカンによる下痢には、コリン作動性による投与中あるいは投与直後に起こる早発性下痢と、投与24時間以降にイリノテカンの代謝物が腸粘膜を刺激することで起こる遅発性下痢があります。早発性下痢に対しては、イリノテカン投与前に、アトロピンなどの副交感神経遮断薬を使用することがあります。

副作用を防ぎ、対策するためのケア&サポート

★感染症予防
セツキシマブ / パニツムマブ

　治療後1〜2週間くらいに骨髄抑制から白血球減少が起こります。易感染状態になるため、その予防が大切になります。基本的な手洗い、うがいを行なうよう説明します。仕事を継続して行なう場合などは、患者さんと一緒に手洗いやうがいの方法・タイミングを確認します。通勤で電車やバスに乗る場合には、マスクの着用も勧めます。

　生ものは、新鮮なものを清潔な調理環境で提供されたものを摂取するよう伝えます。

★下痢の状態に応じた止痢薬の使用
イリノテカン / フルオロウラシル

　イリノテカンやフルオロウラシル（5-FU）など、下痢が起こりやすい抗がん薬を使用しています。イリノテカンの活性代謝物であるSN-38は、肝臓の酵素の一つであるUGT1A1によって効果が吸収されますが、UGT1A1の種類（遺伝子多型）によってそのスピードに違いが出ます。遺伝子多型であるUGT1A1*6とUGT1A1*28の両者が複合ヘテロ、もしくはどちらがホモ接合の患者さんの場合、Grade3以上の好中球減少など、重篤な副作用が高頻度で認められます。

　イリノテカン投与中から投与24時間以内に生じる早発性下痢に対しては、イリノテカン投与前に、アトロピンなどの副交感神経遮断薬を使用することがあります。術後数日から10日目ごろに生じる遅発性下痢には、止痢薬を下痢の状態に合わせて使用します。下痢によって血液中のマグネシウムが減少すると、低マグネシウム血症の発現につながるため、血中のマグネシウム量を定期的に確認しましょう。

　ロペラミドなどの止痢薬をどのようなタイミングで使用したらよいのか、患者さんだけで判断することが難しい場合が多くあります。止痢薬の使用方法とともに、止痢薬の使用方法について判断に困ったとき、止痢薬を使用しても下痢が止まらないときには、病院に連絡するよう説明します。

★悪心・嘔吐対策
イリノテカン

　イリノテカンの催吐性は中等度ですが、悪心が強い場合、NK₁受容体拮抗薬を併用します。悪心・嘔吐が続く場合には、メトクロプラミド、アルプラゾラム、オランザピンなどを追加し、コントロールします。便秘で症状が強くなることがあるので、排便コントロールにも努めます。

★スキンケア
セツキシマブ / パニツムマブ

　ざ瘡や発疹、爪囲炎など皮膚障害が高頻度で出現します。乾燥することで症状が強くなるため、保清・保湿を心がけます。予防投与として抗菌薬の内服薬（ミノマイシン）が処方されることがあります。あらかじめ処方された保湿剤やステロイド外用薬を使用します。爪囲炎に対してはスパイラルテーピングを行なう場合があります。

　投与開始後4週間ほどで、軽快していく可能性があることを説明し、患者さんのセルフケアを支えます。

患者さんと一緒にまなぶ

大腸がん
胃がん

㉓ XELOX（CapeOX）（カペシタビン＋オキサリプラチン）療法
（ゼロックス　カペオックス）

（丸田章子）

- 進行・再発した大腸がん・胃がんで実施される標準的な治療です。
- 術後補助化学療法として実施される、大腸がん・胃がんの標準的な治療です。
- 21日（3週）ごとに投与します。
- 術後補助化学療法では8コース投与します。

治療スケジュール

お薬の名前 投与量 投与時間	お薬の役割	投与期間（日）					治療中に気をつけてほしいこと
		1	2	… 14	15	… 21	
グラニセトロン （カイトリル®） 1mg　30分 ＋ デキサメタゾン （デカドロン®） 9.9mg	吐き気止め 【点滴】	↓					
オキサリプラチン （エルプラット®） 130mg/m²　2時間	治療のお薬 【点滴】	↓			休薬	休薬	痛みやしびれを感じる可能性があります。 回数を重ねていくとアレルギー症状が起こりやすくなります。「息苦しい」「手や顔が赤くなってかゆい」「胸が苦しい」などのアレルギー症状は、多くの場合、点滴を開始して数分で起こります。その場合は我慢せずに知らせてください。
カペシタビン （ゼローダ®） 2,000mg/m²/日 【1日2回14日間】	治療のお薬 【内服】	朝食後 ○ 夕食後 ○	○○○○ ○○○○	○ ○			手のひらや足の裏が赤くなり、痛みを伴う場合はすぐに連絡してください。
デキサメタゾン （デカドロン®） 8mg/日 【1日1～2回】	吐き気止め 【内服】	○	○				

※カペシタビンは1日目の夕方より開始した場合、15日目の朝まで内服する。

1日目の合計点滴時間

2時間30分

注意事項
- オキサリプラチン投与中は、血管痛を起こすことがあるため、点滴部位を温めながら投与します。
- カペシタビンの服用を忘れた場合は忘れた分を内服せず、次の分から服用してください。絶対に2回分を一気に飲まないでください。

"患者さんと一緒にまなぶ" 重要レジメンのケア＆サポート

副作用…

防ぎましょう

★ ばい菌から体を守りましょう

白血球が少なくなるので、菌やウイルスに感染しやすくなります。手洗い、うがいをして感染予防をしましょう。お口の中も清潔にしましょう。歯磨きとブクブクうがいが大切です。

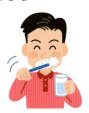

★ 下痢に注意しましょう

下痢になることがあります。出されている下痢止めを飲んでも効かない場合は病院に連絡しましょう。そのときは、抗がん薬（カペシタビン）の服用をいったん中止する場合があるため、確認しましょう。

 副作用メモ

手足症候群（てあししょうこうぐん）

- 手のひらや足の裏の感覚が鈍くなったり過敏になります。
- ヒリヒリ・チクチクする、赤く腫れあがる、皮膚にひび割れが生じる、水ぶくれができる、指紋が薄くなるなどの症状がみられます。

副作用の悪化により治療ができない場合もあるため、早めに相談しましょう。

対策をしましょう

💊 オキサリプラチン

★ 冷たいものに触ると手足がしびれて痛みが出ます

最初は一時的でも、投与回数が増えると症状が続き、回復にも時間がかかります。

- 冬の外出時は寒さ対策として靴下や手袋、マフラーを使用し温かくしましょう。
- 家事や洗面はぬるま湯を使用するとよいでしょう。
- 冷たい飲みもので、舌やのどの違和感が出る場合もあります。
- しびれが悪化し日常生活に支障が出るときは、主治医に相談しましょう。

💊 カペシタビン

★ 手のひらや足の裏が赤く腫れ、痛くなります

こまめに保湿剤を使って、皮膚が乾燥しないようにケアしましょう。痛みがあるときは、お薬をお休みする必要があります。病院に連絡してください。

お仕事、趣味を続けるために 🎵

たとえば**オフィスで働く女性**だったら…

末梢神経障害

★ エアコンなどの冷気に直接あたらないようにしましょう。特に男性が多い職場では、設定温度が低くなる場合があります。膝かけや服装を工夫して冷気を避けましょう。野外でも同様に手袋やマスクを活用しましょう。

★ 床にはつまずきやすいものは置かず、滑りやすいマットなどにも注意しましょう。

手足症候群

★ 靴はつま先に負担のかからない、締めつけないデザインを選びましょう。クッション性のある中敷きを敷くのもよいでしょう。

★ 重いものの移動は一人で行なわず、周囲の同僚の力を借りましょう。

★ ハンドクリームを持ち歩き、乾燥しないようこまめに保湿をしましょう。

ナースがまなぶ
XELOX(CapOX)療法
ゼローダ® オキサリプラチン カペシタビン オキサリプラチン

レジメンを間違いなく投与するために

- 患者さんが自宅で経口抗がん薬を自己管理しなければならないため、患者さんのアドヒアランスが確実な投与や治療効果に大きく影響する。
- 患者さんが高齢化し、独居、夫婦のみの世帯など支援不足の患者さんも増加しているため、経口抗がん薬の自己管理をサポートする体制などを事前に確認する必要がある。

- **費用概算**
  133,760円
- **血管外漏出のリスク**
  炎症性：オキサリプラチン
- **催吐性リスク**　**脱毛リスク**
  中等度　　　　　　　% は不明（生じにくい）
- **発熱性好中球減少症（FN）発生率（G3 + G4）**
  16%（XELOX+BV として）
- **注意すべき既往歴、合併症 / 治療を始める前の注意事項**
  ★オキサリプラチンによる過敏症の発症リスクは 25％であり、投与中あるいは投与後に現れ、通常、7～8回目の投与開始 5～60 分ごろに出現する。
  ★息苦しさ、搔痒感（特に手のひら）、発赤、発疹などの症状があれば、速やかに投与を中止し、医師の指示にしたがい処置を行なう。

- 治癒切除不能な進行・再発の結腸・直腸がん
- 結腸がんにおける術後補助化学療法
- 治癒切除不能な胃がんまたは術後補助化学療法

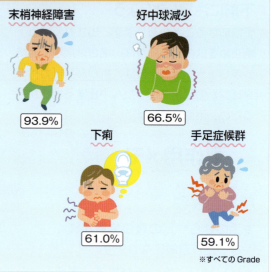

末梢神経障害 93.9%　好中球減少 66.5%
下痢 61.0%　手足症候群 59.1%
※すべての Grade

安全・確実に治療を進めるためのコンキョ

カペシタビン服用の自己管理を支援する

・カペシタビンは朝・夕食後 30 分以内に服用します。
・カペシタビンの用量制限毒性（dose limiting toxicity；DLT）は手足症候群であり、Grade2 以上では、回復するまで休薬が必要となります。治療再開時の投与量は、Grade の規定に応じて減量されます（図1）。
・重症度を区分する Grade は 1～3 までであり、Grade1 はしびれやピリピリするような感覚など日常生活に支障をきたしていないもの、Grade2 は痛みを伴う腫れや爪の強い変形・脱落など日常生活に支障をきたすもの、Grade3 は水ぶくれや皮膚の潰瘍などの強い痛みがあり日常生活を送ることができないものです。
・カペシタビンが減量となる際は、服薬の錠数が変

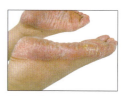

図1 手足症候群の重症度（Grade3）

更になるため、飲み間違えないよう患者さんと一緒に錠数の確認を行なうようにしましょう。

副作用を防ぎ・対策するための ケア&サポート

★骨髄抑制による感染予防
オキサリプラチン

　骨髄抑制とは、白血球、赤血球、血小板の産生が低下し、血球減少が起こることです。好中球減少症とは、好中球数が1,500/μL以下に減少した状態で、抗がん薬投与7〜14日後に最も減少します。

　患者さんに感染予防の必要性について説明し、手洗い、含嗽、口腔ケアの実施を促します。毎日の体温測定を行ない37.5℃以上の発熱時は連絡してもらうよう説明しましょう。

★下痢による脱水予防
カペシタビン

　水様性の下痢が起きたときは脱水を予防するため水分摂取を十分行ない、止瀉薬の処方があれば服用するように指導します。止瀉薬を服用しても下痢が続く場合、発熱や嘔吐などの症状を併発している場合は、すぐに連絡するよう伝えましょう。また、カペシタビンの服用期間中であれば、服用の継続の可否について担当医に確認する必要があります。

★末梢神経障害対策
オキサリプラチン

■急性症状

　投与直後から1、2日以内に、ほぼ全例（85〜95％）に手足や口唇周囲部などの異常感覚が、1〜2％の症例に呼吸困難や嚥下障害を伴う咽頭喉頭の絞扼感（咽頭喉頭感覚異常）が現れることがあります。特に低温または冷たいものへの曝露により誘発・悪化したりするため、冷たい飲みものや氷の使用を避け、低温時には皮膚を少なくとも投与後7日間は露出しないよう指導しましょう。

■慢性症状

　知覚異常、知覚鈍麻などの手足の機能障害が生じます。総投与量に依存して総投与量が850mg/m²に達すると、日常生活への支障が生じるとされるGrade3以上の神経障害が10％の患者さんに認められます。休薬により軽減・消失しますが、治療後4年の時点で末梢神経障害が約15％（このうちGrade2/3は3.5％）で残存するという報告もあります。

　末梢神経障害は日常生活に大きく影響します。患者さんの職業や生活によっては、細かい作業を行なう、冷たいものに触れる、刃物を使うなどさまざまな行為の障害になることが予測されるため、治療選択の際には今後の生活をイメージした意思決定ができるようサポートする必要があります。治療開始後は、症状の程度や患者さんの苦痛に沿って、治療継続や休薬などを医師に相談できるよう支援しましょう。

★手足症候群（hand-foot syndrome）対策
カペシタビン

　視診の症状として手足の腫れ、赤み（テカリ感）、皮膚の荒れ、手足の皮膚の剥離がみられ、触診の症状として「ゴワゴワ」「パリッ」といった皮膚の異常や押したときの圧痛がみられます。症状発現の中央値は2コース目です。Grade2以上で休薬が必要となるため、日常生活に支障がないかの確認が大切です。患者さん自身が保湿クリームを積極的に使用し、手足を安静に保ち負担がかからないよう生活するなどの対策ができるようセルフケア支援を行ないましょう。

患者さんと一緒にまなぶ　　　　　　　　　　　　　　　　　　　　　　　大腸がん

㉔ IRIS（アイリス）（S-1＋イリノテカン）療法

（丸田章子）

● 進行した大腸がんで実施される標準的な治療です。
● 28日（4週間）ごとに投与します。

📅 治療スケジュール

お薬の名前 投与量 投与時間	お薬の 役割	投与期間（日）							治療中に 気をつけて ほしいこと
		1	2	3	…	14	15	…	28	
グラニセトロン （カイトリル®） 1mg ＋ デキサメタゾン （デカドロン®） 9.9mg	吐き気止め 【点滴】 30分	↓					↓			吐き気止めの副作用で便秘になることがあります。
イリノテカン （カンプト®） 125mg/m²	治療のお薬 【点滴】 1.5時間	↓					↓	休薬	休薬	点滴治療中に下痢をすることがあります。体調の変化があるときは、我慢せずに知らせてください。
テガフール・ギメラシル・オテラシルカリウム （ティーエスワン®） 80mg/m²/日 【1日2回14日間】	治療のお薬 【内服】	朝食後 ○ 夕食後 ○	○ ○	○ ○	○○○○○ ○○○○○	○ ○	○ ○			食後に内服するお薬です。下痢や口腔粘膜炎などの粘膜炎が起こることがあります。 初回の投与量は体表面積で決まるため、人によって違います（→ p.84 参照）。
デキサメタゾン （デカドロン®） 8mg/m²/日 【1日1～2回】	吐き気止め 【点滴】		○	○						

※ S-1は1日目の夕方より内服を開始した場合、15日目の朝まで内服する。
※ デキサメタゾン（内服）は16・17日目も投与（2・3日目と同様）。

1・15日目の
合計点滴時間
約2時間

注意事項　■ テガフール・ギメラシル・オテラシルカリウムはお家で飲んでいただく抗がん薬です。取り扱いや飲み忘れに注意が必要です。

"患者さんと一緒にまなぶ" 重要レジメンのケア＆サポート

副作用…

防ぎましょう

★ **ばい菌から体を守りましょう**

白血球が少なくなるため、菌やウイルスに感染しやすくなります。手洗い、歯磨き、うがいをして口の中を清潔に保ちましょう。

★ **下痢に注意しましょう**

下痢止めを飲んでも症状が改善しない場合は、病院に連絡してください。抗がん薬（S-1）の服用をいったん中止する場合があります。

★ **吐き気に注意しましょう**

食事だけでなく水分も摂れない場合は、抗がん薬（S-1）の服用をいったんやめて、病院（主治医）に連絡しましょう。食べられそうなもの（ゼリー、果物、スープなど）をゆっくり少量ずつ摂りましょう。吐き気止めは、我慢せず服用してください。

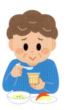

★ **発熱・下痢など副作用症状があるときの S-1 の飲みかたに注意しましょう**

抗がん薬の服用を続けることで症状が悪化するので、病院に連絡し、内服を継続するのかいったん中止するのかの判断を仰ぎましょう。

📝 副作用メモ

口腔粘膜炎（口内炎）

こうくうねんまくえん　こうないえん

- 口腔粘膜炎とは、お口の中の粘膜が炎症を起こす症状です。
- 抗がん薬がお口の中の粘膜にも作用して障害を起こすと、口腔粘膜炎になります。
- また、抗がん薬によって抵抗力が落ち、お口の中が細菌に感染することでも起こります。

副作用により、治療をお休みしたり、お薬の量を調節することがあります。我慢せずに症状を伝えることが大切です。

対策をしましょう

💧 **イリノテカン**

★ **髪の毛が抜けてくることがあります**

治療が始まって 2～3 週間すると抜け毛が増え、髪の毛が薄くなってきます。帽子やバンダナ、ウィッグを活用する人もいます。

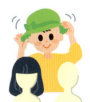

💊 **テガフール・ギメラシル・オテラシルカリウム（S-1）**

★ **口腔粘膜炎ができやすくなります**

歯磨きとうがいをこまめに実施し、お口の中を清潔に保ちましょう。市販のアルコール入りマウスウォッシュは刺激が強いので使わないようにしましょう。

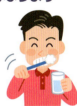

お仕事、趣味を続けるために🎵✨

たとえば小学校の先生だったら…

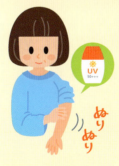

手足の皮膚障害や色素沈着

★ 手足や全身の皮膚、爪などに現れます。直射日光でさらに強まる傾向にあるため、体育の授業や校外活動で野外に出る際は直射日光を避けることはもちろん、日焼けしないように服装に気を配るほか、日焼け止めクリームの使用も徹底しましょう。

★ ハンドクリームをこまめに塗りましょう。

脱毛

★ 教室内で帽子をかぶることがためらわれる場合は、ウィッグを活用しましょう。眉毛やまつげを手入れすると雰囲気がかなり自然になります。

ナースがまなぶ

IRIS 療法
イリノテカン　エスワン（テガフール・ギメラシル・オテラシルカリウム）

レジメンを間違いなく投与するために

- 患者さんが自宅で経口抗がん薬（S-1）を自己管理しなければならないため、患者さんのアドヒアランスが確実な投与や治療効果に大きく影響する。
- 患者さんの高齢化や、独居や夫婦のみの世帯など支援不足の患者さんが増加しているため、経口抗がん薬の自己管理をサポートする体制などを事前に確認する。

- 費用概算
  77,540 円
- 血管外漏出のリスク
  炎症性：イリノテカン
- 催吐性リスク　　脱毛リスク
  中等度　　　　　34％
- 発熱性好中球減少症（FN）発生率
  （G3 + G4）
  4.8％
- 注意すべき既往歴、合併症／治療を始める前の注意事項
  ★ UGT1A1 の遺伝子多型がイリノテカンの副作用発現に影響を与える。UGT1A1*28/*28 や UGT1A1*6/*6 では Grade4 の好中球減少や、UGT1A1*28、*6 の複合ヘテロ接合体の UGT1A1*28/*6 における重大な副作用との相関が報告されている。
  ★ 副作用ハイリスク群では初回投与時からの減量を考慮したり、こまめな副作用チェックが必要となる。

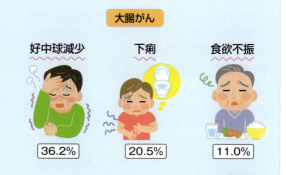

大腸がん
好中球減少 36.2%　下痢 20.5%　食欲不振 11.0%
口腔粘膜炎 2.9%
※ Grade3 以上

安全・確実に治療を進めるためのコンキョ

S-1 服用の自己管理を支援する

・S-1 は 1 日 2 回・朝夕の食後に服用します。
・抗腫瘍効果が減弱するため、空腹時に服用しないようにします。
・食欲不振などで経口摂取不良時は休薬が必要かどうか、医師に相談します。
・水様便が 1 日 5 回以上になるときは、休薬が必要です。
・飲み間違いや飲み忘れなくスケジュール通り服用できることと、副作用症状の把握のために治療日誌を活用するなどの方法をとるとよいでしょう。
・飲み忘れなどで余った薬は、次回の外来で持参するように説明します。

"患者さんと一緒にまなぶ" 重要レジメンのケア&サポート

副作用を防ぎ、対策するための ケア&サポート

★骨髄抑制による感染予防
イリノテカン / S-1

好中球減少症とは好中球数が 1,500/μL 以下に減少した状態をいいます。感染予防の必要性について説明し、手洗い、含嗽、口腔ケアの実施を促します。毎日の体温測定を行ない、37.5℃ 以上の発熱時は S-1 の服用をいったん休止し連絡してもらうよう説明し、医師の指示を仰ぐ必要があります。治療日誌を活用するなどし、患者さん自身が体調管理を意識できるようなかかわりが必要です。

★下痢による脱水予防
イリノテカン / S-1

イリノテカンによる下痢には早発型と遅発型があります。早発型は、投与中または投与直後に発現するコリン様症状です。一過性で、アトロピンでの予防が可能です。

遅発型は、投与後数日後に発現します。主にイリノテカンの代謝産物（SN-35）による腸管粘膜障害に基づくと考えられ、持続することがあります。止瀉薬としてロペラミドなどが用いられます。水様性の下痢が起きたときは脱水を防ぐために水分摂取を十分行ない、止瀉薬を服用するよう指導します。発現時期としては投与開始 1～4 週目が多いです。水様便が 1 日 5 回以上になる場合や、発熱・嘔吐などほかの症状を併発している場合には S-1 の服用を休止し、連絡するよう伝えます。

★悪心・嘔吐対策
イリノテカン / S-1

症状が強く、長く続き、食事が摂れない場合は、S-1 の服用をいったん休止し、ただちに医療機関あるいは担当医に連絡してもらうよう説明します。制吐薬は我慢せず、早めに服用するようアドバイスします。また、S-1 を休薬する必要があるか担当医に確認します。

★脱毛・アピアランスケア
イリノテカン

イリノテカンの脱毛率は 5～10％です。投与後約 2～3 週間で発現します。脱毛に伴うボディーイメージの変化に対する対処と心理的なサポートを治療開始前から実施していくことが重要です。脱毛の程度には個人差があること、一過性で可逆的であるため、薬の投与を止めると徐々に回復すること、帽子やウィッグなどの情報提供を実施しておくとよいでしょう。

★口腔粘膜障害予防
S-1

S-1 による口腔粘膜炎は投与開始 2～3 週目に多く発現します。口腔粘膜炎が出現すると、疼痛ばかりでなく、それに伴う食事摂取の意欲低下や治療継続の意欲低下など、QOL の低下につながるほか、二次感染のリスクが高まります。投与開始前から口腔内の清潔を保つなど積極的に口腔粘膜炎の予防に努めるとともに、定期的に口腔内異常の有無の確認を行ないます。

★色素沈着予防・ケア
S-1

S-1 投与後 2～3 週目ごろより顔面、爪、手、足などに色素沈着が発現することがあります。治療法は確立していませんが、S-1 投与中止で多くの症例では徐々に軽快します。美容・心理面でのケアとともに、日光にあたると色素沈着は増悪するため、日焼け止めクリームや日傘を使用したり、日光にあたりすぎないようにするなどの指導が必要です。

YORi-SOU がんナーシング 2018 増刊　　115

患者さんと一緒にまなぶ　　　　　　　　　　　　大腸がん

㉕ トリフルリジン・チピラシル（TAS-102）療法 （丸田章子）

- 進行した大腸がんで使われる標準的な治療です。
- 28日（4週）ごとに投与します（5日間続けて服用したあと2日間休むサイクルを2回繰り返したのち、14日間お休みします。これを1コースとし、繰り返します）。

治療スケジュール

お薬の名前 投与量 投与時間	お薬の役割	投与期間（日）											治療中に気をつけてほしいこと
		1	2	3	4	5	…	8	9	10	11	12	…	28	
トリフルリジン・チピラシル（ロンサーフ®） 70mg/m²/日 【1日2回】	治療のお薬【内服】	朝食後 ○	○	○	○	○	休薬	○	○	○	○	○	休薬	休薬	決められた量を1日2回、朝食後と夕食後にそれぞれ食後1時間以内をめやすに飲んでください。空腹時の服用は避けてください。空腹時に飲むと副作用が強く出る恐れがあります。ロンサーフ®錠には、15mg錠と20mg錠があり、体表面積からの計算で、どちらかを単独で、あるいは組み合わせて飲みます。必ず指示どおりに服用してください。
		夕食後 ○	○	○	○	○		○	○	○	○	○			

経口薬のみ

注意事項
- 飲み忘れた場合は、飲み忘れた分をとばして、次の分から飲みましょう。飲んだかどうかわからなくなってしまった場合は、念のため、飲まないようにしてください。
- 間違えてたくさん飲んでしまった場合は、すぐに担当の医師や看護師、薬剤師に連絡しましょう。

"患者さんと一緒にまなぶ" 重要レジメンのケア＆サポート

副作用…

防ぎましょう

★ **吐き気に注意しましょう**

食事だけでなく水分も摂れない場合は、薬の服用をいったんやめて、病院に連絡しましょう。無理に食べようとせずに、食べられそうなものをゆっくり少量ずつ摂るとよいでしょう（ゼリー、果物、スープなど）。

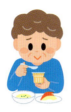

★ **下痢に注意しましょう**

下痢止めを服用しても下痢がよくならない場合は、薬の服用をいったんやめて、病院に連絡しましょう。

📝 **副作用メモ**

こつずいよくせい
骨髄抑制

- 血液中には白血球、赤血球、血小板などの細胞が含まれ、これらは骨髄で作られています。骨髄は抗がん薬による影響をとても受けやすく、治療中は「骨髄抑制」という副作用となって現れます。
- 白血球が少なくなると感染症、赤血球が少なくなると貧血症状、血小板が少なくなると出血につながります。

下痢や食欲低下、白血球減少や貧血があるときは、治療を休んだり、お薬の量を調整することがあります。

対策をしましょう

 トリフルリジン・チピラシル（ロンサーフ®）

★ **感染症に注意しましょう**

ロンサーフ®を飲み始めて14日目くらいから白血球が減ってきます。白血球が減少すると、体の抵抗力が低下して、感染症にかかりやすくなります。
感染症が疑われるのは、次のような症状があるときです。
- 37.5℃以上の発熱
- 寒気
- 咳、喉の痛み
- 排尿時の痛み
- 残尿感

➡ いったん服用をやめて、すぐに病院に連絡しましょう。

★ **治療日誌をつけましょう！**
ロンサーフ®は飲み薬ですので、薬の服用状況や、体調の変化をご自身で管理することがとても大切です。毎日の体温も記入しましょう。

お仕事、趣味を続けるために 🎶✨

たとえば **散歩が日課** だったら…

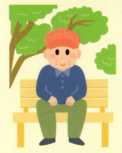

骨髄抑制

★ 貧血による息切れや動悸、疲れやすいなどの症状が起こることがあります。途中で休息を挟むことを心がけ、立ち上がるときは、ゆっくり動き始めましょう。

★ めまいを感じたら、いったんしゃがむか、ゆっくり歩きましょう。家族にも、念のため散歩コースを伝えておきましょう。

★ 虫刺されやケガに注意します。特に夏場は虫よけスプレーを事前に使用したり、肌が隠れる服装を選びましょう。

ナースがまなぶ

トリフルリジン・チピラシル（TAS-102）療法

レジメンを間違いなく投与するために

- 患者さんが自宅で経口抗がん薬を自己管理しなければならないため、患者さんのアドヒアランスが確実な投与や治療効果に大きく影響する。
- 患者さんが高齢化し、独居、夫婦のみの世帯など支援不足の患者さんも増加しているため、経口抗がん薬の自己管理をサポートする体制などを事前に確認する必要がある。

治癒切除不能な進行・再発の結腸・直腸がん　3次治療以降

- 費用概算
  198,700円
- 血管外漏出のリスク
  なし
- 催吐性リスク　　脱毛リスク
  中等度　　　　　5〜10％
- 発熱性好中球減少症（FN）発生率
  （G3＋G4）
  3.8％
- 注意すべき既往歴、合併症/治療を始める前の注意事項
  ★各コース開始時、「投与開始基準」を満たさない場合は本剤を投与しない。
  ★「休薬基準」に該当する有害事象が発現した場合は本剤を休薬し、「投与開始基準」まで回復を待って投与を再開する。
  ★前コース（休薬期間を含む）中に、「減量基準」に該当する有害事象が発現した場合には、本剤の投与再開時において、コース単位で1日単位量として10mg/日単位で減量。ただし、最低投与量は30mg/日までとする。

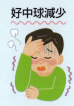
好中球減少
73.1％

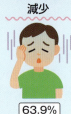
ヘモグロビン減少
63.9％

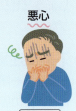
悪心
63.0％

下痢
33.6％
※すべてのGrade

安全・確実に治療を進めるためのコンキョ

トリフルリジン・チピラシル服用の自己管理を支援する

・ロンサーフ®は体表面積に合わせて35mg/m²/回、朝食後および夕食後の1日2回、5日間連続経口投与したあと2日間休薬します。そして、これを2回繰り返したのち14日間休薬します。これを1コースとして投与を繰り返します。

・空腹時に服用した場合、食後投与と比較してトリフルリジンのCmax（薬成分の血中濃度が半減するまでの時間）の上昇が認められることから、空腹時の投与は避けるよう指導しましょう。

・投与量によって15mg錠と20mg錠の2規格を組み合わせて内服する必要があり、また投与スケジュールも煩雑であるため、患者さんに治療日誌などをつけるよう指導し、飲み間違えがないかを確認しましょう。

・減量の際は内服薬の規格によって錠数が変わるため、注意が必要です。また自宅にある残薬を飲まないよう注意喚起する必要があります。減量基準は好中球数500/mm³未満、血小板数50,000/mm³未満です。

"患者さんと一緒にまなぶ"重要レジメンのケア&サポート

副作用を防ぎ、対策するためのケア&サポート

★悪心・嘔吐対策
トリフルリジン・チピラシル（以下すべて）

悪心の1週目での発現は多くあります。あらかじめ患者さんとご家族に対し、悪心・嘔吐が現れる可能性があることを説明しましょう。症状が強く、長く続き、食事が摂れない場合は、ただちに医療機関に連絡するよう説明します。処方されている制吐薬は我慢せずに早めに服用するようアドバイスします。また、悪心の悪化時はロンサーフ®の継続か休薬かを担当医に確認してください。

★下痢による脱水予防

下痢の初回発現は1、2週目に多くみられます。水様性の下痢が起きたときには脱水を予防するため、水分摂取を十分行ない、止瀉薬の処方があれば服用するように指導を行ないます。止瀉薬を服用しても下痢が続き、発熱を伴う場合はすぐに連絡するよう伝えましょう。またロンサーフ®服用の継続か休薬かを担当医に確認します。

★骨髄抑制による好中球減少症対策

好中球減少症とは好中球数が1,500/μL以下に減少した状態をいい、ロンサーフ®服用後は14～31日に減少し、最も低くなるのが28日（中央値）です。回復までの期間は8日（中央値）です。

感染予防の必要性について説明し、手洗い、含嗽、口腔ケアの実施を促します。毎日の体温測定を行ない37.5℃以上の発熱時はロンサーフ®の服用をいったん中止して連絡してもらい、医師の指示を仰ぐ必要があります。治療日誌を活用するなどし、患者さん自身が体調管理を意識できるようにかかわっていきましょう。

★骨髄抑制によるヘモグロビン減少への対策

ロンサーフ®服用後は20.0日（中央値）に最も減少し、その後の回復までの期間は8日（中央値）です。ヘモグロビン7.0g/dL未満では休薬となり、8.0g/dL以上で再開となります。

貧血症状である労作時の息切れや動悸、めまいについて患者さんに伝え、このような症状があるときは、急に立ち上がらないようにし、ゆっくり座るなどの対処を説明しましょう。ヘモグロビン値が7.0g/dL程度が赤血球輸血を実施するめやすとされますが、貧血の進行度や罹患期間などによって異なります。

★心理的サポート
ロンサーフ®は3次以降の治療です。

私たち、がん看護を行なう看護師の役割は、今の治療が効かなかった場合に何を意味するかという事実に直面し迷いながら、それでも自分らしく生きようという患者・家族の思いに添えるように、患者さんの意思決定を支えていくことです。患者さんの思いを丁寧に聴き、情報の整理の援助に加え、予期悲嘆、抑うつに対するケアが必要になります。

column

患者さんと一緒にまなぶ

膵がん　胆道がん　卵巣がん
非小細胞肺がん　乳がん　悪性リンパ腫

㉖ GEM（ゲムシタビン）療法

（星野晴美）

- 進行膵がん、胆道がん、抗がん薬治療後に増悪した卵巣がん、進行非小細胞肺がん、再発乳がん、再発または難治性の悪性リンパ腫の治療法です。
- 膵がん、胆道がん、非小細胞肺がん、卵巣がん、悪性リンパ腫の場合、週1回の点滴を3週連続し、4週目はお休みします（28日〈4週〉ごと）。これを1コースとして繰り返し治療を行ないます。
- 乳がんの場合、週1回の点滴を2週連続し、3週目はお休みを入れます（21日〈3週〉ごと）。これを1コースとして繰り返し治療を行ないます。

📅 治療スケジュール　膵がん・胆道がんの投与例

お薬の名前 投与量 投与時間	お薬の役割	投与期間（日）					治療中に気をつけてほしいこと
		1	…	8	…	15	…	28	
デキサメタゾン （デカドロン®） 6.6mg　15〜30分	吐き気止め 【点滴】	↓		↓		↓	休薬	休薬	
ゲムシタビン （ジェムザール®） 1,000mg/m²　30分	治療のお薬 【点滴】	↓		↓		↓			血管の痛みが出ることがありますので、教えてください。

乳がんの投与例

お薬の名前 投与量 投与時間	お薬の役割	投与期間（日）				治療中に気をつけてほしいこと
		1	…	8	…	15	…	21	
デキサメタゾン （デカドロン®） 6.6mg　15〜30分	吐き気止め 【点滴】	↓		↓	休薬	休薬	休薬	
ゲムシタビン （ジェムザール®） 1,250mg/m²　30分	治療のお薬 【点滴】	↓		↓				血管の痛みが出ることがありますので、教えてください。

※糖尿病を合併している場合、デキサメタゾンを減量する場合がある。

1日の点滴合計時間
約1時間

注意事項
- 血管の痛みがあるときは血管痛ではなく点滴が漏れている場合がありますので、教えてください。

"患者さんと一緒にまなぶ" 重要レジメンのケア＆サポート

副作用…

防ぎましょう

★ ばい菌から体を守りましょう

外出から帰宅した際の手洗い・うがいが大切です。ご家族にも行なってもらいましょう。歯みがきでお口の中をきれいにします。温水洗浄便座でおしりもきれいにしましょう。

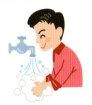

★ 食中毒に気をつけましょう

食べてはいけないものはありません。しかし、白血球が減少し体調の悪いときや、食あたりしやすいものは、加熱したほうが安全です。生野菜や果物はよく洗い、新鮮なうちに食べましょう。

★ けがに注意しましょう

📝 副作用メモ

骨髄抑制（こつずいよくせい）

（血液を作る力が弱くなります。4〜21日目）

- 白血球が少なくなります。
  - ➡ 感染症にかかりやすい
- 赤血球が少なくなります。
  - ➡ 立ちくらみなどの貧血症状
- 血小板が少なくなります。
  - ➡ 出血や血が止まりにくくなる

 白血球数 2,000mm³ 未満または血小板数 70,000mm³ 未満の場合はお薬の減量や治療が延期されます。

対策をしましょう

💧 ゲムシタビン

★ 点滴で血管の痛みが出ることがあります

点滴前から点滴終了まで腕を温めてもらうと痛みがやわらぐ場合があります。点滴の漏れには注意します。

★ まれに間質性の肺炎が起こることがあります

「動くとすぐに息が切れる」「痰のからまない乾いた咳が出る」「熱が出た」「だるさが強くなる」などの症状があるときは、早めに受診しましょう。

★ 点滴後、38.0℃程度の熱が出ることがあります

感染症や間質性の肺炎の疑いもあります。早めに受診しましょう。

★ 発疹（赤い斑点、水ぶくれ）が出ます

かゆみを伴うことがあります。主治医に報告しましょう。症状が強い場合は受診してください。

お仕事、趣味を続けるために 🎵✨

たとえば **釣り好き** だったら…

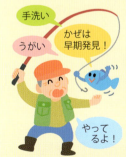

白血球減少

★ 釣りをすると生の魚や餌に触れることと思います。ばい菌が体に入ってこないよう、船上でも手洗いやうがいをおこたらず、清潔を保ちましょう。

★ 夜釣りや早朝の出発では特に気温が低いことも考えられます。また、海上では風も強くなります。防寒は常に意識し、それでも「かぜかな？」と思ったときは自己判断せず、早めに受診しましょう。

YORi-SOU がんナーシング　2018　増刊　121

ナースがまなぶ
GEM 療法
ゲムシタビン

レジメンを間違いなく投与するために

💡 投与時間は 30 分。60 分以上かかった場合、副作用が増強する。

- ➡ 費用概算
  58,000 円（膵がん）
- ➡ 血管外漏出のリスク
  炎症性
- ➡ 催吐性リスク　➡ 脱毛リスク
  軽度　　　　　　12.5%（すべてのGrade）
- ➡ 発熱性好中球減少症（FN）リスク（G3+G4）
  ほぼ 0%
- ➡ 注意すべき既往歴、合併症／治療を始める前の注意事項
  ★胸部へ放射線療法を施行している患者さん、間質性肺炎または肺線維症のある患者さんは禁忌。

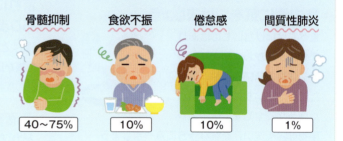

膵がん　胆道がん　プラチナ抵抗性の卵巣がん
非小細胞肺がん　切除不能または再発の乳がん
再発または難治性の悪性リンパ腫

骨髄抑制 40〜75%　食欲不振 10%　倦怠感 10%　間質性肺炎 1%
※すべてのGrade

安全・確実に治療を進めるためのコンキョ

💡 ゲムシタビンは 30 分で投与する

海外の試験では、60 分以上かけて投与した場合、骨髄抑制や肝機能障害が増強したという報告があります。点滴時間が長いと細胞内活性体の濃度が高くなり、殺細胞効果に関連した副作用が増強されたのではないかと考えられています。

💡 静脈炎、血管痛への対処

pH3、浸透圧比 2（生理食塩液比）のため、血管内皮細胞が影響を受けやすく血管痛が出現しやすい薬剤です。確立された対処法はありませんが、血管を温めることによって血管拡張を促し、薬の接触を減少させ、予防と緩和を図ります。投与時は、一時的に投与速度を下げ、治まったら速度を上げます。また、溶液をさらに希釈したり、5%ブドウ糖液に変更するなどの対処も行なわれています。もし静脈炎や血管痛が発生した場合、その程度によっては治療スケジュールが変更になることがあります。

> 血糖値が高く、奥さまから甘いもの禁止令が発令されていた患者さまです。食欲がなく唯一食べたいと思えるものが黒糖菓子。食事摂取状況をうかがうと、摂取カロリーは約 900kcal 程度。奥さまに食べてよい理由をお伝えすると、めでたく禁止令が解除となり、治療中おいしそうに召し上がっていました。
>
> column

"患者さんと一緒にまなぶ" 重要レジメンのケア＆サポート

副作用を防ぎ、対策するための ケア＆サポート

★感染症予防
ゲムシタビン（以下すべて）

　週1回3週連続投与した場合、白血球数および好中球数は投与開始から平均約2～3週間後に最低となり、最低値発現日から約1週間で回復します。白血球数が減少すると粘膜のバリアが減少し、感染のリスクが高くなります。基本は手洗い・うがい・口腔ケアです。患者さん自身が基本的な感染予防行動を身につけ実行できるように、手洗いやうがいなどのタイミングを伝えます。ご家族にも行なってもらいます。また、骨髄抑制の発現時期について説明し、外来の患者さんには毎日体温を測定して38.0℃以上の場合は病院に連絡を入れるように説明します。

　白血球数1,000～2,000/mm³、好中球数500～1,000/mm³（中等度減少CTCAE Grade 3）は易感染状態です。加熱食やマスク着用によって安全性を高められるので、そうした対処ができるように数値の見方を教えることも大切です。投与当日、白血球数が2,000/μL未満の場合は、治療延期の基準です。

★血小板減少への対応

　血小板減少も起こりやすいため、けがにも注意が必要です。投与当日、血小板数が7万/μL未満は治療延期の基準です。

★血管痛・静脈炎の予防と対策

　穿刺時、血流のよい太い静脈を選択し、関節部は避けます。可能な限り毎回穿刺部を変えます。また、長く針が留置されていた静脈や過去に静脈炎を起こした血管は避けます。

　投与中は、血管を温め予防と緩和を図ります。また、血管外漏出との鑑別には細心の注意が必要です。

患者さんにも症状を報告してもらえるように投与前に説明します。

★間質性肺炎の重症化予防

　副作用のなかには、頻度は1％と少ないですが、間質性肺炎があります。

　間質性肺炎の初期の段階は、かぜ症状と類似しているため、見落とされがちです。「動くとすぐに息が切れてしまう」「空咳が出る」「発熱した」「だるさが強くなった」など具体的な症状を患者さんに伝え、自己判断せずに、早めに受診するように指導することが重症化予防となります。

　また、ゲムシタビンは薬剤熱が起こりやすい薬剤です。間質性肺炎に伴う発熱、原病に合併しやすい胆管炎による発熱、感染による熱などとの鑑別が必要となります。

★皮疹対策

　ゲムシタビンによる皮疹は、胸部や腹部、体幹部、大腿部など、さまざまな場所に出現する可能性があります。発現した場合、薬剤を必要としない軽度なものもありますが、場合によっては抗ヒスタミン剤（経口）や局所コルチコステロイドでコントロールします。一度皮疹が出た患者さんは、次回のゲムシタビン投与の際に繰り返し皮疹がみられることがあるため注意します。

★糖尿病の悪化

　糖尿病は膵がんのリスク因子であるといわれている一方、病状の進行に伴って悪化することもあります。また、制吐薬（デキサメタゾン）の投与によって糖尿病を発症したり、悪化する場合もあります。

YORi-SOU がんナーシング　2018　増刊　**123**

患者さんと一緒にまなぶ

膵がん

㉗ GEM+nab-PTX
（ゲムシタビン＋アルブミン懸濁型パクリタキセル）療法
（星野晴美）

- 膵がんの標準的な治療です。
- 週1回点滴投与を3週連続行ない、4週目はお休みを入れます（28日〈4週〉ごと）。これを1コースとして、繰り返し行なう治療です。

治療スケジュール

お薬の名前 投与量 投与時間	お薬の役割	投与期間（日） 1 … 8 … 15 … 21 … 28	治療中に気をつけてほしいこと
グラニセトロン （カイトリル®） 1mg （15〜30分） ＋ デキサメタゾン （デカドロン®） 9.9mg（6.6mg）	吐き気止め 【点滴】	↓　↓　↓	
アルブミン混濁型パクリタキセル （アブラキサン®） 125mg/m² （30分）	治療のお薬 【点滴】	↓　↓　↓　休薬　休薬　休薬　休薬	点滴が漏れた場合、皮膚に影響しやすいお薬です。投与中は点滴の腕を安静にしましょう。痛みや違和感、しびれなどが出てきた場合は教えてください。
ゲムシタビン （ジェムザール®） 1,000mg/m² （30分）	治療のお薬 【点滴】	↓　↓　↓	血管の痛みが起こりやすいお薬です。症状がある場合は、教えてください。

※吐き気止め（デキサメタゾンなど）の服用は状態によって調整する。2〜4日目、9〜11日目、16〜18日目にも追加可能。

1日目の合計点滴時間

約1時間30分

注意事項
- 点滴漏れに注意しましょう。
- 気持ち悪い場合は吐き気止めで調整しますのでお知らせください。

124　YORi-SOU がんナーシング　2018　増刊

"患者さんと一緒にまなぶ"重要レジメンのケア＆サポート

副作用…

防ぎましょう

★ **ばい菌から体を守りましょう**
手洗い・うがい・歯磨きが大切です。温水洗浄便座でおしりもきれいにしましょう。

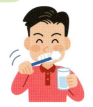

★ **食中毒に気をつけましょう**
食べてはいけないものはありません。しかし白血球が減少し体調の悪いときや、食あたりしやすいものは加熱したほうが安全です。生野菜や果物はよく洗い、新鮮なうちに食べましょう。

★ **けがに注意しましょう**
血小板が減少しているときには、刃物の取り扱いに注意が必要です。歯みがきの際はやわらかい毛のブラシでやさしく磨きましょう。

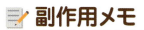

📝 副作用メモ

まっしょうしんけいしょうがい
末梢神経障害

- 手袋・靴下の位置にしびれの症状が出ます。繰り返す治療で、症状が強まることがあります。しびれや痛みを改善するための有効な方法は今のところありませんが、和らげるお薬がいくつかあります。我慢せず主治医やナースに相談しましょう。

- 手足の軽い運動（グーパー運動など）で血液循環をよくしたり、手袋や靴下を履いて保温したり、軽いマッサージをするなど、症状を和らげるために自分でできる対策もあります。

発熱や口腔粘膜炎、下痢、しびれの症状が著しい場合は、お薬の減量や治療を延期します。

対策をしましょう

💧 **アルブミン懸濁型パクリタキセル**

★ **髪の毛が抜けてきます**
治療開始2〜3週間後から、髪の毛だけでなく、まつげ、眉毛、体毛が抜け始めます。髪の毛は頭皮がみえるくらいまで抜けますので、帽子やウィッグを準備しましょう。

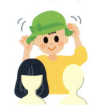

★ **手や足先がしびれます**
ボタンは留められますか？ペットボトルは開けられますか？ しびれの程度や不自由を感じていることを医療者に伝えましょう。

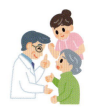

★ **目の症状があれば教えてください**
視力が低下している、物がゆがんでみえる、みえない部分があるのなどの、目の症状がある場合は教えてください。

お仕事、趣味を続けるために 🎵✨

たとえば**コックさん**だったら…

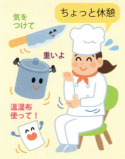

関節痛、筋肉痛・末梢神経害

★ しびれで物がつかみにくくなります。コックさんはときに重い鍋やフライパンを持つ必要がありますが、できるかぎり仕事に支障をきたすことのないように、症状を医療者に伝えてください。悪化させないために治療薬の量を調整することもできます。包丁でのけがや火傷には十分注意しましょう。

★ 関節痛・筋肉痛は、鎮痛薬を飲んだり、患部を温めたりマッサージしたりすることで緩和できます。盛りつけなど座ってできる作業があれば椅子に座り、周囲の理解を得てときどき休憩を入れながら仕事を続けましょう。

ナースがまなぶ

GEM＋nab-PTX 療法
ゲムシタビン　　　アルブミン懸濁型パクリタキセル

レジメンを間違いなく投与するために

- アルブミン懸濁型パクリタキセルはインラインフィルターを使用しない。
- 多剤との配合または同じ静脈ラインでの同時投与はしない。
- 調製後の容量にかかわらず30分で投与する。

治癒切除不能の膵がん　1次治療/2次治療

- **費用概算**
  356,000円
- **血管外漏出のリスク**
  起壊死性：アルブミン懸濁型パクリタキセル　炎症性：ゲムシタビン
- **催吐性リスク**　**脱毛リスク**
  中等度　　　　　　50％
- **の発熱性好中球減少症（FN）リスク（G3＋G4）**
  3.0％

倦怠感　　脱毛　　末梢神経障害　　骨髄抑制

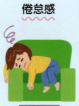 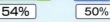 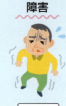 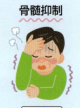

54％　　50％　　49％　　46％

筋肉痛 関節痛

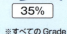

35％
※すべてのGrade

- **注意すべき既往歴、合併症／治療を始める前の注意事項**
  ★パクリタキセル、アルブミンに対し過敏症の既往歴がある患者さんは禁忌。
  ★パクリタキセルに血清アルブミンを結合させることによって、過敏症の原因であったポリオキシエチレンヒマシ油や無水エタノールを含んでいない過敏症予防の前投薬は不要。
  ★アルブミン懸濁型パクリタキセルは特定生物由来製品に該当するため、投与日から20年間、製品番号などの使用記録の保管が必要となる。また、使用の際には患者さんや家族に適切な説明を行ない、同意書にて同意を得ることが望ましい。
  ★アルブミン懸濁型パクリタキセルは従来のパクリタキセルを改良した薬剤であり、薬剤を溶かすものが異なる。アルコール過敏症の患者さんにも使えて点滴時間も短くなるが、その反面、一部の副作用が強く出る可能性があることや費用が高額であるなどの違いがある。

安全・確実に治療を進めるためのコンキョ

アルブミン懸濁型パクリタキセルはインラインフィルターを使用しない

血清アルブミンで懸濁されている薬剤です。アルブミンは分子量が大きいため、インラインフィルターを薬剤が通過せず、目詰まりを起こします。フィルターより下の側管口に輸液ラインを接続し投与します。特にCVラインから投与する場合、注意が必要です。PVC製の輸液セットは使用可能です。

薬剤の調製方法は、1バイアルあたり20mLの生理食塩液で溶解し、生理食塩液には希釈せず、空の点滴バッグに注入し調製します。したがって、患者さんの体表面積によりできあがりの容量は異なりますが、30分での投与となるため注意が必要です。

"患者さんと一緒にまなぶ" 重要レジメンのケア＆サポート

副作用を防ぎ、対策するためのケア＆サポート

★脱毛・アピアランスケア
アルブミン懸濁型パクリタキセル（以下すべて）

　副作用がコントロールされ、治療効果がある限り繰り返し行なわれる治療であるため、脱毛による頭皮の保護が必要な状態が続きます。ウィッグの購入に際した情報提供時には、アフターケアが受けられる医療用ウィッグの購入がおすすめであること、通信販売で購入の際は交換可能かを確認すること、材質や髪型によって購入価格が異なることなど、パンフレットなどをもとに説明します。また治療費が高額となるため、経済面での配慮も必要です（ウィッグ購入時、助成が受けられる自治体もあります）。

　まつげ、眉毛、鼻毛、体毛も抜けることがあります。まつげや鼻毛はほこりの侵入を防ぐ役割もあります。外出の際、マスクやサングラスなどの利用が有用であることを伝えておくとよいでしょう。

　脱毛が起こることを認識していても、実際にボディーイメージの変化を体験することで、新たに心理的影響があります。まずは患者さんの脱毛に対する思いを受け止めることが大切です。

★末梢神経障害対策

　手袋と靴下を着けた位置に出るのが特徴です。「びりびりしびれる」「ジンジン痛む」「感覚が鈍い」などの感覚障害と、「つまずきやすい」「物をよく落とす」などの運動障害があります。確立した治療法がなく、減量・休薬が唯一の治療法です。容量依存傾向であり、蓄積性を示唆する報告もあるため、軽度の症状でも医療者に報告することが重症化予防につながることを伝えます。また、内服薬で症状が緩和できる場合があることや、手足の軽い運動・マッサージ・温罨法など、患者さん自身ができる緩和方法を伝えておくことも大切です。

★浮腫対策

　足がむくんできたり体重が増加した場合、尿量が減少した場合などに疑います。デキサメタゾンを予防投与することもあります。軽度であれば利尿薬の投与などで改善がみられますが、重度になると治療の休止や中止も検討します。浮腫が発現しているところは皮膚感覚が鈍くなっていることもあります。低温やけどを防ぐために、電気カーペットなどに気をつけるよう伝えましょう。また皮膚自体が弱くなっているため、靴下や手袋で覆ったり、保湿クリームなどを塗って乾燥を防ぎます。締めつけたり圧力をかけるなども避けるよう説明します。

★関節痛・筋肉痛対策

　投与後数日で出現します。鎮痛薬の処方が受けられること、温罨法・マッサージなど患者さん自身で行なえる緩和方法について伝えておくとよいでしょう。

★黄斑浮腫

　視力低下、物の歪み、視野の中でみえない部分があるなどの症状です。放置していると戻りにくくなるため、目の症状にも注意が必要であることを伝えます。

> 2コース目の治療時、脱毛のつらさに涙されたため、しばらくお話をお聴きしました。3コース目、来室されるなり「もう暑くて、帽子取っていい？　あ、トイレに行くの忘れてた！　行ってくるね」。おーい患者さま、帽子忘れてますよ〜。
>
>
>
> column

患者さんと一緒にまなぶ　　　　　　　　　　　　　　　　　　　　　膵がん

㉘ FOLFIRINOX（レボホリナート＋フルオロウラシル＋イリノテカン＋オキサリプラチン）療法
フォルフィリノックス

（春藤紫乃）

- 進行・再発膵がんの治療に用いられる治療法です。
- 14日（2週）ごとの治療です。
- 1日目にすべての薬剤を投与しますが、最後に投与するフルオロウラシルは、46時間の持続注入となります。

治療スケジュール

お薬の名前 投与量 投与時間	お薬の役割	投与期間（日）1	2	3	4	…	14	治療中に気をつけてほしいこと
アプレピタント（イメンド®）125mg：1日目、80mg：2・3日目	吐き気止め【内服】	○	○	○				吐き気がなくても、しっかり3日間飲みましょう。
パロノセトロン（アロキシ®）0.75mg　15分 ＋ デキサメタゾン（デカドロン®）9.9mg	吐き気止め【点滴】	↓				休薬	休薬	
オキサリプラチン（エルプラット®）85mg/m² 2時間	治療のお薬【点滴】	↓						冷たいものに触れないよう気をつけてください。
レボホリナート（アイソボリン®）200mg/m² 2時間	治療のお薬【点滴】	↓ 同時投与						
イリノテカン（カンプト®）180mg/m² 1.5時間	治療のお薬【点滴】	↓						点滴中に汗をかいたり、鼻水がたくさん出ることがあります。
フルオロフラシル（5-FU）400mg/m² 5分	治療のお薬【急速静注】	↓						
フルオロフラシル（5-FU）2,400mg/m² 46時間	治療のお薬【持続静注】	46時間						外来で治療を受ける場合は、お薬がしっかり注入されているか観察してください。自宅で管理いただき、46時間後に針を抜きます。
デキサメタゾン（デカドロン®）8mg/日【1日1～2回】	吐き気止め【内服】	○	○	○				

※イリノテカンはレボホリナート開始後30分より投与する。

1日目の合計点滴時間
約4時間50分

※フルオロウラシル：46時間持続投与を除く。

注意事項
- 吐き気止めのアプレピタントは3日間内服します。これをホスアプレピタント（注射薬）に置き換えても効果は同等です。ホスアプレピタントを使用する場合は、1日目に1回のみ点滴をします。
- イリノテカンの投与は、レボホリナート開始後30分からであるため、90分間は同時投与になります。

"患者さんと一緒にまなぶ" 重要レジメンのケア＆サポート

副作用…

防ぎましょう

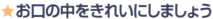

★ **ばい菌から体を守りましょう**

抗がん薬により白血球が少なくなると、ばい菌から体を守ることができなくなり感染を起こしやすくなります。人ごみではマスクを着け、手洗いをしっかり行なってください。

★ **お口の中をきれいにしましょう**

口内炎予防のため、お口の中をきれいにし、マウスウォッシュで口内を洗い、飲み物などで口の中の乾燥を防ぎましょう。

★ **日焼けに注意しましょう**

抗がん薬による色素沈着がひどくならないよう、しっかり紫外線対策をしてください。

📝 副作用メモ

下痢（げり）

- 治療後数日続く下痢は、イリノテカンが体の中をめぐる際にできる物質が腸内の粘膜に直接影響を及ぼすことによって生じます。
- 下痢止めを使うことで長引く場合があるため、下痢止めの使いかたは医療者に確認してください。

手足の感覚、動かしにくさの変化はありますか？ 日常生活のなかで、不自由に感じるのはどんな作業をするときですか？

対策をしましょう

💊 **イリノテカン**

★ **下痢をします**

早ければお薬投与中から数日間、下痢をします。水分補給を心がけましょう。下痢止めなどの使用方法は、看護師や薬剤師に相談してください。

💊 **オキサリプラチン**

★ **手や足がしびれます**

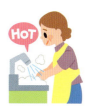

しびれや動かしにくさの程度は、そのときどきで医師や看護師に伝えてください。特に治療日から5日間くらいは冷たいものに触れないよう注意しましょう。

お仕事、趣味を続けるために ✨

たとえば**ドライブ**が趣味だったら…

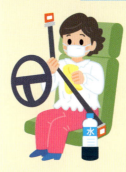

末梢神経障害

★ エアコンの冷気に直接あたらないよう通風孔の向きを調整しましょう。
★ ハンドルを握る手先の感覚などに注意し、違和感があるときは運転が続けられるよう医師に相談しましょう。

携帯型ディスポーザブルポンプの管理

★ 鎖骨の下に静脈ポートを留置している場合は、シートベルトが直接あたらないようタオルなどを挟むとよいでしょう。

下痢

★ 下痢がある場合、こまめに水分補給をしてください。

ナースがまなぶ
FOLFIRINOX 療法
フォリン酸（レボホリナート） フルオロウラシル イリノテカン オキサリプラチン

レジメンを間違いなく投与するために

- オキサリプラチンによる過敏症は、初回投与時よりも複数回投与後に起こりやすいため、注意が必要。
- 持続静注のフルオロウラシル（46時間）を携帯型のディスポーザブルポンプで投与する場合は、ポンプの作動確認方法を指導する。

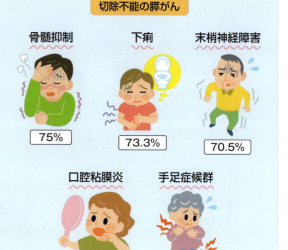

- **費用概算** 143,490円
- **血管外漏出のリスク** 炎症性：オキサリプラチン、イリノテカン、フルオロウラシル
- **催吐性リスク** 高度
- **脱毛リスク** %は不明（生じやすい）
- **発熱性好中球減少症（FN）発生率（G3+G4）** 5.4%
- **注意すべき既往歴、合併症／治療を始める前の注意事項**
  ★テガフール・ギメラシル・オテラシルカリウム（ティーエスワン®）の内服をしていないことを確認する。前治療で使用している場合があるが、フルオロウラシルとは併用禁忌である。

切除不能の膵がん
- 骨髄抑制 75%
- 下痢 73.3%
- 末梢神経障害 70.5%
- 口腔粘膜炎 6.9%
- 手足症候群 8.3%

※すべてのGrade

安全・確実に治療を進めるためのコンキョ

● オキサリプラチンによる過敏症は、初回投与時よりも複数回投与後に起こりやすい

総投与量700〜800mg/m²で注意が必要であるため、投与回数を意識して観察します。5〜8コース目の発症頻度が高く、特に注意すべきです。

● フルオロウラシル投与のためのインフューザーポンプの管理

外来で治療を受ける患者さんには、携帯型インフューザーポンプ（図1）を使用して投与します。鎖骨下などに留置された静脈ポートより投与し、終了時にはポート専用針を抜去する作業が必要になります。また投与中も薬剤が順調に投与されているかを観察し、異常時には対処が必要となるため、患者さん・家族への指導と、実際に自己管理が可能であるか否かを評価することが大切です。

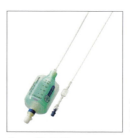

バルーン型ディスポーザブル注入器「リニアフューザー®」テルモ株式会社

図1 携帯型インフューザーポンプの例

"患者さんと一緒にまなぶ"重要レジメンのケア&サポート

副作用を防ぎ、対策するための ケア&サポート

★感染症予防
イリノテカン／フルオロウラシル

　FOLFIRINOX療法は3剤の抗がん薬の併用療法であり、骨髄抑制が強く出現する可能性があります。白血球や好中球が減少したときに最も重要なのは、感染の予防です。そのためには、初回の化学療法時に白血球数や好中球数の推移を観察し、感染のリスクが高い時期（＝注意が必要な時期）を患者さんと共有します。そして患者さんの日常生活のなかで、どのような感染予防行動が必要か、実践は可能か、感染徴候の理解と発症時に医療者に伝えることや受診ができそうか否かを見極め、サポートが必要な点については家族などの支援者も含め指導を行ないます。

★口腔粘膜炎予防
フルオロウラシル

　フルオロウラシルは、持続投与で口腔粘膜炎や下痢などの粘膜障害が起きやすくなります。また口腔粘膜炎の原因は、抗がん薬が直接作用して起こるほかに、骨髄抑制による易感染状態や、口腔内の乾燥です。口腔内を清潔に保ち、洗口液での洗浄やこまめな水分摂取で乾燥を予防することが大切です。経口摂取量が減り、会話をしないとさらに口内の乾燥が助長されるため、口腔ケアや乾燥予防の具体的な方策を患者・家族に指導する必要があります。

★下痢対策
イリノテカン

　イリノテカンによる下痢には、投与中から投与当日の早発性のものと、投与数日後から10日程度の間に起こる遅発性のものとがあります。早発性の下痢は、コリン作動性の影響で腸蠕動が亢進することで起こるため、抗コリン薬（ブスコパン®）が効きます。一方、遅発性の下痢は、イリノテカンの活性代謝物であるSN38が直接腸管粘膜に影響し起こるため、ロペラシド（ロペミン®）を投与する場合があります。ロペラシドは麻痺性のイレウスを起こすことがあるため、効果を確認しながら慎重に投与します。また、治療開始前に便秘をしている場合などは、SN38が腸内に停滞し下痢が遷延する場合があるため、治療開始前の排便状況の確認と、治療開始後の下痢の状態を把握し、止瀉薬の使用を検討します。

★末梢神経障害対策
オキサリプラチン

　オキサリプラチンによる末梢神経障害には、寒冷刺激により誘発される急性のものと、蓄積されて起こる慢性的なものとがあります。冷たいものに触れないよう注意が必要な期間は5日～1週間程度で、手洗いの水や冷風などに注意するよう指導します。また慢性的な症状は治療を重ねることで発症のリスクが高くなります。末梢神経障害はときに不可逆的になることや、効果的な対症療法がないことも考慮し、症状の程度に応じて、減量・休薬の対応が必要となります。実際に患者さんに説明や指導をするときには、末梢神経障害を「しびれ」という言葉だけで伝えるのではなく、感覚的な変化と運動性の変化について説明します。また症状の変化は、実際の活動を例にあげ、「文字が書きにくくないか」「包丁がうまく使えているか」などといった表現で症状を確認しながら、患者さん自身が症状の評価をしていけることが大切です。

患者さんと一緒にまなぶ

胆道がん
非小細胞肺がん

㉙ GEM＋CDDP（ゲムシタビン＋シスプラチン）療法

（春藤紫乃）

- 手術不適応（進行・再発時）胆道がん、Ⅳ期（進行・照射不能）の非小細胞肺がんに用いられる治療法です。
- 胆道がんは、胆嚢がん、胆管がん、乳頭部がんの総称です。
- 1日目と8日目に薬剤を投与し、3週間目は休薬期間です。このサイクルを21日（3週）ごとに繰り返し、投与します。

📅 治療スケジュール

お薬の名前 投与量 投与時間	お薬の役割	投与期間（日）							治療中に気をつけてほしいこと
		1	2	3	4	…	8	…	21	
生理食塩液 500mL　1.5時間	補液 【点滴】	↓					↓			
グラニセトロン （カイトリル®） 1mg　30分 ＋ デキサメタゾン （デカドロン®） 6.6mg	吐き気止め 【点滴】	↓					↓			
ゲムシタビン （ジェムザール®） 1,000mg/m²　30分	治療のお薬 【点滴】	↓					↓	休薬	休薬	投与している血管に痛みがある場合は、医療者に報告してください。
シスプラチン （ランダ®） 25mg/m²　1時間	治療のお薬 【点滴】	↓					↓			腎臓の機能を保つために水分を多く摂りましょう。
マンニトール （20%マンニットール®） 300〜500mL　1.5時間	利尿薬 【点滴】	↓					↓			
デキサメタゾン （デカドロン®） 8mg/1日【1日1〜2回】	吐き気止め 【内服】		○	○	○					

※非小細胞肺がんで用いる場合は、シスプラチンは80mg/m²、ゲムシタビンは1,000 mg/m²で使用する。投与時間は同じ。
　シスプラチンの投与量が多いので補液はプラスとなる。

1・8日目の
合計点滴時間

5時間

注意事項

- 腎機能障害に注意が必要な治療です。意識して水分を多く摂ってください。
- 点滴の水分量も多いため、排尿の回数が増えます。お手洗いに行く際は、点滴ルートに気をつけながら移動してください。
- 吐き気が強い場合は、吐き気止めが変更となる場合があるため、我慢せず報告してください。

"患者さんと一緒にまなぶ" 重要レジメンのケア&サポート

副作用…

防ぎましょう

★ **水分をしっかり摂りましょう**
腎臓の機能を維持するため、十分な点滴を行ないます。ご自身でも水分をしっかり摂りましょう。

★ **ばい菌から体を守りましょう**
抗がん薬により白血球が少なくなると、ばい菌から体を守ることができなくなり感染を起こしやすくなります。人ごみではマスクを着け、手洗いをしっかり行なってください。
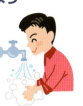

★ **貧血による症状に注意しましょう**
抗がん薬により赤血球が減ることにより、貧血となる場合があります。動いたときの息切れや立ちくらみがあるときは、ゆっくり動き、可能なかぎり安静に過ごしてください。

対策をしましょう

💧 **シスプラチン**

★ **耳が聞こえにくくなります**
シスプラチンの投与を続けると、聴力が低下することがあります。特に高い音が聞こえにくくなります。音の聞こえにくさを感じるときには医療者に報告してください。

💧 **ゲムシタビン**

★ **点滴投与中に血管が痛くなります**
抗がん薬が血管を通るときに痛みを生じさせます。痛みがあるときは、痛みのある血管の付近を温かいタオルなどで温めて痛みを和らげます。

📝 副作用メモ

聴覚障害（ちょうかくしょうがい）

- 耳の聞こえにくさ、耳鳴りなどの症状が出ます。
- 投与回数を重ねることで起こりやすくなり、遅れて症状が現れることもあります。

耳の聞こえかたに変化はありますか？作業のときに手が震えたり、動かしにくいことがありますか？

お仕事、趣味を続けるために ✨

たとえば **ピアノを弾くのが大好き** だったら…

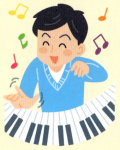

聴覚障害
★ 投与を継続している間は、耳の聞こえかた（特に高温や耳鳴り）に注意しましょう。
★ ピアノを続けるためには、聴力は守りたいところです。聞こえにくくなる前に、医師に報告しましょう。

末梢神経障害
★ しびれや指先の感覚への変化に注意しましょう。鍵盤をたたいたときに「いつもと違うな」という感触があればすぐ医師や看護師に伝えてください。
★ すぐに治るものではありませんが、演奏への支障を減らす対策を考えることはできます。しびれや知覚の状態については、診察のたびに医師に報告しましょう。

ナースがまなぶ

GEM ＋ CDDP 療法
（ゲムシタビン）　（シスプラチン）

> **レジメンを間違いなく投与するために**

- ゲムシタビンは60分以上かけて投与すると、骨髄抑制が強く出現する恐れがあるため、投与時間を厳守する。
- シスプラチンは光により安定性が低下するため、点滴ボトルを遮光して投与する。

- **費用概算**
  60,000円
- **血管外漏出のリスク**
  炎症性：ゲムシタビン、シスプラチン
- **催吐性リスク**　**脱毛リスク**
  中等度　　　　　　1％（すべてのGrade）
- **発熱性好中球減少症（FN）発生率（G3+G4）**
  0％
- **注意すべき既往歴、合併症/治療を始める前の注意事項**
  ★シスプラチンは腎機能障害のリスクが高い薬剤であるため、治療開始前の腎機能の確認が必要。
  ★腎機能障害予防に十分な補液と水分摂取が必要になる。心負荷がかかりやすいため、心機能の評価が必要である。

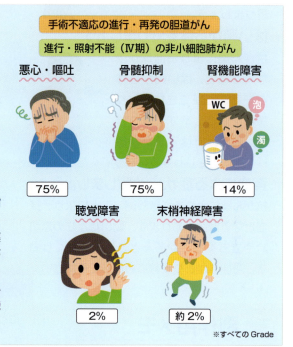

手術不適応の進行・再発の胆道がん
進行・照射不能（Ⅳ期）の非小細胞肺がん

悪心・嘔吐	骨髄抑制	腎機能障害
75％	75％	14％

聴覚障害	末梢神経障害
2％	約2％

※すべてのGrade

安全・確実に治療を進めるためのコンキョ

ゲムシタビンは60分以上かけて投与すると、骨髄抑制が強く出現する恐れがある

　ゲムシタビンは、時間をかけて投与することで、細胞内の活性体の濃度が上昇し、殺細胞効果が高くなります。よって、殺細胞に関連する副作用である骨髄抑制が強く現れることとなります。投与は30分で行ない、60分以上にならないよう投与管理をすることが重要です。

シスプラチンは光により安定性が低下するため、点滴ボトルを遮光して投与する

　直射日光により薬剤の成分が分解します。投与時間が長くなる場合は、遮光をしないと薬剤の安定性が担保できなくなるため、投与する部屋のカーテンを閉めたり、ボトルを遮光袋などで覆うなどして遮光します。

"患者さんと一緒にまなぶ" 重要レジメンのケア&サポート

副作用を防ぎ、対策するための ケア&サポート

★ 腎機能障害予防
シスプラチン

　シスプラチンは、腎臓で排泄される薬剤であり、排泄される過程で尿細管への障害により腎障害を生じます。腎障害は予防が必要で、投与開始前からの十分な補液（ハイドレーション）や利尿促進が必要となります。しかし、最近ではシスプラチンを使用する場合でも外来で治療ができるよう、ショートハイドレーションをレジメンに組み込むようになりました。ショートハイドレーションとは、従来の大量の補液を長時間かけて行なうのではなく、合計4時間ほどかけて2,000mL程度の補液を行なう方法と、経口補水を加えることで補液時間を短縮させる方法があります。患者さんにその必要性を説明し、決められた水分摂取を保つよう指導することが必要です。また通院患者さんには、尿量だけでなく、体重の増加や浮腫の有無などを自分自身で継時的に観察し、変調を自覚した場合には病院に連絡するよう説明します。

★ 感染症予防
ゲムシタビン / シスプラチン

　骨髄抑制により白血球が減少し、易感染状態を招きます。抗がん薬投与による骨髄抑制は予防することは難しいため、血球が減少している時期をどのように過ごすかが重要です。感染予防として患者さんができることは、マスクの着用や手洗いの励行と、抗がん薬治療前から感染の門戸となりそうな場所を清潔に保つなど、日常生活上の注意点がほとんどです。しかし、患者さん自身は白血球の減少を自覚することはできないため、1〜2週目にかけて注意が必要な時期を伝え、患者さんの生活や仕事などの背景を考慮した具体的な予防行動を指導しましょう。

また回復する時期もしっかり伝えることで、患者さんは制限が必要な時期を意識して対処ができます。

★ 貧血症状対策（転倒や呼吸苦）
ゲムシタビン / シスプラチン

　ヘモグロビン値が低下している際、起床時に勢いよく起き上がったり、貧血であることを自覚しないまま激しく動くことで、立ちくらみや息切れが生じます。転倒による外傷は、骨髄抑制期には傷口からの感染や血小板減少からの易出血を招くこともあるため、注意が必要です。

★ 聴覚障害の把握
シスプラチン

　シスプラチンの投与量に関連した有害事象であり、総投与量が300mg/m^{2}を超えると、出現のリスクが高くなります。特に高い音（高音域）の聞こえにくさを生じます。投与回数に注意し、患者さんには治療開始前の聴力と比較し変化が生じていないかを確認するなどの問診が必要です。

★ 血管痛の緩和
ゲムシタビン

　ゲムシタビンを末梢血管から投与すると、痛みが生じることがあります。薬剤のpHに関連して起こるといわれていますが、エビデンスに基づいた対処法はありません。臨床経験上での対処法として、投与している血管への温罨法があります。留置針の刺入部の先を温かいタオルなどで温めることで、症状が緩和することがあります。しかし、血管外漏出が起こった場合は、温めていることで組織への影響が大きくなる場合もあるため、十分な観察をしながら温めましょう。

YORi-SOU がんナーシング　2018　増刊　135

患者さんと一緒にまなぶ

肝臓がん　腎臓がん　甲状腺がん
直腸・結腸がん　消化管間質腫瘍

㉚ ソラフェニブ／レゴラフェニブ療法
（河口ナオミ）

- ソラフェニブ療法は、肝臓がんの標準的な治療です（腎臓がんや甲状腺がんなどでも用いられます）。毎日服用する治療です。
- レゴラフェニブ療法は、肝臓がんの標準的な治療です（直腸・結腸がんや消化管間質腫瘍などでも用いられます）。3週間内服し、1週間お休みします。28日（4週）ごとの治療です。

治療スケジュール　ソラフェニブの投与例

お薬の名前 投与量 投与時間	お薬の役割	投与期間（日） 毎日	治療中に気をつけてほしいこと
ソラフェニブ （ネクサバール®） 800mg／日 [1日2回、1回400g]	治療のお薬 【内服】	○○○○○○○○○○○○… ○○○○○○○○○○○○…	空腹時にお薬を飲まないようにしましょう。脂肪分の多い食事をするときは、食事の1時間前から食後2時間までにお薬を飲まないようにしましょう。

レゴラフェニブの投与例

お薬の名前 投与量 投与時間	お薬の役割	投与期間（日）					治療中に気をつけてほしいこと
		1	…	21	…	28	
レゴラフェニブ （スチバーガ®） 160mg／日 [1日1回]	治療のお薬 【内服】	○	○○○○…	○	休薬	休薬	脂肪分の多い食事（高脂肪食）を避けて、食後30分以内に飲みます。

★高脂肪食のメニュー例
・BLT（ベーコン・レタス・トマト）サンドイッチ
・てりやきバーガーとフライドポテト（M）
・デニッシュとトースト（ジャム＆マーガリン）
・ハンバーグとオムライス
・鶏のからあげ、子持ちししゃも、だしまき卵
・デザート（ミルフィーユ、ミルクチョコレートバー、マドレーヌ）

経口薬のみ

 注意事項
- 飲み忘れたときは、2回分を一気に飲まないようにしましょう。
- 飲み忘れた分のお薬は飲まずにとばして、次の時間に次のお薬を飲みましょう。

"患者さんと一緒にまなぶ"重要レジメンのケア＆サポート

副作用…

防ぎましょう

★ **手足の乾燥を防ぎましょう**

手や足に保湿クリームを塗りましょう。皮膚を清潔にして保湿し、乾燥したり、硬くなったりしないようにしましょう。

★ **おなかの調子を整えましょう**

消化のよいものを食べましょう。脂っこいものや香辛料を多く使った刺激物を避け、おなかの調子を整えるようにしましょう。

★ **お口の中をきれいにしましょう**

お口の中をきれいにしましょう。歯磨きをするときには舌や歯茎もみてみましょう。

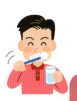

📝 副作用メモ

手足症候群（てあししょうこうぐん）

（飲み始めて1〜2週以内に起こりやすくなります）

- 手のひらや足の裏など、ふだんから圧がかかったり、擦れたり、皮膚が厚くなっているところに多くみられます。

皮膚の変化がなくても違和感（チクチク感など）があれば教えてください。今後、お薬の量を調節することがあります。

対策をしましょう

📼 **ソラフェニブ / レゴラフェニブ**

★ **血圧が上がることがあります**

定期的に血圧を測りましょう。頭痛や吐き気、めまいがあれば教えてください。

📼 **ソラフェニブ / レゴラフェニブ**

★ **疲れやだるさが出ることがあります**

食欲がなくなる、吐き気がする、白目や皮膚・尿が黄色くなるなどの症状があれば教えてください。

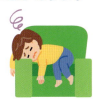

お仕事、趣味を続けるために♪✨

たとえば**農家**の人だったら…

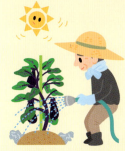

手足症候群

★ 多くの農作業は野外で行います。皮膚への刺激を避けるため、直射日光にあたらないように帽子や長袖、長ズボンを着用し、直接日光があたる顔などには日焼け止めを塗りましょう。

★ 木綿素材で足を締めつけない靴下、足のサイズに合った柔らかい靴を履きましょう。

★ 道具を扱う作業や力仕事により、手や足に違和感や痛みが出ることがあります。周囲の人にサポートを依頼し、無理をしないようにしましょう。

★ 水を扱う前に、保湿クリームを塗り、木綿の手袋の上にゴム手袋を着けましょう。作業の後は、手や足をきれいに洗い、保湿クリームを塗りましょう。

YORi-SOUがんナーシング 2018 増刊 137

ナースがまなぶ
ソラフェニブ / レゴラフェニブ療法

レジメンを間違いなく投与するために
- 服薬アドヒアランスの確認を行なう。
- 併用薬品や食品については医療者に確認するように説明する。

➡ 費用概算
ソラフェニブ：561,000円（1カ月）、
レゴラフェニブ：469,000円

➡ 血管外漏出のリスク
なし

➡ 催吐性リスク　**➡ 脱毛リスク**
最小度～軽度　　　14％（ソラフェニブ）

➡ 好中球減少症発生率
ソラフェニブ：約0.1％、レゴラフェニブ：
約0.8～1.8％（どちらもFN記載なし）

➡ 注意すべき既往歴、合併症 / 治療を始める前の注意事項
★肝機能障害：投与開始前および投与中は定期的に肝機能検査を行なう。
★出血：血管新生阻害薬であり、消化管出血や脳出血などの重篤な出血のほか、肝臓がんでは食道静脈瘤からの出血にも注意する。

ソラフェニブ
- 切除不能の肝臓がん　1次治療
- 根治切除不能または転移性の胃がん

レゴラフェニブ
- がん化学療法後に増悪した切除不能の肝臓がん　2次治療
- 治癒切除不能な進行・再発の結腸・直腸がん

手足症候群　　下痢　　高血圧

55.0/51.1%　　33.6/33.7%　　27.5/23.8%

疲労　　食欲不振・減退

16/21.4%　　13.7/23.5%

※ソラフェニブ / レゴラフェニブ
※すべてのGrade

安全・確実に治療を進めるためのコンキョ

服薬アドヒアランスを確認する
薬の管理や飲み忘れ時の対応、食事の影響について確認します。ソラフェニブは空腹時、高脂肪食（900～1,000kcal、脂肪含有量50～60％）、レゴラフェニブは高脂肪食（約945kcal、脂肪含量54.6g）摂取後は薬の血漿中濃度が低下し、効果が減弱する可能性があります。また、過量投与による皮膚障害、下痢、疲労などの副作用にも注意が必要です。薬の自己調節やPTPシートの誤飲、子どもやペットが薬に触れないように指導しましょう。

併用薬品や食品については医療者に確認するように説明する
グレープフルーツジュースは代謝酵素であるチトクロームP450 3A4を阻害することで血中濃度が上昇する可能性があります。セント・ジョーンズ・ワートはチトクロームP450 CYP3A4を誘導することにより

"患者さんと一緒にまなぶ" 重要レジメンのケア＆サポート

血中濃度が低下する可能性があります。患者さんは治療や既往により、抗がん薬以外の薬を多く内服していることがあります。薬の相互作用により十分な治療効果が得られない可能性があるため、併用薬品や食品について医療者に確認するように説明しましょう。

副作用を防ぎ、対策するための ケア＆サポート

★ 手足症候群予防
ソラフェニブ / レゴラフェニブ（以下すべて）

服用開始後1〜2週間以内に発症する可能性が高くなります。手足症候群はGrade 2以上で休薬、減量、中止となります。セルフケアを指導する必要があり、予防には、①保湿、②刺激除去、③角質処理を行ないます（厚生労働省の「重篤副作用疾患別対応マニュアル」では、①物理的刺激を避ける、②熱刺激を避ける、③皮膚の保護、④二次感染予防、⑤直射日光に当たらないようにする、とありますが、患者さんにわかりやすいよう簡潔な言葉で伝えるなど工夫します）。

★ 下痢、悪心・嘔吐予防

下痢や悪心・嘔吐はGrade 3で減量、休薬となります。消化管の安静のため、脂肪分の多い食事や刺激物を避け、食べやすく消化のよいものを摂取してもらいましょう。下痢が続いたときは、水分摂取や肛門部の感染にも注意が必要です。

★ 口腔粘膜炎のケア

ソラフェニブでは血球減少が現れることがあり、感染症、出血傾向に注意が必要です。またVEGF（血管内皮増殖因子）阻害薬であり、出血のリスクがあります。口腔内出血や口内炎など口腔内異常の早期発見のため、悪心の助長予防のため、また口腔内から全身への細菌の流入を防ぐためにも、口腔内の清潔保持をする必要があります。口腔粘膜は保湿が重要です。

★ 高血圧障害対策

VEGF阻害薬により内皮細胞の生存低下、毛細血管密度の減少がみられ、血圧が高くなります。服用開始後6週ごろまでに出現する可能性があります。可能であれば簡易血圧測定器を用いて、毎日同じ時間、同じ腕で血圧の自己測定をするよう指導しましょう。測定結果は記録し、来院時ごとに持参してもらい、医療従事者が確認します。

★ 肝機能障害対策

レゴラフェニブでは、ALT（GPT）またはAST（GOT）が正常基準値上限の5倍を超過、かつ20倍以下になると休薬、投与中止となります。肝臓がんでは、ほかのがんと比較して肝機能障害を呈していることが多いため、肝機能検査値は十分注意します。

Memo

患者さんと一緒にまなぶ

肝臓がん
甲状腺がん

㉛ レンバチニブ療法

（河口ナオミ）

- 肝臓がんの標準的な治療です（甲状腺がんなどでも用いられます）。
- 毎日服用する治療です。

📅 治療スケジュール　肝臓がんの投与例（毎日服用）

お薬の名前 投与量 投与時間	お薬の役割	投与期間（日） 毎日	治療中に気をつけて ほしいこと
レンバチニブ （レンビマ®） 12mg：体重60kg以上、 8mg：体重60kg未満／日 【1日1回】	治療のお薬 【内服】	○○○○○○○○……	体重60kg以上の人は3カプセル、体重60kg未満の人は2カプセル服用します。飲み間違いに気をつけましょう。1カプセルは4mgです。

甲状腺がんの投与例

お薬の名前 投与量 投与時間	お薬の役割	投与期間（日） 毎日	治療中に気をつけて ほしいこと
レンバチニブ （レンビマ®） 24mg／日 【1日1回】	治療のお薬 【内服】	○○○○○○○○……	お薬は10mgを2カプセルと4mgを1カプセル飲みます。飲み間違いに気をつけましょう。

経口薬のみ

 注意事項
- 飲み忘れたときは、2回分を一気に飲まないようにしましょう。

"患者さんと一緒にまなぶ"重要レジメンのケア＆サポート

副作用…

防ぎましょう

★ 手足の乾燥を防ぎましょう

手や足に保湿クリームを塗りましょう。皮膚を清潔にして保湿し、乾燥したり、硬くなったりしないようにしましょう。

★ おなかの調子を整えましょう

消化のよいものを食べましょう。脂っこいものや香辛料を多く使った刺激物を避け、おなかの調子を整えるようにしましょう。

対策をしましょう

💊 **レンバチニブ**

★ 血圧が上がることがあります

定期的に血圧を測りましょう。頭痛や吐き気、めまいがあれば教えてください。

★ 疲れやだるさが出ることがあります

食欲がなくなる、吐き気がする、白目や皮膚、尿が黄色くなる、などの症状があれば教えてください。

★ むくみが出ることがあります

靴下や洋服の締め付ける部分の皮膚にあとがつく、尿が泡立つといったことがあれば教えてください。

📝 副作用メモ

手足症候群（てあししょうこうぐん）

（飲み始めて5〜8週に起こりやすくなります）

- 手のひらや足の裏など、ふだんから圧がかかったり、擦れたり、皮膚が厚くなっているところに多くみられます。

皮膚の変化がなくても違和感（チクチク感など）があれば教えてください。今後、お薬の量を調節することがあります。

お仕事、趣味を続けるために

たとえば外出が多い営業だったら…

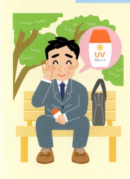

手足症候群

★ 革靴やきゅうくつな靴は避け、木綿素材の締めつけない靴下を履き、柔らかい中敷を利用しましょう。外出時はどうしても革靴を履く必要があれば、帰社したら楽な靴やサンダルにはきかえ、足を休ませましょう。

★ 外出時は皮膚への刺激を避けるため、皮膚の直射日光に当たる部分には日焼け止めを塗りましょう。

★ 文字を書く作業、キーボード入力は症状を悪化させるかもしれません。事務仕事をあまり担当しなくてよいように上司や産業医に相談してみましょう。

ナースがまなぶ
レンバチニブ療法

レジメンを間違いなく投与するために
- 服薬アドヒアランスの確認を行なう。
- 併用薬品や食品については医療者に確認するように説明する。

費用概算
1回12mgを1日1回内服：356,000円、
1回8mgを1日1回内服：237,000円（1カ月）
（肝臓がん）

血管外漏出のリスク
なし

催吐性リスク
最小度～軽度

脱毛リスク
5～10%未満

発熱性好中球減少症発生率（G3+G4）
約0.4～1.3%（FN記載なし）

注意すべき既往歴、合併症／治療を始める前の注意事項
★**肝機能障害**：投与開始前および投与中は定期的に肝機能検査、血中アンモニア値の測定を行なう。
★**出血**：血管新生阻害薬であり、血小板減少も13.9%あることから、消化管出血や脳出血などの重篤な出血のほか、肝がんでは食道静脈瘤からの出血にも注意する。

切除不能の肝臓がん　1次治療
根治切除不能の甲状腺がん

高血圧 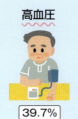 39.7%
下痢 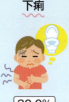 30.0%
手足症候群 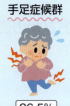 26.5%
食欲減退 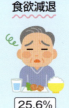 25.6%
タンパク尿 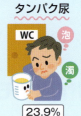 23.9%

※すべてのGrade

安全・確実に治療を進めるためのコンキョ

服薬アドヒアランスを確認する
体重により投与量が異なるため、薬の管理や飲み忘れ時の対応について確認します。また、過量投与による手症候群の悪化、口腔乾燥、口内炎、急性腎障害などの副作用に注意が必要です。薬の自己調節やPTPシートの誤飲、子どもやペットが薬に触れないように指導しましょう。1日1回飲み間違いなく内服できる時間を患者さんと話し合い、カプセルの数の飲み間違いや過量投与についても説明しましょう。

併用薬品や食品については医療者に確認するように説明する
グレープフルーツジュースは代謝酵素であるチトクロームP450 3A4を阻害することで血中濃度が上昇する可能性があります。セント・ジョーンズ・ワートはチトクロームP450 CYP3A4を誘導することにより血中濃度が低下する可能性があります。患者さんは治療や既往により、抗がん薬以外の薬を多く内服していることがあります。薬の相互作用により十

"患者さんと一緒にまなぶ"重要レジメンのケア&サポート

分な治療効果が得られない可能性があるため、併用薬品や食品について医療者に確認するように説明しましょう。

副作用を防ぎ、対策するための ケア&サポート

★手足症候群予防
レンバチニブ（以下すべて）

手足症候群はGrade3以上で休薬、減量、中止となるため、悪化しないよう予防的に介入し、セルフケアを指導する必要があります。予防には、①保湿、②刺激除去、③角質処理を行ないます（厚生労働省の「重篤副作用疾患別対応マニュアル」では、①物理的刺激を避ける、②熱刺激を避ける、③皮膚の保護、④二次感染予防、⑤直射日光に当たらないようにする、とありますが、患者さんにわかりやすいよう簡潔な言葉で伝えるなど工夫します）。

★下痢、悪心・嘔吐予防

下痢や悪心・嘔吐はGrade3で減量、休薬となります。消化管の安静のため、脂肪分の多い食事や刺激物を避け、食べやすく消化のよいものを摂取してもらいましょう。下痢が続いたときは、水分摂取や肛門部の感染にも配慮します。また、下痢、食欲低下による体重減少にも注意する必要があります。

★腎障害予防

VEGF阻害薬による血圧上昇や糸球体内皮細胞の損傷、足細胞の障害により、糸球体障害が起こってタンパク尿が出ます。定期的に尿タンパクを確認し、腎障害による浮腫症状について説明します。

★高血圧障害対策

VEGF阻害薬により内皮細胞の生存低下、毛細血管密度の減少によって、血圧が高くなります。高血圧に関連する副作用が発症するまでの中央値は15日で、1～3週目に発症頻度が高まります。可能であれば簡易血圧測定器を用いて、毎日同じ時間、同じ腕で血圧の自己測定をするよう指導しましょう。測定結果は記録し、来院時ごとに持参してもらい、医療従事者が確認します。

★肝機能障害対策

肝臓がんでは、ほかのがんと比較し肝機能障害を呈していることが多いため、肝機能検査値には十分注意することが必要です。

★疲れや無力症などへの対策

疲労、無力症、めまい、筋痙縮などが現れることがあるので、自動車の運転や、危険を伴う機械の操作に従事する際には注意するよう患者さんに説明しましょう。

Memo

患者さんと一緒にまなぶ

卵巣がん 子宮内膜がん
子宮頸がん 肺がん

㉜ TC(PTX＋CBDCA)±Bev (パクリタキセル＋カルボプラチン±ベバシズマブ)療法

（青柳友彦）

- 卵巣がん（上皮性卵巣がん）に対する標準的な治療の一つです。
- 肺がんに対して使用されることもあります（パクリタキセルの投与量は異なります）。また、子宮内膜がんや子宮頸がんなどでもベバシズマブ抜きで用いられます。
- 21日（3週）ごとの治療で、卵巣がんにおいてTC療法は6コースをめやすに投与しますが、術前・手術後・再発においてコース数は変動します。ベバシズマブは2コース目から投与を開始し、22コースまで投与することもあります。

治療スケジュール

お薬の名前 投与量 投与時間	お薬の役割	投与期間（日）						治療中に気をつけてほしいこと
		1	2	3	4	…	21	
ジフェンヒドラミン（レスタミンコーワ）50mg/日	アレルギー予防【内服】	○				休薬	休薬	投与後は眠くなるため、車の運転などは避けましょう。
デキサメタゾン（デカドロン®）19.8mg ＋ ファモチジン（ガスター®）20mg 15分	吐き気止めアレルギー予防【点滴】	↓						胃が痛くなったり、夜に眠れなくなったりする場合があります。症状が出る場合には教えてください。
パロノセトロン（アロキシ®）0.75mg 15分	吐き気止め【点滴】	↓						便秘症状が出る場合は、下剤で対処しましょう。
ベバシズマブ（アバスチン®）15mg/kg ※2コース目以降投与 1.5時間初回	治療のお薬【点滴】	↓						血圧が上がることがあるので、自宅で血圧測定を行なうようにしましょう。
パクリタキセル（タキソール®）175～180mg/m² 3時間	治療のお薬【点滴】	↓						アルコールが入っているため、運転などは控えるようにしてください。
カルボプラチン（パラプラチン®）AUC 6 1時間	治療のお薬【点滴】	↓						吐き気が出る場合は、吐き気止めのお薬を飲みましょう。
デキサメタゾン（デカドロン®）8mg/日【1日1～2回】	吐き気止め【内服】		○	○				

※ジフェンヒドラミンはパクリタキセル投与の30分以上前に服用する。
※ベバシズマブは初回は90分で投与。2回目以降は60分→30分と短縮可能。

1日目（初回）の合計点滴時間

6時間

注意事項
- 投与中に息苦しさや発疹が出た場合はスタッフにお伝えください。
- お薬の成分にアルコールが含まれているため、アルコール過敏のかたはスタッフにお伝えください。また投与後の運転などは避けるようにしましょう。

"患者さんと一緒にまなぶ" 重要レジメンのケア＆サポート

副作用…

防ぎましょう

★ ばい菌から体を守りましょう

帰宅時の手洗い・うがいはしっかりしましょう。特に投与後1～2週間は大切です。

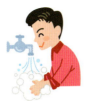

📝 副作用メモ

脱毛（だつもう）

- 抗がん薬は、分裂・増殖の盛んな細胞に影響を及ぼします。髪の毛の毛母細胞（毛の成長に重要な細胞）は体毛のなかでも細胞分裂が盛んなため、脱毛を起こします。
- 一気に抜けることが多く精神的に落ち込みやすくなるため、副作用に向けての準備が大切です。

手足のしびれの状態を教えてください。お薬の量を調節することがあります。

対策をしましょう

💧 ベバシズマブ

★ 血圧が高くなったり、血栓ができたりすることがあります

自覚症状があまり現れないので、家庭でも定期的に血圧を測定するよう心がけましょう。また、ろれつが回らない、麻痺が現れたときなどはすぐ連絡してください。

💧 パクリタキセル

★ 髪の毛が抜けてきます

個人差はありますが、治療2～3週間後あたりから毛が一気に抜け始めます。あらかじめ髪の毛を短くカットしておいたり、ウィッグの準備をしておくとよいでしょう。治療後に毛が再び生え始めます。

💧 パクリタキセル／カルボプラチン

★ 手足がしびれることがあります

投与の約3～5日後から、手足の感覚が鈍くなることやピリピリ感が生じることがあります。治療が続くにつれて症状が強まっていくことが多いので、そのときどきでボタンをスムーズにかけられるかなど、状態について教えてください。

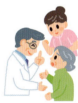

💧 ベバシズマブ

★ まれですが、消化管に穴が開くことがあります

急激に強い腹痛が起こり、吐き気、嘔吐、便秘を伴うときは、すぐに病院に連絡してください。

お仕事、趣味を続けるために ✨

たとえば居酒屋の店員だったら…

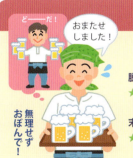

脱毛
★ にぎやかで繁盛した店内では人目が気になることもあるでしょう。帽子やバンダナ、ウィッグなど、仕事中は気にせずにいられるようなグッズを用いるのもおすすめです。

末梢神経障害
★ しびれで物をつかみにくくなったり、歩きにくくなったりします。包丁や調理器具を使うときは注意するほか、飲みものや食べものを運ぶときはおぼんに乗せるなどの工夫をしましょう。

ナースがまなぶ
TC(PTX＋CBDCA)±Bev療法
パクリタキセル　　カルボプラチン　　ベバシズマブ

レジメンを間違いなく投与するために

- パクリタキセルが結晶として析出する可能性があるため投与時に0.22mμ以下のメンブランフィルターがついたDEHPフリーのラインを使用する。
- ベバシズマブは初回90分かけて投与し、忍容性良好の場合は次回から投与時間短縮可能。

- **費用概算**
  ベバシズマブあり：408,000円、
  ベバシズマブなし：89,650円
- **血管外漏出のリスク**
  起壊死性：パクリタキセル　炎症性：カルボプラチン
- **催吐性リスク**　**脱毛リスク**
  中等度　　　　　　　％は不明（生じやすい）
- **発熱性好中球減少症(FN)発生率(G3+G4)**
  2〜5％程度
- **注意すべき既往歴、合併症/治療を始める前の注意事項**
  ★パクリタキセルはアルコールを含有しているため、アルコール過敏症の患者さんに注意する。
  ★ベバシズマブにより創傷治癒遅延が起こるため、手術前後28日間は投与を避ける。ポート造設などの小手術の場合は可能。
  ★腎機能によりカルボプラチンの投与量が変わるため、注意が必要。

卵巣がん（上皮性卵巣がん）　※ベバシズマブ併用可能は卵巣がんのみ
子宮内膜がん　子宮頸がん　肺がん

好中球減少***　高血圧*　末梢神経障害**

63.3%　22.9%　7.2%

消化器系有害事象*（穿孔、壊死、縫合不全、瘻孔）　尿タンパク**

2.6%　1.6%

＊：Grade2以上
＊＊：Grade3以上
＊＊＊：Grade4以上

安全・確実に治療を進めるためのコンキョ

パクリタキセル投与時は0.22mμ以下のメンブランフィルターがついたDEHPフリーのラインを使用

パクリタキセルは希釈すると結晶として析出する可能性があるため、0.22μmのインラインフィルターを使用して投与します。またパクリタキセルは、ポリ塩化ビニル製の輸液セットなどからDEHP（フタル酸ジ〈2-エチルヘキシル〉）を溶出させるため、非ポリ塩化ビニル製などのDEHPフリーの器具を使用します。

ベバシズマブは初回90分かけて投与し、忍容性良好の場合は次回から投与時間短縮可能

ベバシズマブ初回投与時は90分かけて投与し、その後、忍容性良好の場合、2回目の投与は60分間で投与可能です。2回目の投与においても忍容性が良好であれば、それ以降は30分間投与が可能となります。

"患者さんと一緒にまなぶ" 重要レジメンのケア＆サポート

副作用を防ぎ、対策するためのケア＆サポート

★感染症予防
カルボプラチン / パクリタキセル

　抗がん薬は正常細胞のうち、細胞分裂が盛んである骨髄にも影響を与えます。そのため骨髄抑制が起こり、白血球、赤血球、血小板の減少が起こります。投与後7〜14日ごろに減少しやすくなります。感染源となりやすい口腔のケアや、うがい・手洗いなど、普段から衛生管理に努めるよう説明することが必要です。

★高血圧・血栓対策
ベバシズマブ

　血圧上昇の要因の一つは、VEGF（血管内皮増殖因子）を阻害することにより、血管拡張作用を有する一酸化窒素（NO）の産生を抑制することと考えられています。自覚症状があまり現れないので、治療期間中は定期的に自宅にて血圧を測定し、血圧手帳などに記録してもらうことが大切です。また、血栓症の症状として、ろれつが回らない、麻痺が生じるなどの場合はすぐ連絡するよう伝えましょう。

★脱毛・アピアランスケア
カルボプラチン / パクリタキセル

　毛根細胞は活発に再生を繰り返しているため、抗がん薬の影響を受けやすいです。脱毛は頭髪以外にも、眉毛・まつげなどでも生じます。脱毛を完全に予防することは困難であり、精神的なケアも大切です。抗がん薬投与後14〜21日ごろに抜け始めます。治療開始前に髪を短くカットしておくことや、ウィッグの準備について説明しましょう。帽子やバンダナなどでもカバーできます。抗がん薬終了後に、時間はかかりますが回復することを伝えましょう。

★手足症候群への対応
パクリタキセル

　パクリタキセルが末梢神経の微小管へ結合し、微小管の脱重合阻害により微小管を安定させ、末梢神経軸索の機能を阻害するとされています。投与開始後3〜5日ごろから出現し、長期にわたると頻度が高くなる傾向にあります。患者さん自身が自分の症状に気がつくことができるよう、具体的な症状（ボタンが留めづらくなる、つまずきやすくなる、など）を説明し、その都度、報告してもらえるよう伝えましょう。

★消化管穿孔への対応
ベバシズマブ

　腫瘍が増大して穿孔・瘻孔形成する場合と、治療により腫瘍が縮小したために起こるものがあります。発生率は1〜2％と少ないですが、発症後の致死率は約20％と高く、投与後6カ月以内に多くなります。危険因子を認めない発症例もあるため、急激な腹痛がある場合は病院に連絡するよう伝えましょう。

Memo

患者さんと一緒にまなぶ　　　　　　　　　　　　　　　　　　　　　卵巣がん

㉝ PLD（ピーエルディー）（リポソーム化ドキソルビシン）療法

（青柳友彦）

- がん化学療法後に再発した卵巣がん（上皮性卵巣がん）に対する治療の一つです。
- 28日（4週）ごとの治療です。

治療スケジュール

お薬の名前 投与量 投与時間	お薬の役割	投与期間（日）			治療中に気をつけて ほしいこと
		1	…	28	
デキサメタゾン （デカドロン®） 6.6mg　【15分】	吐き気止め 【点滴】	↓	休薬	休薬	
リポソーム化ドキソルビシン （ドキシル®） 40〜50mg/m² 【1mg/分】　【1時間】	治療のお薬 【点滴】	↓			悪寒や熱、かゆみ、じんましんなどが生じたときは、すぐに教えてください。

1日目の
合計点滴時間

1時間15分

注意事項
- 投与中に、めまい、悪寒、発疹、息苦しさなどが現れたときはスタッフに声をかけてください。
- 投与中に点滴部位が膨らんでいないか、投与薬剤が漏れ出ていないか注意しましょう。

"患者さんと一緒にまなぶ" 重要レジメンのケア＆サポート

副作用…

防ぎましょう

★ ばい菌から体を守りましょう

帰宅時の手洗い・うがいはしっかりしましょう。特に投与後3週間目ごろは大切です。

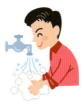

★ お口の中をきれいにしましょう

こまめにうがいをし、常にお口の中を清潔に保ちましょう。歯ブラシはやわらかいものをおすすめします。料理は熱いものを避け、冷まして食べると炎症部位への刺激が少なくなります。

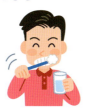

📝 副作用メモ

口腔粘膜炎（口内炎）
（こうくうねんまくえん　こうないえん）

- 抗がん薬によって口の中の粘膜が障害されたり免疫力が低下することにより発症します。
- 初回発現は、点滴後10〜14日に最も多く起こります。
- 特に頬の粘膜や歯肉、舌の辺縁などに現れやすいので、こまめに観察してください。
- 疼痛が生じると食事がつらくなることがあるため、予防が大切です。

日々のお食事の量やお口の中の状態を教えてください。お薬の量を調節することがあります。

対策をしましょう

💊 リポソーム化ドキソルビシン

★ 手や足の皮膚が赤く腫れたり、水ぶくれができたりします

手足の保湿を行ない、清潔に保つことを心がけましょう。最初の2コースまでは特に注意してください。

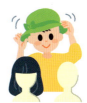

★ 髪の毛が抜けてきます

個人差はありますが、治療2〜3週後あたりから毛が一度に抜け始めます。あらかじめ髪の毛を短くカットしておいたり、ウィッグの準備をしておくとよいでしょう。治療後に毛が再び生え始めます。

★ 吐き気を感じることがあります

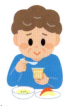

吐き気がするときは食べやすいものを摂取するといった工夫をし、食事が難しいときは水分だけでも摂るようにしてください。

お仕事、趣味を続けるために ✨

たとえば**白菜農家**だったら…

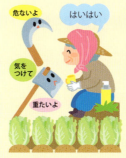

骨髄抑制
★ 作業中の貧血によるふらつきに注意しましょう。感染や出血をしやすくなることがあるため、白菜を収穫するときに用いる包丁など、危ない工具を使うときは十分気をつけましょう。

手足症候群
★ 手足の皮膚に発赤が出たり、剥けたりする場合があります。足底の硬い靴は避け、クッション性の優れたものを用いるようにしましょう。畑仕事では常に太陽にあたっているため、首にタオルを巻くなど、みえないところの日焼け対策にも気を配りましょう。

ナースがまなぶ

PLD 療法
リポソーム化ドキソルビシン

レジメンを間違いなく投与するために

- リポソーム化ドキソルビシンの溶解液として、5%ブドウ糖注射液を使用する。
- インラインフィルターをつけないで、投与速度は 1mg/分以下で投与する。
- 血管外漏出を防ぐために、なるべく太い血管を選ぶようにする。

- **費用概算**
  396,000円
- **血管外漏出のリスク**
  起壊死性：リポソーム化ドキソルビシン
- **催吐性リスク**　**脱毛リスク**
  軽度　　　　　　16%
- **発熱性好中球減少症(FN)発生率(G3+G4)**
  約4%
- **注意すべき既往歴、合併症/治療を始める前の注意事項**
  ★ドキソルビシンの総投与量が 500mg/m² を超えると心毒性のリスクが増大するため、以前の治療歴も含め、アントラサイクリン系薬剤の総投与量をチェックする。

卵巣がん（上皮性卵巣がん）

手足症候群 10.4%

好中球減少 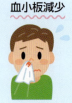 18.8%

血小板減少 5.2%

口腔粘膜炎  3.1%

貧血 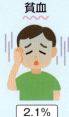 2.1%

＊Grade3 以上

安全・確実に治療を進めるためのコンキョ

リポソーム化ドキソルビシンは、5%ブドウ糖注射液を溶解液とし、インラインフィルターを付けず投与速度 1mg/分以下で投与

　リポソーム化製剤のため、フィルターを用いないで投与します。また、投与時のアレルギーを予防するために点滴速度を 1mg/分以下で投与します。90mg 未満の場合は 5%ブドウ糖液 250mL で 90 分、90mg 以上の場合は 5%ブドウ糖液 500mL で 120 分かけて投与するように推奨されています。

血管外漏出を防ぐためになるべく太い血管を選ぶようにする

　抗がん薬が血管外に漏出すると、周囲の組織が炎症を起こす可能性があります。主薬のドキソルビシンは起壊死性抗がん薬に分類されています。そのため血管外漏出時はただちに抗がん薬の投与を中止し、漏出量を確認し医師へ報告してください。デクスラゾキサンを投与する場合があります。

"患者さんと一緒にまなぶ" 重要レジメンのケア&サポート

副作用を防ぎ、対策するための ケア&サポート

★感染症予防
リポソーム化ドキソルビシン（以下すべて）

　抗がん薬は正常細胞のうち、細胞分裂が盛んである骨髄にも影響を与えます。そのため骨髄抑制が起こり、白血球、赤血球、血小板の減少が起こります。リポソーム化ドキソルビシンはほかの抗がん薬に比べて、骨髄抑制発現時期が若干遅く、投与3週間後程度に発現します。感染源となりやすい口腔のケアや、うがい・手洗いなど、普段から衛生管理に努めるよう説明することが必要です。

★口腔ケア：口腔粘膜炎

　口腔粘膜炎の発症機序には、抗がん薬の粘膜に対する直接作用と抗がん薬による免疫能低下（好中球数減少など）に伴う口腔内感染による二次的なものの2つがあります。前者は、抗がん薬投与後2〜10日目に、後者は骨髄抑制時期に発症する傾向があります。本剤の治療開始前に齲歯や歯周病の治療を含む口腔ケアを受けておくと、口腔粘膜炎を予防または軽減することができます。ブラッシングにより清潔に保つことも、口腔粘膜炎予防や増悪を防ぐために効果的です。また義歯の手入れも大切です。熱い食べものや刺激のある香辛料を控えるように指導しましょう。

★手足症候群への対応

　手足症候群とは、四肢末端部や手掌足底を好発部位とする紅斑性皮膚炎をいいます。

　本剤による手足症候群の明確な発現機序は不明ですが、「圧迫された部位の毛細血管が破損し、ドキソルビシンが皮下組織に局所的に漏出し炎症を起こす」、あるいは「手掌や足底のエクリン腺へ蓄積する」などの報告があります。多くの場合、2コース目までに手足の皮膚剥離などの症状が発現します。

　手足や皮膚に摩擦や圧力がかかることを避けることが大事で、冬は皮膚の保湿に努め、夏は発汗に注意することが大切です。

★脱毛・アピアランスケア

　毛根細胞は活発に再生を繰り返しているため、抗がん薬の影響を受けやすいです。脱毛は頭髪以外にも、眉毛・まつげなどでも生じます。脱毛を完全に予防することは困難であり、精神的なケアも大切です。抗がん薬投与後14〜21日ごろに抜け始めます。治療開始前に髪を短くカットしておくことや、ウィッグの準備について説明しましょう。帽子やバンダナなどでもカバーできます。抗がん薬終了後に、時間はかかりますが回復することを伝えましょう。

★悪心・嘔吐対策

　延髄に存在する嘔吐中枢が刺激を受けることにより、悪心・嘔吐を生じると考えられています。抗がん薬投与当日に現れる急性のものと、投与後2〜7日後に現れる遅延性のものがあります。悪心があるときは食べやすいものを摂取し、食事が難しいときは水分だけでも摂取するなど、工夫について一緒に考えるようにしましょう。

YORi-SOU がんナーシング　2018　増刊　**151**

患者さんと一緒にまなぶ

卵巣がん　肺がん　子宮頸がん

㉞ノギテカン療法

（青柳友彦）

- 卵巣がん（上皮性卵巣がん）、子宮頸がん、再発小細胞肺がんに対する治療の一つです。
- 投与量は異なりますが、小細胞肺がんや子宮頸がん（シスプラチン併用）において用いられることもあります。
- 21日（3週）ごとの治療です。

治療スケジュール

お薬の名前 投与量 投与時間	お薬の役割	投与期間（日）							治療中に気をつけてほしいこと
		1	2	3	4	5	…	21	
デキサメタゾン（デカドロン®）6.6mg　15分	吐き気止め【点滴】	↓					休薬	休薬	
ノギテカン（ハイカムチン®）1.5mg/m²　30分	治療のお薬【点滴】	↓	↓	↓	↓	↓	休薬	休薬	悪寒や熱、かゆみ、じんましんなどが生じたときは、すぐに教えてください。

※小細胞肺がんの場合は、ノギテカンの投与量が1.0mg/m²となる。
※子宮頸がん（シスプラチン併用）の場合は、21日（3週）ごとの治療で、ノギテカンを1〜3日目に0.75mg/m²を30分、シスプラチンを1日目に50mg/m²を2時間となる。

1日目の合計点滴時間　45分

注意事項
- 投与中に、息苦しさ、発疹、発熱などが現れたときはスタッフに声をかけてください。
- 投与中に点滴部位が膨らんでいないか、投与薬剤が漏れ出ていないか注意しましょう。

"患者さんと一緒にまなぶ"重要レジメンのケア＆サポート

副作用…

防ぎましょう

★ **ばい菌から体を守りましょう**
帰宅時の手洗い・うがいはしっかりしましょう。特に投与後1〜2週間は大切です。

★ **お口の中をきれいにしましょう**
こまめにうがいをし、常にお口の中を清潔に保ちましょう。歯ブラシはやわらかいものをおすすめします。料理は熱いものを避け、冷まして食べると炎症部位への刺激が少なくなります。

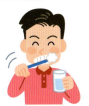

対策をしましょう

💊 **ノギテカン**

★ **髪の毛が抜けてきます**
個人差はありますが、治療2〜3週後あたりから毛が一気に抜け始めます。あらかじめ髪の毛を短くカットしておいたり、ウィッグの準備をしておくとよいでしょう。治療後に再び生え始めます。

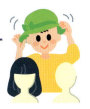

★ **吐き気を感じることがあります**
吐き気がするときは食べやすいものを摂取するといった工夫をし、食事が難しいときは水分だけでも摂るようにしてください。

📝 副作用メモ

骨髄抑制（こつずいよくせい）

抗がん薬は分裂・増殖の盛んな骨髄の細胞にも影響を及ぼすため、血液の成分（白血球、赤血球、血小板など）を減少させます（抗がん薬投与7〜14日目ごろ）。

- 白血球が少なくなります。
  ➡ 感染症
- 赤血球が少なくなります。
  ➡ 貧血
- 血小板が少なくなります。
  ➡ 出血

投与後のご自宅での下痢の症状を教えてください。お薬の量を調節することがあります。

お仕事、趣味を続けるために ✨

たとえば**温泉旅行が好き**だったら…

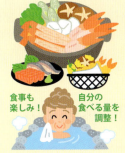

食事も楽しみ！／自分の食べる量を調整！

骨髄抑制
★ 貧血によるふらつきに注意し、免疫が下がる時期はなるべく人ごみは避けましょう。温泉旅行もあきらめなくてよいですが、温泉水や湧き水などを飲むのは避けましょう。
★ 旅先ではすぐに病院に行けるかわかりません。発熱時に対して処方されている解熱薬と抗菌薬は持参しましょう。

疲労感
★ 疲れを感じたときは、無理をせず休むようにしましょう。

投与日程調節
★ 連日投与のスケジュールのため、日程に関して医師と相談しましょう。どうしても参加したいイベントや予定があれば、我慢せずに話してみてください。

下痢
★ 朝食バイキングでは、消化のよいものを小分けにして食べましょう。脱水に注意して、水分は積極的に摂りましょう。

ナースがまなぶ ノギテカン療法

レジメンを間違いなく投与するために

- 血管外漏出を防ぐために、なるべく太い血管を選ぶようにする。
- 100mLの生理食塩液に溶解し、30分かけて投与する。
- プロベネシドを服用していないか確認する。

- 費用概算
  83,000円
- 血管外漏出のリスク
  炎症性：ノギテカン
- 催吐性リスク　　脱毛リスク
  軽度　　　　　　76%（Grade3以上）
- 発熱性好中球減少症(FN)発生率(G3+G4)
  約10%
- 注意すべき既往歴、合併症/治療を始める前の注意事項
  ★腎機能低下、高齢、白金製剤による前治療や広範な治療歴、放射線治療併用といった骨髄抑制リスク因子を持つ患者さんにおいて、投与量減量が必要。G-CSF製剤使用も考慮する。

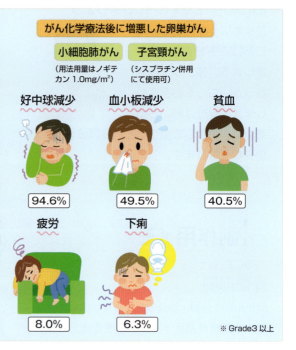

がん化学療法後に増悪した卵巣がん
小細胞肺がん（用法用量はノギテカン 1.0mg/m²）
子宮頸がん（シスプラチン併用にて使用可）

好中球減少 94.6%　血小板減少 49.5%　貧血 40.5%
疲労 8.0%　下痢 6.3%
※Grade3以上

安全・確実に治療を進めるためのコンキョ

血管外漏出を防ぐためになるべく太い血管を選ぶ

抗がん薬が血管外に漏出すると周囲の組織に炎症を起こす可能性があります。本剤の分類は炎症性抗がん薬に分類されています。そのため血管外漏出時はただちに抗がん薬の投与を中止し、漏出量を確認し医師へ報告してください。

プロベネシドを服用していないか確認する

痛風の治療などに用いられるプロベネシドとの併用でノギテカンの血中濃度が上昇する恐れがあります。

副作用を防ぎ、対策するための ケア&サポート

★感染症予防
ノギテカン（以下すべて）

抗がん薬は正常細胞のうち、細胞分裂が盛んである骨髄にも影響を与えます。そのため骨髄抑制が起こり、白血球、赤血球、血小板の減少が起こります。投与後10〜14日ごろに発現しやすくなります。感染源となりやすい口腔のケアや、うがい・手洗いなど、普段から衛生管理に努めるよう説明することが必要です。

★口腔ケア：口腔粘膜炎予防

口腔粘膜炎の発症機序には、抗がん薬の粘膜に対する直接作用と抗がん薬による免疫能低下（好中球数減少など）に伴う口腔内感染による二次的なものの2つがあります。投与後10〜12日目に最も発症しやすくなります。本剤の治療開始前に齲歯や歯周病の治療を含む口腔ケアを受けておくと、口腔粘膜炎を予防または軽減することができます。ブラッシングにより清潔に保つことで、口腔粘膜炎予防や増悪を防ぐために効果的です。また義歯の手入れも大切です。熱い食べ物や刺激のある香辛料を控えるようにしましょう。口腔粘膜炎が発症すると治癒するまでに時間がかかることが多いため、予防が大切です。

★脱毛・アピアランスケア

毛根細胞は活発に再生を繰り返しているため、抗がん薬の影響を受けやすいです。脱毛は頭髪以外にも、眉毛・まつげなどでも生じます。脱毛を完全に予防することは困難であり、精神的なケアも大切です。抗がん薬投与後14〜21日ごろに抜け始めます。治療開始前に髪を短くカットしておくことや、ウィッグの準備について説明しましょう。帽子やバンダナなどでもカバーできます。抗がん薬終了後に、時間はかかりますが回復することを伝えましょう。

★悪心・嘔吐対策

延髄に存在する嘔吐中枢が刺激を受けることにより、悪心・嘔吐を生じると考えられています。抗がん薬投与当日に現れる急性のものと、投与後2〜7日に現れる遅延性のものがあります。悪心があるときは食べやすいものを摂取し、食べるのが難しいときは水分だけでも摂取するなど、食事の工夫について一緒に考えるようにしましょう。

Memo

患者さんと一緒にまなぶ　　　　　　　　　　　　　　　胚細胞腫瘍

㉟ BEP（ベップ）（ブレオマイシン＋エトポシド＋シスプラチン）療法

（河本怜史）

- 胚細胞腫瘍の標準的な治療です。
- 21日（3週）ごとの治療です。3～4コース投与します。

治療スケジュール

お薬の名前 投与量 投与時間	お薬の役割	投与期間（日）									治療中に気をつけてほしいこと
		1	2	3	4	5	…	9	…	16	…	21	
乳酸リンゲル液 1,000mL　2時間	補液 【点滴】	↓	↓	↓	↓	↓						
デキサメタゾン （オルガドロン®） 9.9mg：1日目、 6.6mg：2日目以降　15分	吐き気止め 【点滴】	↓	↓	↓	↓	↓		↓		↓		
パロノセトロン （アロキシ®） 0.75mg		↓										
アプレピタント （イメンド®） 125mg：2日目、 80mg：3・4日目	吐き気止め 【内服】	○	○	○									投与した後に、悪寒や震えを伴った熱が出ることがあるので注意します。
ブレオマイシン （ブレオ®） 30mg/body　10分	治療のお薬 全開投与		↓					↓		↓		休薬	休薬
エトポシド （ラステット®） 100mg/m²　1.5時間	治療のお薬 【点滴】	↓	↓	↓	↓	↓							静脈にお薬を入れますが、血管に痛みや炎症が起こることがあります。針を刺した場所に痛みやこわばりを感じたら、申し出てください。
シスプラチン （ランダ®） 20mg/m²　1時間	治療のお薬 【点滴】	↓	↓	↓	↓	↓							熱やじんましんが出る、呼吸がしづらい、胸がゼイゼイいうなどの症状が現れることがあります。つらいときはすぐにお知らせください。
乳酸リンゲル液 1,000mL　2時間	補液 【点滴】	↓	↓	↓	↓	↓						
D-マンニトール （20%マンニットール®） 200mL　30分	利尿薬 【点滴】	↓	↓	↓	↓	↓						

※デキサメタゾン6.6mg（点滴）の2日目以降の投与は、デキサメタゾン8mg/日（内服）とする場合がある。

1・3・4・5日目の合計点滴時間
2日目の合計点滴時間
9・16日目の合計点滴時間

 注意事項
- 5日間連続の点滴となります。
- ゆったりとした服を着て、点滴が漏れないように注意しましょう。
- 毎日、尿がしっかり出ているか注意しましょう。

"患者さんと一緒にまなぶ"重要レジメンのケア＆サポート

副作用…

防ぎましょう

⭐ **ばい菌から体を守りましょう**
手洗い・うがいをこまめに行ないましょう。

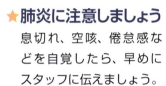

⭐ **肺炎に注意しましょう**
息切れ、空咳、倦怠感などを自覚したら、早めにスタッフに伝えましょう。

⭐ **聞こえかたの変化に気をつけましょう**
耳鳴りがする、耳が聞こえにくいなどの症状があれば、早めにスタッフに伝えましょう。

📝 副作用メモ

間質性肺炎（かんしつせいはいえん）
（3～4コース目）

- 肺胞の壁や周辺に炎症が起こり、血液に酸素を取り込めず、動脈血液中の酸素が減少した状態です。
- 呼吸が苦しくなり、重篤化すると命にかかわります。
- 早期発見、早期治療が大切です。

尿量の急激な減少、浮腫や体重増加がみられるときはシスプラチンで腎機能が低下している恐れがあります。腎障害は一度生じると改善が難しいため、早期発見が重要です。

対策をしましょう

💊 **エトポシド**

⭐ **髪の毛が抜けてきます**
必ず起こる副作用です。あらかじめ脱毛の対策を立てておきましょう。

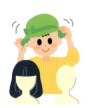

💊 **シスプラチン**

⭐ **腎臓に負担がかかります**
シスプラチンは腎臓に負担がかかる（腎毒性がある）お薬です。投与前後に点滴を行なって、負担を軽減していきます。水分をしっかり摂って、十分な排尿を心がけましょう。

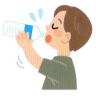

🎵 お仕事、趣味を続けるために ✨

たとえば**ショールームのスタッフ**だったら…

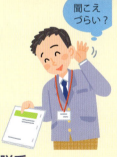

聴力障害
⭐ お客さんと会話が成り立たないと不自由なこともあるかもしれません。耳鳴りがするとき、耳が聞こえにくいときは、早めに主治医に伝え対策をとりましょう。

脱毛
⭐ 脱毛に備えて、事前に髪を短くするなどの対策を行ないましょう。

骨髄抑制
⭐ 通勤時はなるべくマスクを着用し、頻回に手洗い・うがいを行ないましょう。

YORi-SOU がんナーシング 2018 増刊　157

ナースがまなぶ

BEP 療法
ブレオマイシン　エトポシド　シスプラチン

レジメンを間違いなく投与するために

- ブレオマイシンの累積投与量は必ず 360mg 以下にする。
- エトポシドは急速静注を避け、0.4mg/mL 濃度以下にする。
- エトポシドのルートは塩化ビニル製の輸液バッグおよびポリウレタン製の輸液セットの使用を避け、0.2 または 0.22μm インラインフィルターを用いて投与する。
- シスプラチンは光で分解しやすいため、直射日光を避けて投与する。
- シスプラチンは塩素濃度が低い輸液で溶解すると活性が低下するため、必ず生理食塩液で溶解する。

→ 費用概算
100,000 円

→ 血管外漏出のリスク
炎症性：ブレオマイシン、エトポシド、シスプラチン

→ 催吐性リスク　→ 脱毛リスク
高度　　　　　　100%

→ 発熱性好中球減少症（FN）発生率（G3+G4）
19.4%

→ 注意すべき既往歴、合併症／治療を始める前の注意事項
★ 60歳以上の高齢者、肺に基礎疾患を有する患者さんへの投与は、間質性肺炎のリスクが増大するため十分に注意する必要があります。

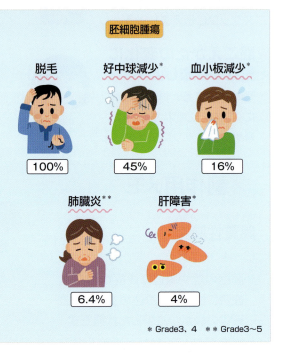

胚細胞腫瘍

脱毛 100%　好中球減少* 45%　血小板減少* 16%
肺臓炎** 6.4%　肝障害* 4%

* Grade3、4　** Grade3〜5

安全・確実に治療を進めるためのコンキョ

- **エトポシドは急速静注を避け、ルートは 0.2 または 0.22μm インラインフィルターを用いて投与する**

エトポシドは PVC フリーの輸液セットを用いて投与します。粘性が高いため、自然滴下あるいは滴下制御型輸液ポンプを用いて点滴する場合には、点滴速度の調整が必要です。

"患者さんと一緒にまなぶ" 重要レジメンのケア＆サポート

副作用を防ぎ、対策するための ケア＆サポート

★感染症予防
レジメン全体

骨髄抑制が非常に高頻度で発現するため、感染症の対策が大切です。がんの根治を目指すためには安易な減量や投与間隔の延長をしないことが大切なので、感染症にかからないように患者さんや家族にも指導しましょう。

★間質性肺炎対策
ブレオマイシン

総投与量が多くなるにつれて薬剤性間質性肺炎のリスクが増大します。特に300mgを超えると発現頻度が高まるため、息切れ、空咳、倦怠感などが起こっていないか慎重に問診を行なう必要があります。

★聴力障害の把握
シスプラチン

総投与量が$300mg/m^2$以上になると聴力障害のリスクが増大します。患者さんに自覚症状を確認するほか、耳が遠くなったなどの症状はないか、家族にも確認しましょう。

★脱毛・アピアランスケア
エトポシド

精巣腫瘍は男性の疾患ですが、若年者が多く、脱毛にショックを受ける患者さんも多くいます。「脱毛は必発なので、散髪を勧めること」「可逆的であり、必ず回復すること」を、化学療法前に説明し、理解してもらうことが大切です。

★急性腎障害予防・対策
シスプラチン

シスプラチンは腎毒性があるため、投与前後に十分な点滴を行なって腎臓の負担を軽減します。点滴に加えて経口で水分をしっかり摂って、十分な排尿を心がけるように伝えましょう。欠尿、無尿、浮腫が現れたらすぐに知らせるように指導します。

腎機能障害がある患者さんには投与量の減量が必要になる場合もあります。腎機能低下がみられたら、主治医に確認しましょう。

★妊孕性障害への対策
ブレオマイシン

泌尿器科領域で妊孕性が問題になるのは、性機能障害と精子形成障害の2点です。精巣は抗がん薬や放射線に対する感受性が高い組織であるため、挙児希望の男性がん患者さんは、射精が可能であれば治療開始前に精子の凍結保存することが勧められています。主治医とよく相談しておくことを伝えましょう。

Memo

患者さんと一緒にまなぶ　　　　　尿路上皮がん（腎盂尿管がん、膀胱がん）

㊱ GC（ゲムシタビン＋シスプラチン）療法
ジーシー
（河本怜史）

- 転移・再発の尿路上皮がん（腎盂尿管がん、膀胱がん）に対する標準的な治療です。
- 28日（4週）ごとの治療です。
- 腎機能が悪い人にはシスプラチンの代わりにカルボプラチンを用いる場合があります。

📅 治療スケジュール

お薬の名前 投与量 投与時間		お薬の役割		投与期間（日）									治療中に気をつけてほしいこと
				1	2	3	4	5	…	8	…	15	…	28	
3号液 1,000mL	6時間	補液 【点滴】		↓										
乳酸リンゲル液 1,000mL	6時間	補液 【点滴】		↓										
デキサメタゾン （オルガドロン®） 9.9mg：1日目、 6.6mg：2日目以降	15分	吐き気止め 【点滴】		↓	↓	↓	↓	↓		↓		↓			針を刺した部分の血管が痛くなることがあります。温めると痛みが和らぐこともあります。
＋ パロノセトロン （アロキシ®） 0.75mg					↓										
アプレピタント （イメンド®） 125mg：2日目、 80mg：3・4日目		吐き気止め 【内服】			○	○	○								
ゲムシタビン （ジェムザール®） 1,000mg/m²	30分	治療のお薬 【点滴】		↓						↓		↓		休薬	熱やじんましんが出る、呼吸がしづらい、胸がゼイゼイいうなどの症状が現れることがあります。つらいときはすぐにお知らせください。
シスプラチン （ランダ®） 70mg/m²	2時間	治療のお薬 【点滴】			↓									休薬	
3号液 1,000mL	6時間	補液 【点滴】				↓	↓	↓							
D-マンニトール （20%マンニットール®） 200mL	30分	利尿薬 【点滴】			↓										
フロセミド （ラシックス®） 20mg	30分	利尿薬 【内服】			○										
乳酸リンゲル液 1,000mL	6時間	補液 【点滴】			↓	↓	↓								
乳酸リンゲル液 500mL	6時間	補液 【点滴】		↓											

※デキサメタゾン6.6mg（点滴）の2～4日目投与は、デキサメタゾン8mg/日（内服）とする場合がある。

1日目の合計点滴時間 45分

2日目の合計点滴時間 26時間15分

3・4・5日目の合計点滴時間 12時間15分

8・15日目の合計点滴時間 45分

 注意事項
- 長時間の点滴となります。
- 水分を摂って、十分に排尿しましょう。
- 気分が悪いときは、遠慮せず看護師に申し出てください。

"患者さんと一緒にまなぶ"重要レジメンのケア＆サポート

副作用…

防ぎましょう

- ★ **ばい菌から体を守りましょう**
  手洗い・うがいをこまめに行ないましょう。

- ★ **肺炎に注意しましょう**
  息切れ、空咳、倦怠感などを自覚したら、早めにスタッフに伝えましょう。

- ★ **聞こえかたの変化に気をつけましょう**
  耳鳴りがする、耳が聞こえにくいなどの症状があれば、早めにスタッフに伝えましょう。

📝 副作用メモ

骨髄抑制（こつずいよくせい）
（血を作る力が弱くなります。10〜14日目）

- 白血球が少なくなります。
  ➡ 免疫力低下（感染症）
- 赤血球が少なくなります。
  ➡ 貧血症状
- 血小板が少なくなります。
  ➡ 出血

シスプラチンが高用量投与されるので、高度催吐性レジメンとなります。十分な制吐対策を行なっていても悪心や嘔吐が出る場合があります。激しい悪心・嘔吐は治療継続の意欲にも悪影響を及ぼすのでしっかりとケアしていきましょう。

対策をしましょう

💧 ゲムシタビン

- ★ **針を刺したあたりが痛くなることがあります**
  点滴中、血管痛が現れることがあります。痛みを感じたらすぐに伝えてください。高齢の患者さんなどで血管が弱くなっている場合は、特に注意しましょう。刺入部のあたりを温めると痛みが和らぐことがあります。

ホカホカでーす！

💧 シスプラチン

- ★ **腎臓に負担がかかります**
  シスプラチンは腎臓に負担がかかる（腎毒性がある）お薬です。投与前後に点滴を行なって、負担を軽減していきます。水分をしっかり摂って、十分な排尿を心がけましょう。

お仕事、趣味を続けるために♪✨

たとえばトレッキングが趣味だったら…

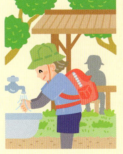

骨髄抑制
- ★ 体調が落ち着くまでは、あまり長距離コースは控え、自宅付近の散歩など無理をしないようにしましょう。
- ★ トレッキング中にお弁当を食べるときなど、確実に手洗い・うがいを行ない、感染予防に努めましょう。

悪心・嘔吐
- ★ 吐き気、倦怠感がひどいときは、無理せず下山し、また体調を整えてチャレンジしましょう。

ナースがまなぶ

GC 療法
ゲムシ　シスプ
タビン　ラチン

レジメンを間違いなく投与するために

- ゲムシタビンは必ず 30 分で投与終了する。
- シスプラチンは光で分解しやすいため、直射日光を避けて投与する。
- シスプラチンは塩素濃度が低い輸液で溶解すると活性が低下するため、必ず生理食塩液で溶解する。

- **費用概算**
  100,000 円
- **血管外漏出のリスク**
  炎症性：ゲムシタビン、シスプラチン
- **催吐性リスク**　**脱毛リスク**
  高度　　　　　　10.5%
- **発熱性好中球減少症（FN）発生率（G3+G4）**
  4.4%
- **注意すべき既往歴、合併症／治療を始める前の注意事項**
  ★治療によって骨髄抑制が高頻度で起こります。特に白血球数・好中球数・血小板数の変動に注意しましょう。

尿路上皮がん（腎盂尿管がん、膀胱がん）

好中球減少*	血小板減少*	貧血*
		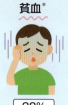
71%	57%	28%

悪心・嘔吐*	脱毛
	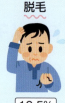
22%	10.5%

＊Grade3 以上

安全・確実に治療を進めるための コンキョ

ゲムシタビンは必ず 30 分で投与終了する

ゲムシタビンは点滴時間が長くなると細胞内活性体の濃度が高くなり、骨髄抑制などの副作用が増強される報告があります。必ず 30 分で投与しましょう。なお、薬液を薄めて投与しても投与時間は可能な限り 30 分程度とし、60 分以上かけないようにしましょう。

Memo

"患者さんと一緒にまなぶ"重要レジメンのケア＆サポート

副作用を防ぎ、対策するための ケア＆サポート

★感染症予防
レジメン全体
　骨髄抑制が非常に高頻度で発現するため、感染症の対策が大切です。がんの根治を目指すためには安易な減量や投与間隔の延長をしないことが大切なので、感染症にかからないように患者さんや家族にも指導しましょう。

★間質性肺炎対策
ゲムシタビン
　頻度は高くありませんが、息切れや発熱の症状に注意が必要です。間質性肺炎または肺線維症のある患者さん、胸部への放射線療法を施行している患者さんには投与禁忌です。

★聴力障害の把握
シスプラチン
　総投与量が300mg/m^{2}以上になると聴力障害のリスクが増加します。患者さんに自覚症状を確認するほか、耳が遠くなったなどの症状はないか、家族にも確認しましょう。

★血管痛への対処
ゲムシタビン
　ゲムシタビンの投与により、血管痛が発生する場合があります。確立された対処法はありませんが、血管痛を軽減できる可能性がある方法として、薬液を薄めて投与する、太い血管を選択する、投与前・投与中に注射部位を温かいタオルなどで温める、細い針（23G）を使用するなどがあります。

★急性腎障害予防・対策
シスプラチン
　シスプラチンは腎毒性があるため、投与前後に十分な点滴を行なって腎臓の負担を軽減します。点滴に加えて経口で水分をしっかり摂って、十分な排尿を心がけるように伝えましょう。乏尿、無尿、浮腫が現れたらすぐに知らせるように指導します。
　腎機能障害がある患者さんには投与量の減量が必要になる場合もあります。腎機能低下がみられたら、主治医に確認しましょう。

★悪心・嘔吐予防・対策
シスプラチン
　非常に大きな苦痛をもたらし、治療変更や中止を余儀なくされることもあるため予防が重要です。発症時期によって急性、遅発性、予測性に分けられます。患者さんの訴えを評価して、適切な予防や対策を講じましょう。

★末梢神経障害
シスプラチン
　有効な治療法は確立されていませんが、重篤になると生活の質を大きく落とすため、苦痛が強い場合は減量や投与間隔の延長などを考慮する必要があります。

患者さんと一緒にまなぶ　　　　　　　　　　　　　　　前立腺がん

㊲ カバジタキセル＋プレドニゾロン療法 （河本怜史）

● 前立腺がんでドセタキセルが効かなくなった人に行なう治療です。
● 21日（3週）ごとの治療です。

📅 治療スケジュール

お薬の名前 投与量 投与時間	お薬の役割	投与期間（日）								治療中に気をつけてほしいこと
		1	2	3	…	8	…	15	…	21	
デキサメタゾン （オルガドロン®） 6.6mg　【15分】 ＋ ファモチジン （ガスター®） 20mg ＋ d-クロルフェニラミン （ポララミン®） 5mg	吐き気止め アレルギー予防 【点滴】	↓								
カバジタキセル （ジェブタナ®） 25mg/m²　【1時間】	治療のお薬 【点滴】	↓								アレルギー症状、点滴部位の痛みが出たら、すぐに報告してください。
プレドニゾロン （プレドニゾロン） 10mg/日 【1日2回、1回5mg】	痛みを和らげるお薬 【内服】	○ ○	○ ○	○ ○	○○○ ○○○	○ ○	○○○○ ○○○○	○ ○	○○○ ○○○	○ ○	
ペグフィルグラスチム （ジーラスタ®） 3.6mg	白血球数を上げるお薬 【皮下注射】			💉							骨痛、背部痛などが起こることがあります。痛みがつらい場合は、鎮痛薬や貼付剤を投与するなどの対処が必要です。

※カバジタキセルの過敏反応防止のため、カバジタキセル投与30分前までに抗ヒスタミン薬、副腎皮質ホルモン薬、H₂受容体拮抗薬などの前投薬が必要。

1日目の合計点滴時間

1時間15分

注意事項
- 3日目に骨髄抑制予防の注射をします。
- プレドニゾロンは、1日2回（朝・昼）毎日、服用します。
- 点滴部位に痛み・違和感があったときは、すぐに相談してください。

"患者さんと一緒にまなぶ" 重要レジメンのケア＆サポート

副作用…

防ぎましょう

★ **ばい菌から体を守りましょう**
感染症対策が必要です。手洗い・うがいをこまめに行ないましょう。発熱があった際は解熱薬・抗菌薬を飲みましょう。

★ **食中毒に気をつけましょう**

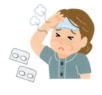

副作用メモ

G-CSF製剤の必要性と副作用
(じーしーえすえふせいざい　ひつようせい　ふくさよう)

- G-CSF製剤は、発熱性好中球減少症（FN）を予防する目的で投与するものです。
- どんなお薬を使う治療か、前回のコースでFNが発生したかなどで使いかたが違います。
- 骨痛、背部痛などが起こることがあります。時間とともに痛みは軽減されることが多いですが、症状が強くつらい場合は申し出ましょう。

カバジタキセルは主にCYP3A4で代謝されます。CYP3A4を阻害する薬や誘導する薬と併用がないか確認するようにしましょう。

対策をしましょう

🎧 **プレドニゾロン**

★ **血糖値が上がります**
血糖降下薬を飲んでいる人は、血糖測定を行ないましょう。

★ **骨がもろくなります**
骨粗しょう症になりやすくなります。高齢の人はけがに気をつけましょう。

★ **吐き気がすることがあります**
胃のムカつき（消化性潰瘍）などが出たときは相談してください。

★ **不眠症になったり気持ちが落ち込むことがあります**
プレドニゾロンの減量で改善されることが多いので、相談してください。

★ **顔が丸くなることがあります**
食欲の亢進・脂肪の代謝異常により、顔が丸くなります（満月様顔貌、ムーンフェイスといいます）。食事に注意しましょう。お薬の減量で改善されることが多いので、相談してください。

お仕事、趣味を続けるために ♪✨

たとえば木工雑貨屋さんだったら…

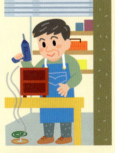

骨髄抑制
★ 作業に集中している虫が寄ってきても気がつかないかもしれません。虫よけスプレーを吹きかけたり、蚊取り線香利用して虫刺されに気をつけましょう。

骨粗鬆症
★ 骨がもろくなっている可能性があるので、作業台や木材にぶつかったりしないようにしましょう。

YORi-SOU がんナーシング 2018 増刊　165

ナースがまなぶ
カバジタキセル＋プレドニゾロン療法

レジメンを間違いなく投与するために

- プレドニゾロンは必ず併用となるため、カバジタキセル投与開始日から内服していく。
- ポリ塩化ビニル製の輸液バッグおよびポリウレタン製の輸液セットの使用は避け、0.2または0.22μmインラインフィルターを用いて投与する。
- 輸液と混和したあとは速やかに使用する。
- 1時間かけて投与する。

- 費用概算
  580,000円
- 血管外漏出のリスク
  起壊死性：カバジタキセル
- 催吐性リスク　　脱毛リスク
  軽度　　　　　　5～20％未満
- 発熱性好中球減少症（FN）発生率（G3+G4）
  23.1％
- 注意すべき既往歴、合併症/治療を始める前の注意事項
  ★発熱性好中球減少症に十分な注意が必要です。特に前投薬でドセタキセルの総投与量が多い、高齢者、広範囲の放射線治療歴がある、腫瘍の骨髄浸潤があるなどの患者さんでは注意しましょう。

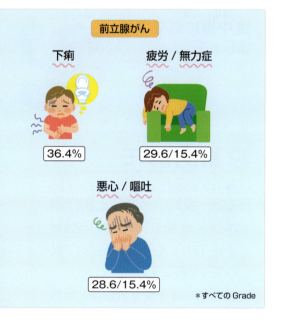

前立腺がん
下痢 36.4%
疲労/無力症 29.6/15.4%
悪心/嘔吐 28.6/15.4%
＊すべてのGrade

安全・確実に治療を進めるための コンキョ

プレドニゾロンは必ず併用となるため、カバジタキセル投与開始日から内服していく

プレドニゾロンは疼痛緩和目的での使用のため、連日服用となります。

塩化ビニル製の輸液バッグおよびポリウレタン製の輸液セットの使用は避け、0.2または0.22μmインラインフィルターを用いて投与する

ポリ塩化ビニル製の輸液バッグでは、カバジタキセル含量の低下および可塑剤DEHPの溶出が認められました。また、ポリウレタン製の輸液セットではカバジタキセルの吸着が認められました。

輸液と混和したあとは速やかに使用する

混和したあと、やむを得ず保存する場合は、室温で8時間、冷蔵保存で48時間（点滴投与の1時間を含む）以内に使用します。

副作用を防ぎ、対策するための ケア&サポート

★ 感染症予防
カバジタキセル

　骨髄抑制が非常に高頻度で発現するため、感染症への注意が大切です。治療中は頻回に臨床検査（血液検査など）を実施し、必要に応じて適切な処置を行ないます。

　特に注意が必要なのが発熱性好中球減少症（FN）です。適切な抗菌薬治療を速やかに開始しなければ、重症化して死に至る場合もあります。高齢者やPS（performance status）が不良の患者さん、FNの既往歴のある患者さんなどには、あらかじめG-CSF製剤を投与します。

　外来でカバジタキセルを投与する場合は、事前に抗菌薬を処方しておいて発熱時に服用させる、あるいは速やかに受診を促すなど、発熱時の対応を患者さんに指導しておくことが大切です。

★ ステロイドの服用による有害事象への対応
プレドニゾロン

　プレドニゾロンは合成副腎皮質ホルモン剤（ステロイド）です。ステロイドの長期服用による有害事象も考慮する必要があります。

■ 血糖上昇と易感染性

　ステロイドの作用で血糖が上昇しやすくなります。採血結果や高血糖症状に注意しましょう。高血糖状態が続くことで易感染傾向にも注意が必要です。

■ 骨粗鬆症

　ステロイドを長期服用すると骨粗鬆症にも注意が必要です。前立腺がんの患者さんは骨転移がある場合も多く、骨がもろい人が多いです。転倒しないように注意を促しましょう。

■ 消化性潰瘍

　消化性潰瘍のリスクも高まります。胃のムカつきなどが出た場合は、主治医に相談するよう伝えましょう。あらかじめプロトンポンプ阻害薬やH_2受容体拮抗薬などの胃酸分泌抑制薬を投与する場合もあります。

■ 精神症状

　不眠症になったり、気持ちが落ち込むことがあります。減量で改善されることが多いので、患者さんの変化に気がついたときは主治医に提案してみましょう。

■ 満月様顔貌（ムーンフェイス）

　満月様顔貌（ムーンフェイス）もしばしばみられます。ステロイドの減量で回復する場合も多くあります。患者さんの異変に気がついたら、主治医に報告しましょう。

★ G-CSF製剤の副作用対策
ペグフィルグラスチム

　G-CSF製剤の使いかたには1次予防、2次予防、治療的投与があります。1次予防では1コース目から、FNを予防する目的でG-CSFを投与します。2次治療は前コースでFNを認めた場合に次コースからG-CSFを投与すること、治療的投与はすでに好中球が減少している時点でG-CSF製剤を投与することを指します。

　一般的にFN発症リスクが20％以上のレジメンでは1次予防が推奨されており、カバジタキセルは骨髄抑制の頻度が非常に高いため1次予防の使用が推奨されています。

　骨痛、背部痛などが起こることがあります。痛みがつらい場合は、鎮痛薬や貼付剤を投与するなどの対処が必要です。また、頻度は少ないですが、海外ではG-CSF製剤によるアナフィラキシーショックの報告もあるため、呼吸状態やバイタルサインの変化に注意しましょう。

患者さんと一緒にまなぶ

悪性リンパ腫

㊳ R-CHOP（リツキシマブ＋CHOP）療法

（岡元るみ子）

- 悪性リンパ腫（非ホジキンリンパ腫〈CD20陽性〉）の標準的な治療です。
- 21日（3週）ごとの治療です。6～8コース投与します。

治療スケジュール　2日間タイプ

お薬の名前 投与量 投与時間	お薬の役割	投与期間（日） 1 / 2 / 3 / 4 / 5 / 6 / … / 21	治療中に気をつけてほしいこと
d-クロルフェニラミン（ポララミン®）2mg	アレルギー予防【内服】	1日目：○	インフュージョンリアクション予防として、抗がん薬投与の30分前に内服します。
アセトアミノフェン（カロナール®）500mg	解熱鎮痛薬【内服】	1日目：○	
リツキシマブ（リツキサン®）375mg/m² 約4時間	治療のお薬【点滴】	1日目：↓	血圧・脈・酸素を測りながら、点滴するスピードを速くしていきます。寒気や熱、かゆみ、じんましんなどが出たらすぐに教えてください。
アプレピタント（イメンド®）125mg：2日目、80mg：3・4日目	吐き気止め【内服】	2・3・4日目：○	
パロノセトロン（アロキシ®）0.75mg 15分	吐き気止め【点滴】	2日目：↓	休薬 / 休薬
プレドニゾロン（水溶性プレドニン®）60～100mg 15分	治療のお薬【点滴】	2日目：↓	胃が痛くなったり、血圧や血糖が高くなります。夕方に飲むと眠れなくなります。
ドキソルビシン（アドリアシン®）50mg/m² 30分	治療のお薬【点滴】	2日目：↓	尿や汗が赤くなっても、一時的なものです。
ビンクリスチン（オンコビン®）1.4mg/m² 最大2mgまで	治療のお薬【全開投与】	2日目：↓	便秘のときは下剤を飲みましょう。
シクロホスファミド（エンドキサン®）750mg/m² 1.5時間	治療のお薬【点滴】	2日目：↓	意識的に水分を多く摂りましょう。尿をためないよう、トイレに行きます。
プレドニゾロン（プレドニン®）60～100mg/日【1日2回】	治療のお薬【内服】	3・4・5・6日目：○○	

＊リツキシマブは初回50mL/時より開始し、30分ごとに50mLずつ速度アップし400mL/時まで。

1日目の合計点滴時間
初回 約4時間
2回目以降 約3時間

2日目の合計点滴時間
 約3時間

 注意事項
- 点滴が漏れていないか注意しましょう。
- 吐き気があるときは吐き気止めを飲みます。

"患者さんと一緒にまなぶ" 重要レジメンのケア＆サポート

副作用…

防ぎましょう

- ★ **ばい菌から体を守りましょう**
  手洗い・うがいが大切です。ウォシュレットでおしりをきれいにしましょう。
  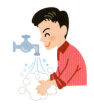

- ★ **お口の中をきれいにしましょう**
  抜歯など出血する治療を受けるときは、前もって主治医と相談しましょう。
  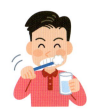

- ★ **食中毒に気をつけましょう**
  生のお肉は食べないようにしましょう。調理道具はいつも清潔にしましょう。

対策をしましょう

🩸 **ドキソルビシン**

- ★ **髪の毛が抜けてきます**
  治療開始2〜3週間後から一気に抜けます。治療終了後には生えてきます。バンダナや帽子、ウィッグを活用します。
  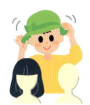

🩸 **ビンクリスチン**

- ★ **手や足先がしびれます**
  どのくらいのしびれがあるか伝えてください。ボタンをかけることができますか？　ペットボトルのふたを開けることができますか？
  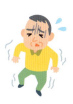

📝 副作用メモ

骨髄抑制（こつずいよくせい）
（血を作る力が弱くなります。10〜14日目）

- 白血球が少なくなります。
  ➡ 感染症
- 赤血球が少なくなります。
  ➡ 貧血
- 血小板が少なくなります。
  ➡ 出血

しびれの状態を教えてください。お薬の量を調整することがあります。

お仕事、趣味を続けるために 🎵✨

たとえば**果物農家**だったら…

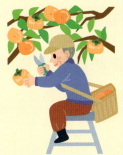

骨髄抑制
- ★ 長袖、長ズボンを身に着け、日焼けやけが、虫刺されに気をつけましょう。
- ★ 貧血による立ちくらみに注意！　台に乗って果物を収穫する際などの作業は気をつけましょう。

末梢神経障害
- ★ しびれで物をつかみにくくなったり、歩きにくくなったりします。工具を使うときは気をつけましょう。収穫時に使うはさみは要注意です！

ナースがまなぶ
R-CHOP 療法

リツキシマブ／シクロホスファミド／ドキソルビシン／ビンクリスチン／プレドニゾロン

レジメンを間違いなく投与するために

- リツキシマブのIR対策のため、前投与後、徐々に投与速度を上げていく。
- シクロホスファミドは、閉鎖式薬物移送システム（クローズドシステム）で投与する。

費用概算
300,000円

血管外漏出のリスク
起壊死性：ドキソルビシン、ビンクリスチン
炎症性：シクロホスファミド
非壊死性：リツキシマブ

催吐性リスク　　脱毛リスク
高度　　　　　　　97％

発熱性好中球減少症（FN）発生率（G3+G4）
19％

注意すべき既往歴、合併症／治療を始める前の注意事項
★ B型肝炎ウイルス：リツキシマブ投与によりB型肝炎ウイルス再活性化が報告されている。治療前にHBs抗体、HBs抗原、HBc抗体を測定する。キャリアや既感染でB型肝炎ウイルスDNA量が高値であればエンテカビルの予防内服を開始する。
★ 心毒性リスクである胸部放射線治療、ドキソルビシン投与歴、総投与量、治療歴を確認する。

CD20陽性非ホジキンリンパ腫

好中球減少症　82％
発熱　64％
末梢神経障害　51％
悪心・嘔吐　42％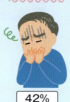
便秘　38％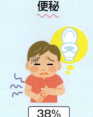

※すべてのGrade

安全・確実に治療を進めるためのコンキョ

リツキシマブのIR対策のため、前投与後、徐々に投与速度を上げていく

リツキシマブのインフュージョンリアクションは、投与開始時と点滴速度が速くなるときに起こりやすくなります。速度変更時にはバイタルサインをチェックします。リツキシマブ投与速度は初回50mL/時から開始し、30分ごとに50mL/時ずつ速度を上げ、400mL/時までとします。2回目以降は100mL/時から開始し、30分ごとに100mL/時ずつ速度を上げ、400mL/時まで投与可能です。

シクロホスファミドは、閉鎖式薬物移送システム（クローズドシステム）で投与する

シクロホスファミドは揮発性が高く、曝露対策の点からクローズドシステムを用いて投与します。

"患者さんと一緒にまなぶ"重要レジメンのケア＆サポート

副作用を防ぎ、対策するための ケア＆サポート

★インフュージョンリアクションへの対応
リツキシマブ

発熱、じんましん、悪心、呼吸困難などの症状で、アレルギー症状と鑑別できません。予防薬の前投与を必ず行ないます。症状が出現したときは点滴を中断して、抗ヒスタミン薬、ステロイドを投与します。患者さんには、症状が出たら医療スタッフにすぐに知らせるよう指導します。初回に症状が出現しても、2回目以降の発症頻度は低く症状も軽くなります。

★感染症予防
レジメン全体

治療前から口腔ケアを開始します。また、腎瘻造設やCVカテーテルは感染源になりやすいため、挿入部の発赤、腫脹、疼痛がないか、丁寧に観察します。治療後10〜14日目に好中球数が最低値となります。発熱性好中球減少症（FN）の際は抗菌薬の内服を開始すること、悪寒や戦慄が強く、意識障害を伴うときは敗血症をはじめとする重篤な感染症が疑われるため、病院を緊急受診するよう説明します。FNのリスクファクターや外来対応が可能な条件（表1）を確認しておくとよいでしょう。高齢（65歳以上）、PS（performance status）が悪い、肝腎機能低下などのリスクが高い患者さんは、治療後72時間以内にペグフィルグラスチムを予防投与します。

表1 発熱性好中球減少症（FN）のとき外来対応が可能な条件

【患者側の要因】
・臓器機能が保たれている。
・好中球減少症期間が10日以内と予想される。
・消化管の吸収に問題なく内服可能。
・介護者がいる。
・緊急時に来院する交通手段がある。
【病院側の要因】
・急変時に常時対応可能な外来診療体制が整備されている。

★脱毛への備え
ドキソルビシン

ウィッグは、仕事や急な冠婚葬祭に出席する可能性などを考え、安価なものを用意してもよいでしょう。

★便秘対策
ビンクリスチン

ビンクリスチンは自律神経障害を引き起こすため、便秘になりやすい薬剤です。麻痺性イレウスになることもあります。下剤を積極的に服用してもらいましょう。

★末梢神経障害対策
ビンクリスチン

患者さんは「しびれ」ではなく、「痛み」や「腫れぼったい感じ」と訴えるかもしれません。問診のときは注意しましょう。有効な治療薬はありませんが、ガバペンチンやビタミン剤、デュロキセチンが投与されます。末梢神経障害により字が書けない、ボタンがかけられないような場合は、原因となるビンクリスチンを減量中止にします。

★出血性膀胱炎予防・対策
シクロホスファミド

シクロホスファミドは肝代謝され、その活性代謝産物アクロレインが腎から尿中に排泄され、尿路上皮細胞を障害します。水分を多く摂取し、排尿を心がけて膀胱を空にしておくことが大切です。飲水が不十分なときは点滴を施行します。ドキソルビシンは赤色のため尿がオレンジ色になります、出血と間違えないようにしましょう。

患者さんと一緒にまなぶ　　　　　　　　　　　　　　　　ホジキンリンパ腫

㉟ ABVD（ドキソルビシン＋ブレオマイシン＋ビンブラスチン＋ダカルバジン）療法 （香取哲哉）

- 初発限局期・初発進行期のホジキンリンパ腫の標準的な治療です。限局期は放射線治療を併用することがあります。
- 28日（4週）ごとの治療です。点滴は1・15日目に行ないます。2〜8コース投与します。

治療スケジュール

お薬の名前 投与量 投与時間	お薬の役割	投与期間（日）1	2	3	…	15	16	17	…	28	治療中に気をつけてほしいこと
アプレピタント（イメンド®）125mg：1・15日目、80mg：2・3・16・17日目	吐き気止め【内服】	○	○	○		○	○	○			
デキサメタゾン（デカドロン®）15分 9.9mg：1・15日目、6.6mg：2・3・16・17日目	吐き気止めアレルギー予防【点滴】	↓	↓	↓		↓	↓	↓		休薬	
パロノセトロン（アロキシ®）0.75mg/m²		↓				↓				休薬	
ドキソルビシン（アドリアシン®）30分 25mg/m²	治療のお薬【点滴】	↓				↓					尿が赤くなっても一時的なものです。
ブレオマイシン（ブレオ®）5分 10mg/m² ※最大15mgまで	治療のお薬【点滴】	↓				↓					熱っぽい感じがあるときは伝えてください。
ビンブラスチン（エクザール®）5分 6mg/m² ※最大10mgまで	治療のお薬【点滴】	↓				↓					注射部位が赤く腫れたり、痛みや違和感があるときは、すぐに伝えましょう。
ダカルバジン（ダカルバジン®）1時間 375mg/m²	治療のお薬【点滴】	↓				↓					血管に沿った痛みが出ることがあります。

※デキサメタゾンは2日目以降は経口投与可能。症状に合わせて5日まで併用する場合がある（15日目も同じ）。

1・15日目の合計点滴時間

約2時間

注意事項
- 点滴が漏れていないか注意しましょう。
- ドキソルビシンは心臓に影響を及ぼす副作用があります。予防と対応のため心電図・心臓超音波検査を行ないます。
- ブレオマイシンによる肺に影響を及ぼす副作用の症状、咳や呼吸困難、息切れ、発熱が現れたときは、すぐに病院に連絡をしましょう。

"患者さんと一緒にまなぶ" 重要レジメンのケア＆サポート

副作用…

防ぎましょう

- **ばい菌から体を守りましょう**
  手洗い・うがいをこまめに行ない、毎日シャワーを浴びるようにしてください。

- **お口の中をきれいにしましょう**
  こまめなうがいと毎食後の歯磨きをしましょう。熱い飲みものを飲むときは、お口の中のやけどに注意してください。

- **食中毒に注意しましょう**
  白血球が下がっているときは新鮮な食品を選び、生野菜や果物はよく洗ってから食べましょう。

対策をしましょう

ドキソルビシン／ブレオマイシン

- **髪の毛が抜けてきます**
  2週間を過ぎたころから始まり、1～2カ月経過するころにはほとんど抜けてしまいます。この脱毛は一時的なもので、治療が終了してから3～6カ月で回復してきます。
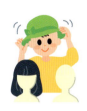

ビンブラスチン

- **手足にしびれが出ることがあります**
  しびれの程度には個人差があります。我慢せず伝えてください。
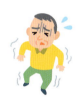

📝 副作用メモ

血管痛（けっかんつう）

- ダカルバジンによって起こります。この抗がん薬は光によって分解され、分解されたことでできる物質が血管痛の原因と考えられています。点滴バッグをなるべく光にあてないよう遮光することが予防策となります。

副作用予防として処方されたお薬を理解しましょう。何か体調に変化があれば、教えてください。

お仕事、趣味を続けるために✨

たとえば**華道の先生**だったら…

末梢神経障害
- ★生け花はさみによる切り傷などに注意しましょう。
- ★花器を持つときは、落とさないように両手で持ちましょう。重いものの場合は、生徒さんに手伝ってもらうのもよいでしょう。

悪心・嘔吐
- ★吐き気・嘔吐と付き合いながら教室を続けていくために次のような対策をとりましょう。
  ・体が楽な衣服を着ましょう。
  ・室内の換気をし、気になる臭いを除去しましょう。
  ・食べるのがつらいときは無理に食べずに、食べたいものや食べられるものを少しずつ食べ、体力の低下をくいとめましょう。

骨髄抑制
- ★毎日1回は体温を測り、無理せず生活しましょう。
- ★教室の終了後は石けんでよく手を洗いましょう。

肺障害
- ★痰を伴わない咳や呼吸困難、息切れ、発熱があるときは受診をしましょう。

ナースがまなぶ

ABVD 療法

A アドリアマイシン（ドキソルビシン） / B ブレオマイシン / V ビンブラスチン / D ダカルバジン

レジメンを間違いなく投与するために

- ドキソルビシンは起壊死性抗がん薬であるため、血管外漏出時は治療薬デクスラゾキサンの投与を検討する。
- ダカルバジンを静注する場合は、点滴経路全般を遮光して投与すること。

ホジキンリンパ腫

- **費用概算**
  99,000 円
- **血管外漏出のリスク**
  起壊死性：ドキソルビシン、ビンブラスチン
  炎症性：ブレオマイシン、ダカルバジン
- **催吐性リスク**　**脱毛リスク**
  高度　　　　　　24％（Grade3 以上）
- **発熱性好中球減少症（FN）発生率（G3+G4）**
  3〜4％
- **注意すべき既往歴、合併症／治療を始める前の注意事項**
  ★ ドキソルビシンは蓄積性の心毒性があるため、治療開始前には心機能（心エコー）検査が必要である。
  ★ 肺毒性は主にブレオマイシンによるもので、縦隔に対する放射線療法を併用するとリスクがさらに高くなる。特に高齢者は十分注意する。
  ★ B 型肝炎ウイルスの再活性化が認められる可能性があるので注意する。

悪心・嘔吐 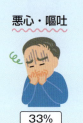 33％

脱毛 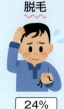 24％

白血球減少 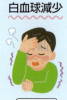 18％

貧血 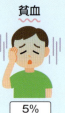 5％

肺障害 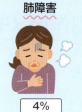 4％

※ Grade3 以上

安全・確実に治療を進めるためのコンキョ

ドキソルビシンの心毒性

国内では、一般的に総投与量は 500mg/m² 以下とされています。ABVD 療法 8 コース（最大コース数）では 400mg/m² で、心臓の基礎疾患がなく心機能が正常である場合は比較的安全に投与を完遂できます（心不全の合併率は 1〜3％）。もともと心機能低下がある場合、治療期間中定期的に検査します。左室駆出分画率（LVEF）が 40％未満となった場合は、ドキソルビシンの投与は中止します。

ブレオマイシンと肺毒性

初期症状に乾性咳嗽、呼吸困難、発熱があります。発症は一般的には亜急性ですが、急性型や劇症型も報告されています。ABVD 療法終了後 4〜10 週に起こることが多いのですが、終了後 6 カ月以上経過して発症することもあります。リスク因子としては、縦隔への放射線照射、G-CSF 製剤の使用、

喫煙、酸素投与などがあげられます。疑わしい症例は胸部CTや呼吸機能検査を評価します。重症例はステロイドパルス療法（メチルプレドニゾロン1,000mg/日、3日間を1週ごとに病態に応じて繰り返し行なう）の適応となります。ブレオマイシンの総投与量は、縦隔への放射線照射を行なう場合は180mg/body（12回投与）以下、照射のない場合は300mgを超えないことが推奨されています。

副作用を防ぎ、対策するための ケア&サポート

★感染症予防
レジメン全体

　白血球が減少すると感染症にかかりやすくなるので、外出後や食事の前後、トイレ後に石けんを使用した手洗い・うがいを習慣化させることが大切です。外出時は人混みを避けることも伝えましょう。虫歯、歯周炎、痔核などがある場合には、抗がん薬投与前に治療しておくように指導します。自分の血液データを理解して、毎日1回は体温を測定し、37.5℃以上の熱が続く場合は、病院に連絡してもらうようにしましょう。

　入浴、歯磨き、陰部・肛門部の清潔などを保つことが大切であることを説明します。食事は生ものを絶対に食べてはいけないわけではありませんが、新鮮なものを心がけるように指導しましょう。感染症にかかっている人や流行性耳下腺炎、はしかなどのワクチンを受けた人との接触には十分気をつけるよう伝えます。

　好中球減少に対してG-CSF製剤の投与が必要な場合がありますが、G-CSF製剤はブレオマイシンの肺毒性の頻度を高める可能性があるので、安易に一次予防として用いることは推奨されません。全体を通して、高齢者では感染症のリスクが高くなるので注意を要します。発熱時にはあらかじめ処方されていた経口抗菌薬の内服をする、またはすぐに病院で受診するなど、適切な指導・処置が求められます。

★末梢神経障害の対処法
ビンブラスチン

　ABVD療法で使用するビンブラスチンは、CHOP療法で使用するビンクリスチンよりもしびれの副作用は軽いといわれていますが、末梢性の感覚障害、運動障害を起こすことがあります。便秘もその一つと考えられるため、イレウスへ進行することのないよう緩下薬の併用などを行ないます。末梢神経障害の予防法として確立したものはないため、具体的な日常動作を評価してGrade2が出現した場合は、ビンブラスチンを50％減量します。

★強い痛みを伴う血管痛への対応
ダカルバジン

　ダカルバジンの投与時は、点滴バッグに溶解後、点滴ルートまで遮光し、速やかに、できるかぎり太い静脈から投与することが必要です。末梢血管からの投与が難しい場合は、基本的にはダカルバジンを中止・減量せず、CVポートの留置などをすぐに検討します。

患者さんと一緒にまなぶ

悪性リンパ腫

㊵ RB（リツキシマブ＋ベンダムスチン）療法
アールビー

（香取哲哉）

- 未治療の低悪性度B細胞性非ホジキンリンパ腫およびマントル細胞リンパ腫の標準的な治療です。
- 28日（4週）ごとの治療です。投与は2日間連日行ないます。3～6コース投与します。

治療スケジュール　2日間タイプ

お薬の名前 投与量 投与時間	お薬の役割	投与期間（日） 1 / 2 / 3 / … / 28	治療中に気をつけてほしいこと
d-クロルフェニラミン （ポララミン®） 2mg/日	アレルギー予防 【内服】	○	d-クロルフェニラミンで眠気が出ることがあります。
アセトアミノフェン （カロナール®） 500mg/日	解熱鎮痛薬 【内服】	○	
リツキシマブ （リツキサン®） 375mg/m² （2～4時間）	治療のお薬 【点滴】	↓ ／ ／ ／ 休薬 ／ 休薬	血圧、脈、酸素を測りながら点滴するスピードを速くしていきます。寒気や熱、かゆみ、じんましんなどが現れたら、すぐに教えてください。
デキサメタゾン （デカドロン®） 6.6mg ＋ グラニセトロン （カイトリル®） 1mg （15分）	吐き気止め アレルギー予防 【点滴】	↓ ／ ↓	
ベンダムスチン （トレアキシン®） 90mg/m² （1時間）	治療のお薬 【点滴】	↓ ／ ↓	注射部位に痛みや炎症が現れることがあります。異常があればすぐに教えてください。

※3日間タイプは1日目にリツキシマブ、2・3日目にベンダムスチンを投与。

1日目の合計点滴時間 約3時間30分 ～ 約5時間30分　 注意事項
- 点滴が漏れていないか注意しましょう。
- 吐き気があるときは吐き気止めを飲みます。

※リツキサン®の投与時間による

"患者さんと一緒にまなぶ"重要レジメンのケア＆サポート

副作用…

防ぎましょう

★ **ばい菌から体を守りましょう**

手洗い・うがいをこまめに行ない、毎日シャワーを浴びるようにしてください。

★ **お口の中をきれいにしましょう**

こまめにうがいと毎食後の歯磨きをしましょう。熱い飲みものを飲むときは、お口の中のやけどに注意してください。

★ **食中毒に注意しましょう**

白血球値が下がっているときは新鮮な食品を選び、生野菜や果物はよく洗ってから食べましょう。

📝 副作用メモ

骨髄抑制（こつずいよくせい）と予防（よぼう）

- ST合剤
  → ニューモシスチス肺炎の発症リスクが高い場合
- 抗ウイルス薬
  → 単純ヘルペスウイルス、水痘、帯状疱疹ウイルスに対し、プリンアナログやステロイド併用例、CD4陽性細胞数 50/μL以下などの場合
- 抗真菌薬
  → 造血幹細胞移植、急性白血病、骨髄異形成症候群、GVHDなどでリスクが高い場合
- ニューキノロン系薬
  → 好中球数が≦100/μLで＞7日以上が予想されるなどリスクが高い場合
- G-CSF製剤
  → FN発生が20％以上報告されているレジメンを行なう場合

お伝えしていない症状でも、体調の変化があったら教えてください。

対策をしましょう

💉 **ベンダムスチン**

★ **注射部位のあたりに痛みや炎症が現れることがあります**

注射部位、または注射部位を中心に腕に広がる痛みや炎症が現れることがあります。腕を温めると痛みが和らぐことがあります。また、投与中に薬剤が血管の外に出てしまい、痛み・炎症が起こることがあります。痛みがあるときは我慢せずに伝えてください。

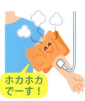
ホカホカでーす！

お仕事、趣味を続けるために✨

たとえば**会社員**だったら…

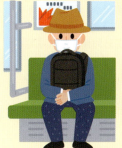

骨髄抑制

★ デスクワーク中は、1時間に1回くらいは意識してひと息つきましょう。
★ 毎日1回は体温を測りましょう。
★ 通勤時などはマスクを着用し、できるだけ人ごみを避けましょう。
★ 切り傷に気をつけ、朝ひげをそるときは電気カミソリを使用しましょう。
★ 職場でも食後の歯磨きを習慣づけましょう。歯を磨く際は、歯茎を傷つけないことが大切です。
★ 排便時にはいきまないようにして、自然な排便を目指しましょう。

悪心・嘔吐

★ スーツを着ていると窮屈で、気持ちが悪くなることもあるかもしれません。事情を説明し、ポロシャツの着用やノーネクタイなどを提案してみましょう。
★ 食べるのがつらいときは無理に食べずに、食べたいものや食べられるものを少しずつ食べましょう。デスクでの間食が禁止されている場合は、上司に相談して、あいている会議室などで食べるという方法もあります。

ナースがまなぶ

RB 療法
リツキシマブ　ベンダムスチン

レジメンを間違いなく投与するために

- リツキシマブのIR対策のため、前投薬投与後、徐々に投与速度を上げていく。
- ベンダムスチンは揮発性のため、閉鎖式薬物移送システム（クローズドシステム）で投与する。

悪性リンパ腫

- 費用概算
  501,000円
- 血管外漏出のリスク
  炎症性：ベンダムスチン
  非壊死性：リツキシマブ
- 催吐性リスク　　　　・脱毛リスク
  中等度：ベンダムスチン　　0%
- 発熱性好中球減少症（FN）発生率（G3+G4）
  不明（中リスク程度）
- 注意すべき既往歴、合併症/治療を始める前の注意事項
  ★帯状疱疹などの罹患歴の確認や、真菌、ウイルス（サイトメガロウイルスなど）、ニューモシスチスなどによる重症日和見感染に注意する。
  ★HBs抗原陰性であっても、B型肝炎ウイルスの再活性化が認められる可能性があるので注意する。

リンパ球数減少 97.1%

悪心/嘔吐 66.7/18.8%

発疹 39.1%

注射部位反応 10.1%

※すべてのGrade

安全・確実に治療を進めるためのコンキョ

リツキシマブのIR対策のため、前投薬後、徐々に投与速度を上げていく

大半は初回点滴静注開始後30分～2時間より24時間以内に現れます。また、インフュージョンリアクション（IR）の発現には一定の傾向が認められ、初回投与時、特に注意速度を最初に上げたあと30～60分の間に多く発現しています。軽微～中等度の主な症状は、発熱、悪寒、悪心、頭痛、疼痛、搔痒、発疹、咳、虚脱感、血管浮腫、口内乾燥、多汗、めまい、倦怠感などです。重篤な症状は、アナフィラキシー様症状、肺障害、心障害などの重篤な副作用です。

ベンダムスチンは揮発性のため、閉鎖式薬物移送システム（クローズドシステム）で投与する

ベンダムスチンはナイトロジェンマスタード構造を有するベンゾイミダゾール誘導体であるため、曝露対策はシクロホスファミドと同等の扱いとします。

副作用を防ぎ、対策するための ケア&サポート

★感染症予防
レジメン全体

好中球数は少し遅めの点滴2～3週間後に最低値になります。15日目前後に適宜血液検査を行ないます。骨髄抑制、特にリンパ球減少が高頻度で発現し、重症な免疫不全が発現または増悪することがあります。免疫不全に伴い重篤な感染症が発現し、海外では死亡例も報告されているため、患者さんを十分観察し、免疫不全や感染徴候を認めた場合は、適切な検査・処置を行ないます。

ST合剤やアシクロビルの予防投与を行なわなかった海外臨床試験では、ニューモシスチス肺炎、ヘルペスウイルス感染や帯状疱疹などの発現を認めたので、両薬剤の処方を確認します。

また、患者さんには以下の点を指導しましょう。
①手洗い・うがいの習慣が大切である。
②①については、家族の協力の重要性を強調する。
③食事制限は必要ないが、極端にリスクの高い食品（発酵食品など）は避ける。
④次の症状に困ったり、悩んだりしたら、病院に連絡するよう指導する。
・体に痛みを伴う皮疹が出たとき
・呼吸器症状、消化器症状、視野異常が出たとき

★口腔ケア
レジメン全体

口腔粘膜（口唇粘膜、頬粘膜、舌、歯肉など）に対する抗がん薬の直接作用や白血球減少に伴う局所感染症により、口腔粘膜炎が発生します。それに関連して既存の歯・歯周組織の炎症が悪化することや、ヘルペスウイルスにより水疱形成や潰瘍が生じること、カンジダという真菌が増殖して白苔が増えることがあります。

患者さんには、治療前に、歯科でチェックを受けるよう指導します。また、口の中の衛生を保つため、歯磨きや入れ歯の手入れ、食生活など具体的な生活指導をしましょう。

★悪心・嘔吐の症状を軽減するための対策
ベンダムスチン

悪心・嘔吐の症状を軽減するために、以下の対策を講じます。
①中等度リスクに準じてベンダムスチン投与日でない3～4日目にデキサメタゾンを追加する。
②5-HT$_3$受容体拮抗薬であるグラニセトロンをパロノセトロンに変更する。
③高度リスクに準じて次コースよりアプレピタントを追加する。
④頓服薬としてメトクロプラミドを追加する。

Memo

患者さんと一緒にまなぶ

多発性骨髄腫

㊶ BLd（ビーエルディー）（ボルテゾミブ＋レナリドミド＋デキサメタゾン）療法

（戸根奈津子）

- 多発性骨髄腫の標準的な治療法です。
- 21日（3週）ごとの治療法です。
- 年齢や体調により、お薬の量やスケジュールが変わる場合があります。

📅 治療スケジュール

お薬の名前 投与量 投与時間	お薬の役割	投与期間（日）						
		1	2	3	4	5	6	7
ボルテゾミブ （ベルケイド®） 1.3mg/m²	治療のお薬 【皮下または 静脈注射】	💉			💉			
レナリドミド （レブラミド®） 25mg/日	治療のお薬 【内服】	○	○	○	○	○	○	○
デキサメタゾン （レナデックス®） 20mg/日	治療のお薬 【内服】	○	○		○	○		

		8	9	10	11	12	13	14	…	21
ボルテゾミブ （ベルケイド®） 1.3mg/m²	治療のお薬 【皮下または 静脈注射】	💉			💉					
レナリドミド （レブラミド®） 25mg/日	治療のお薬 【内服】	○	○	○	○	○	○	○	休薬	休薬
デキサメタゾン （レナデックス®） 20mg/日	治療のお薬 【内服】	○	○		○	○				

★ **BLd lite（VRd lite）療法**

現在、ボルテゾミブやレナリドミドの量を調整したBLd療法のほか、1コースの日数、ボルテゾミブ・レナリドミドの投与日、投与日数を調整したBLd lite（RVD lite）が報告されています（p.182 表1参照）。

注射薬と経口薬のみ

注意事項

- お薬を飲み忘れた場合、忘れた分を服用せず次の分から服用しましょう。
  ※絶対に、2回分を一気に飲まないでください（副作用が強く出る恐れがあります）。
  ※飲み忘れた薬は休薬期間中には服用せず、来院時にお持ちください。
- 次のような症状が出現したときは、すぐに相談しましょう。
  ・「階段を上ったり、少し無理をしたりすると、息切れがしたり息苦しくなる」「空咳が出る」「発熱がある」（➡間質性肺炎）
  ・「動くと息が苦しい」「疲れやすい」「足がむくむ」「急に体重が増えた」（➡心障害）
  ・「胸の痛み」「息苦しくなる」「片方の足が急激に痛む・腫れる」（➡血栓・塞栓症）

"患者さんと一緒にまなぶ" 重要レジメンのケア＆サポート

副作用…

防ぎましょう

★ ばい菌から体を守りましょう

手洗い・うがいが大切です。人ごみに行くときはマスクをしましょう。

★ 高脂肪・高カロリーの食事を食べたあとは、レナリドミドの服用は避けましょう

レナリドミドの吸収が悪くなってしまうことがあります。

★ レナリドミドは、おなかの中の赤ちゃんに影響します

妊婦さんが服用するとおなかの中の赤ちゃんへの影響がわかっています。RevMate® にしたがって避妊しましょう。また、ほかの人が間違って飲まないようにしましょう。

📝 副作用メモ

骨髄抑制（こつずいよくせい）
（血を作る力が弱くなります。治療から10～14日目）

- 白血球が少なくなります。
  ➡ 感染症
- 赤血球が少なくなります。
  ➡ 貧血
- 血小板が少なくなります。
  ➡ 出血

・しびれの状態を教えてください。お薬の量を調整することがあります。
・注射部位が赤く腫れたりしていませんか？ 塗り薬を使って対応することがあります。

対策をしましょう

💉 ボルテゾミブ

★ 手や足先がしびれることがあります

ボタンをかける、文字を書く、ペットボトルのふたを開けるなど、日常生活で困っていることがあれば教えてください。

レジメン全体

★ 便秘や下痢になることがあります

下剤や下痢止めを使って調整することができます。下痢または軟便のときは脱水を防ぐために、水分をしっかり摂りましょう。

★ むくみが出てくることがあります

顔や手足がむくむことがあります。「体重が急に増えた」「尿が出ない」「息切れ」「痛み」を伴う場合はすぐに相談しましょう。

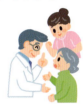

💉💊 ボルテゾミブ / レナリドミド

★ 皮疹や発疹が出てくることがあります

飲み薬や塗り薬を使って対応することがあります。「高熱（38℃以上）」「目の充血」「くちびるのただれ」「皮膚の広い範囲が赤くなる」といった症状があれば、すぐに相談しましょう。

お仕事、趣味を続けるために 🎵✨

たとえば **料理教室の先生** だったら…

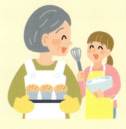

骨髄抑制、末梢神経障害

★ しびれで食器や調理器具がつかみにくくなったりします。お鍋やフライパンを持つときや包丁を使うときは十分に注意しましょう。室内でもスリッパは脱げやすいので危険です。

> ナースがまなぶ

BLd 療法
ボルテゾミブ　レナリドミド　デキサメタゾン

ベルケイド®（ボルテゾミブ）の「V」、レブラミド®（レナリドミド）の「R」を組み合わせ「VRd療法」「BRd療法」と記載されることもあります

レジメンを間違いなく投与するために

● 投与予定の「BLd療法」を把握する。

多発性骨髄腫

● 費用概算
121,000円

● 血管外漏出のリスク
炎症性：ボルテゾミブ

● 催吐性リスク　● 脱毛リスク
最小～軽度　　　％は不明（ほぼ生じない）

● 発熱性好中球減少症（FN）リスク
（G3 + G4）
9％

● 注意すべき既往歴、合併症／治療を始める前の注意事項
★ B型肝炎ウイルスの再燃が報告されており、投与前に確認を行なう。
★ ボルテゾミブ：間質性肺炎、肺線維症などの肺障害の既往歴のある患者さん、肝障害のある患者さん、高齢者には慎重投与とし、皮下投与の場合は前回と同じ部位への投与は避ける。
★ レナリドミド：妊娠中または妊娠している可能性のある患者さんには禁忌（レブラミド®・ポマリスト®の管理手順書〈RevMate®〉を遵守）。

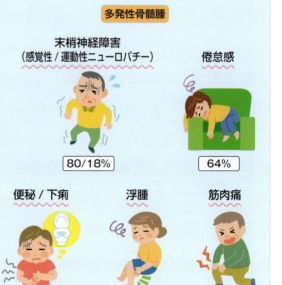

末梢神経障害（感覚性／運動性ニューロパチー） 80/18％
倦怠感 64％
便秘／下痢 61/35％
浮腫 45％
筋肉痛 44％
※すべてのGrade

安全・確実に治療を進めるためのコンキョ

● 投与予定の「BLd療法」を把握する

　ボルテゾミブ、レナリドミド、デキサメタゾンを組み合わせたレジメンは今回紹介したもの[1]以外にも数多く報告されています[2~4]。移植適応の可否、年齢や状態により使用するレジメン、目標クール数を調整するため、開始前に必ず患者さんおよび医療従事者で共有することが大切です（表1）。

表1 報告されているBLd・BLd lite療法のプロトコールの一部

	スケジュール	1コースの日数
BLd (VRd)	BTZ：1.0～1.3mg/m² day 1、4、8、11 LEN：15～25mg day 1～14 DEX：20～40mg day 1、2、4、5、8、9、11、12	21日（3週間）
BLd lite (VRd lite)	BTZ：1.3mg/m² day 1、8、15、22 LEN：15mg day 1～21 DEX：20mg day 1、2、8、9、15、16、22、23（≦75歳） 　　　：20mg day 1、8、15、22（>75歳）	35日（5週間）

※ BTZ：ボルテゾミブ、LEN：レナリドミド、DEX：デキサメタゾン

副作用を防ぎ、対策するための ケア&サポート

★感染症対策
ボルテゾミブ / デキサメタゾン

多発性骨髄腫による免疫不全も併せ持ちます。そのため、治療を継続するために感染症予防も原疾患のコントロールと同様に重要となります。

ボルテゾミブによる治療はNCCNガイドラインで帯状疱疹の発現リスクHighに分類されており、抗ウイルス薬による予防投与を考慮することが推奨されています。

またデキサメタゾンなどのステロイドの長期投与も易感染性の一因となるため、抗ニューモシスチス肺炎薬、抗真菌薬が併用されることもあります。

★末梢神経障害対策
ボルテゾミブ

発現時期は、累積投与量に依存します。客観的に評価が難しい副作用の一つであり、確立された対処方法がない副作用でもあります。まず患者さん自身に症状を教えてもらう必要があることを伝えます。また、末梢神経障害に対する表現は患者さんによって異なるため、注意し、丁寧に観察することが必要となります。これが減量中止基準となります。

★レブラミド®・ポマリスト®の管理手順書（RevMate®）を遵守
レナリドミド

レナリドミドは人で催奇形性を示すサリドマイドの誘導体であり、催奇形性を示す可能性がある薬剤として慎重に取り扱う必要があると考えられています。

そのため、胎児への薬剤曝露の防止を目的とした管理手順としてRevMate®が策定され、医療従事者、患者さんおよび家族などに遵守が求められています。2017年3月の改訂にて、「病棟看護師」「RevMate®手順に関わる薬剤師」が担い手として追加されています。

★間質性肺炎への対応
ボルテゾミブ

発現時期としては、投与初期の頻度が高くなります。国内の臨床試験において間質性肺炎による死亡例が認められています。早期発見には自覚症状が重要な情報となるため、息切れ、咳、発熱、感冒様症状が現れた場合には、速やかに担当医師へ連絡するよう指導します。

★血栓・塞栓症予防
レナリドミド / デキサメタゾン

投与期間中通して発現がみられます。深部静脈血栓症、肺塞栓症、動脈血栓症などが認められることがあり、予防として抗血小板薬・抗凝固薬の併用を考慮します。急激な片側下肢の腫脹・疼痛、胸痛、突然の息切れ、四肢の麻痺などがみられた場合、速やかに担当医師へ連絡するよう指導します。

★皮疹への対応
ボルテゾミブ / レナリドミド

投与初期にみられます。抗アレルギー薬やステロイドの外用薬を使用し対応することもありますが、皮膚粘膜症候群（Stevens-Johnson症候群）、中毒性皮膚壊死症（toxic epidermal necrolysis）を生じた場合は投与を中止し、適切な処置を行なう必要があります。

患者さんと一緒にまなぶ　　　　　　　　　　　　　　　多発性骨髄腫

㊷ DLd（ディーエルディー）（ダラツムマブ＋レナリドミド＋デキサメタゾン）療法

（戸根奈津子）

- 再発または難治性の多発性骨髄腫の治療法です。
- 28日（4週）ごとの治療法です。コースごとに治療スケジュールが変わります。
- 年齢や体調により、お薬の量やスケジュールが変わる場合があります。

📅 治療スケジュール　1～2コース目の投与例

お薬の名前 投与量 投与時間	お薬の役割	投与期間（日）									
		1	2	…	8	9	…	15	16	…	22	23	…	28
ジフェンヒドラミン（レスタミンコーワ）50mg/日	アレルギー予防【内服】	○			○			○			○			
アセトアミノフェン（カロナール®）650mg/日	解熱鎮痛薬【内服】	○			○			○			○			
デキサメタゾン（デキサート®）20mg　15分	治療のお薬【点滴】	↓			↓			↓			↓		休薬	休薬
デキサメタゾン（レナデックス®）20mg/日	治療のお薬【内服】		○			○			○						
ダラツムマブ（ダラザレックス®）16mg/kg	治療のお薬【点滴】	↓約7時間			↓約4時間			↓約3.25時間			↓約3.25時間			
レナリドミド（レブラミド®）25mg/日	治療のお薬【内服】	○	○	○○○	○	○○○	○	○	○○○					

（ダラツムマブ投与の1～3時間前）

※ 3～6クール目◆レナリドミド：1～21日目、25mg内服。ダラツムマブ：1・15日目、16mg/kg。ジフェンヒドラミン／アセトアミノフェン：1・15日目。デキサメタゾン：1・2・15・16日目、20mg（8～14日目、22～28日目のいずれか医師の指示にしたがい40mg内服）。

7クール目以降◆レナリドミド：1～21日目、25mg内服。ダラツムマブ：1日目、16mg/kg。ジフェンヒドラミン／アセトアミノフェン：1日目。デキサメタゾン：1・2日目、20mg（8～14日目、15～21日目、22～28日目のいずれか医師の指示にしたがい40mg内服）。

1日目の合計点滴時間

8～10時間

注意事項　■ 点滴中に気をつけたい体調の変化には以下のようなものがあります。
- 息切れ、息苦しさ　・咳、喉の痛み
- 鼻水、鼻づまり　・寒気、発熱
- 吐き気、嘔吐　・かゆみ
- めまい　など　（➡インフュージョンリアクション）

184　YORi-SOUがんナーシング　2018　増刊

"患者さんと一緒にまなぶ"重要レジメンのケア&サポート

副作用…

防ぎましょう

★ **点滴中の体調変化に気をつけましょう**
ダラツムマブ点滴中・後に少しでも体調の変化に気づいたら我慢せず必ず知らせましょう。インフュージョンリアクション（IR）・遅発性IRの可能性があります。
※慢性閉塞性肺疾患（COPD）、気管支喘息にかかったことがある人は点滴前に必ず伝えましょう。

★ **ばい菌から体を守りましょう**
手洗い・うがいが大切です。人ごみに行くときはマスクをしましょう。

★ **高脂肪・高カロリーの食事を食べたあとのレナリドミドの服用は避けましょう**
（高脂肪・高カロリーの食事 ➡ p.136）

★ **レナリドミドは、おなかの中の赤ちゃんに影響します**
妊婦さんが服用するとおなかの中の赤ちゃんへの影響がわかっています。RevMate®にしたがって避妊しましょう。また、ほかの人が間違って飲まないようにしましょう。

対策をしましょう

📋 **ダラツムマブ**

★ **輸血前検査で正しい結果が出ないことがあります**
ダラツムマブ治療中および最終投与から6カ月間は、患者IDカードを携帯し、輸血をすることになった場合は医療スタッフへ提示してください。

📋 **レジメン全体**

★ **むくみが出てくることがあります**
顔や手足がむくむことがあります。「体重が急に増えた」「尿が出ない」「息切れ」「痛み」を伴う場合はすぐに相談しましょう。

お仕事、趣味を続けるために

たとえばご隠居さんだったら…

インフュージョンリアクション、骨髄抑制、感染症

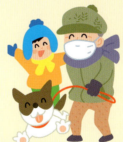

★ 病気やお薬などが原因で感染症にかかりやすいです。基本的なことですが、日ごろから手洗い・うがいを行ない、清潔を保ちましょう。ご家族も声をかけるようにしてください。

📝 副作用メモ

インフュージョンリアクション
アレルギーのような症状です。
● 初回の投与時に多くみられます。
● 投与後80～90分に、特に発現しやすくなります。
※2回目以降の投与時や、まれに投与後24時間以降に発現することもあるため注意が必要です。

・ダラツムマブの初回投与時は時間がかかりますので、入院が必要な場合があります。
・インフュージョンリアクションの有無に合わせて、投与速度を徐々に上げていきます。

> ナースがまなぶ

DLd 療法
ダラツムマブ　レナリドミド　デキサメタゾン

レジメンを間違いなく投与するために

- ダラツムマブのIR対策のため、徐々に投与速度を上げていく。
- インラインフィルター（ポアサイズ0.22μmまたは0.2μm）を用いて投与する。

- **費用概算**
  1,357,000～2,464,000円
- **血管外漏出のリスク**
  不明
- **催吐性リスク**　**脱毛リスク**
  最小度　　　　　0.4%
- **発熱性好中球減少症（FN）のリスク（G3+G4）**
  5.3%
- **注意すべき既往歴、合併症／治療を始める前の注意・注意事項**
  - ★B型肝炎ウイルスの再燃が報告されており、投与前に確認を行なう。
  - ★ダラツムマブ：慢性閉塞性肺疾患、気管支喘息のある患者さんまたは既往歴のある患者さんには慎重投与。
  - ★レナリドミド：妊娠中または妊娠している可能性のある患者さんには禁忌（レブラミド®・ポマリスト®の管理手順書〈RevMate®〉を遵守）。

多発性骨髄腫

インフュージョンリアクション 47.7%／—

好中球減少 59.4／43.1%

下痢 42.8／24.6%

倦怠感 35.3／27.8%

上気道感染 31.8／20.6%

※DLd療法／Ld療法
※すべてのGrade

安全・確実に治療を進めるためのコンキョ

ダラツムマブのIR対策のため、徐々に投与速度を上げていく

投与回数、過去投与時のIRの有無により、希釈後の点滴静注総量、投与速度が異なるため注意が必要です。IRによる投与中断後の投与速度は、重症度により対応が異なります（表1）。

表1 投与速度例（IRを認めない場合）

投与時期 点滴静注時間	点滴静注総量	点滴開始からの時間と投与速度					
		0～1時間	1～2時間	2～3時間	3時間以降	～5時間	5時間～
初回 約7時間～	1,000mL	50mL／時	100mL／時	150mL／時	200mL／時（最大）		
2回目 約4時間	500mL*1	50mL／時	100mL／時	150mL／時	200mL／時（最大）		
3回目以降 約3時間15分	500mL	100mL／時*2	150mL／時	200mL／時（最大)			

*1　初回投与開始時から3時間以内にIRが認められなかった場合、500mLとすることができる。
*2　初回および2回目投与時に最終投与速度が100mL／時以上でIRが認められなかった場合、100mL／時から開始することができる。

副作用を防ぎ、対策するための ケア&サポート

★患者指導と患者の観察
ダラツムマブ

　ダラツムマブによるインフュージョンリアクション（IR）は投与を受けた患者さんの半数以上に認められ、特に投与初期に多くみられます。ほとんどはGrade1〜2ですが3以上の事象も認められます。呼吸器系の症状が多く認められ、主な症状として鼻閉、咳嗽、咽頭刺激感、また悪寒、悪心・嘔吐も報告されています。投与から80〜90分後に発現しやすくなりますが、遅発性（本剤投与開始から24時間以降）に発現することもあります。ダラツムマブ投与中はIRの症状がないか十分に確認を行ない、違和感があった場合は速やかに医療スタッフに申し出るよう伝えます。

　ダラツムマブ単独投与の臨床試験において慢性閉塞性肺疾患や気管支喘息の既往のある患者さんで遅発性を含む気管支痙攣が認められたため、上記患者さんに対しては慎重投与となっています（表2）。

★間接抗グロブリン試験への干渉
ダラツムマブ

　ダラツムマブは抗CD38抗体です。CD38は、形質細胞のみならず、赤血球膜表面上にも発現しています。ダラツムマブが赤血球膜表面上に結合すると、間接抗グロブリン試験において偽陽性になることがあります。この干渉はダラツムマブ治療中および最終投与から6カ月後まで続く可能性があります。そのため本剤治療開始前に不規則抗体スクリーニング検査を含めた一般的な輸血前検査を実施し、ダラツムマブ投与前の状況を確認します。輸血の可能性がある場合には、患者IDカードを提示するよう指導します。

★レナリドミドの吸収低下を防ぐ
レナリドミド

　レナリドミド25mgを高脂肪食・高カロリー食（朝食：総カロリー1,033 kcal、脂肪約61.8 %）の食後に経口投与したときレナリドミドの吸収の低下が認められました。そのためレナリドミドは高脂肪食摂取前後を避けて服用することが望ましいとされています。

★レブラミド®・ポマリスト®の管理手順書（RevMate®）を遵守
レナリドミド　　　（➡ p.183）

★治療とうまく付き合っていくためのサポート
レジメン全体

　多発性骨髄腫は、ここ数年の新規薬剤の登場により、生存期間が大きく延長した疾患の一つです。しかしいまだに根治は難しい病気であることに変わりはありません。治療が長期間となり、家庭や社会環境、いわば「ライフステージ」が変化していることも少なくなく、患者さんそれぞれの「今」に合わせた治療継続の在りかた、サポートが今後より重要になると考えられます。

表2 ダラツムマブ臨床試験時のインフュージョンリアクションに対する前投与

ダラツムマブ投与開始1〜3時間前	副腎皮質ホルモン	デキサメタゾン20mg（または代替ステロイド）を静脈内／経口投与
	アセトアミノフェン	650〜1,000mgを静脈内／経口投与
	抗ヒスタミン薬	ジフェンヒドラミン25〜50mg（または同等品）の静脈内または経口投与。ただしプロメタジンの静脈内投与は避けること
	ロイコトリエン受容体阻害薬	治験実施医師の判断で1コース目の1日目にモンテルカスト10mgまたは同等品の経口投与可能

患者さんと一緒にまなぶ　　悪性黒色腫（メラノーマ）　非小細胞肺がん
※ニボルマブとペムブロリズマブに共通するもののみ

㊸ ニボルマブ／ペムブロリズマブ療法 （長谷川依子）

ニボルマブ
- 悪性黒色腫（メラノーマ）、非小細胞肺がん、腎細胞がん、ホジキンリンパ腫、頭頸部がん、悪性胸膜中皮腫、胃がんの標準的な治療です。
- 14日（2週）ごとの治療で、効果がないか、重い副作用が出現するまで続けます。
- 悪性黒色腫（メラノーマ）においてはニボルマブ（オプジーボ®）80mg＋イピリムマブ（ヤーボイ®）3mg/kgを、腎細胞がんにおいてはオプジーボ®240mg＋ヤーボイ®3mg/kgを21日（3週）ごとに治療する併用療法もあります。

ペムブロリズマブ
- 悪性黒色腫（メラノーマ）、非小細胞肺がん、尿路上皮がん、古典的ホジキンリンパ腫の標準的な治療です。
- 21日（3週）ごとの治療で、効果がないか、重い副作用が出現するまで続けます。

治療スケジュール

ニボルマブ

お薬の名前 投与量 投与時間	お薬の役割	投与期間（日）		
		1	…	14
ニボルマブ（オプジーボ®）240mg/body　30分	治療のお薬【点滴】	↓	休薬	休薬

ペムブロリズマブ

お薬の名前 投与量 投与時間	お薬の役割	投与期間（日）		
		1	…	21
ペムブロリズマブ（キイトルーダ®）200mg/kg　30分	治療のお薬【点滴】	↓	休薬	休薬

※悪性黒色腫（メラノーマ）には、1日2mg/kgを21日（3週）ごと、30分かけて点滴静注する。

免疫チェックポイント阻害薬のしくみ

①ウイルスや細胞などの異物に対する防御反応である免疫は、がん細胞も攻撃します。しかし、②がん細胞は免疫細胞の攻撃にブレーキをかけてしまい、攻撃から逃れています。③ニボルマブ、ペムブロリズマブなどの免疫チェックポイント阻害薬はこのブレーキをかける信号を止めることで、再び免疫細胞の攻撃が発揮されます[1]。

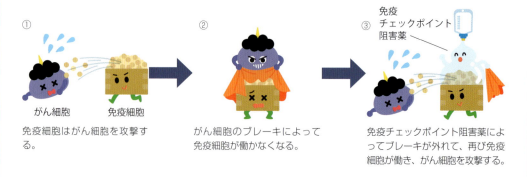

① 免疫細胞はがん細胞を攻撃する。
② がん細胞のブレーキによって免疫細胞が働かなくなる。
③ 免疫チェックポイント阻害薬によってブレーキが外れて、再び免疫細胞が働き、がん細胞を攻撃する。

"患者さんと一緒にまなぶ" 重要レジメンのケア＆サポート

副作用… 対策をしましょう

★ 副作用はいつ、どんな症状で始まるかわかりません。毎日、治療日記をつけましょう。

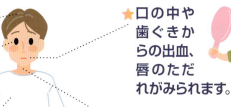

★ 頭が痛くなったり、意識がもうろうとしたりします。

★ 白目が黄色い、目の動きが悪い、みえかたがおかしいなどの症状が出ます。

★ 咳、息苦しさ、胸の痛みなどが現れます。

★ 手足にふるえ・しびれが出て、力が入らなくなります。

★ 足がむくみます。

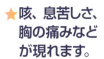

★ 口の中や歯ぐきからの出血、唇のただれがみられます。

★ 飲み込みにくくなります。

★ 吐き気・腹痛があります。

★ 下痢、血の混じった便、黒い便や白い便がみられます。

★ このほか、発熱、だるさ、食欲の低下などが生じるほか、肌が黄色っぽくなったり、ぽつぽつが出たり、体重の急な増減がみられます。

毎日、治療日誌をつけましょう。特に副作用がなくても記録を続け、受診時に持参しましょう。自分で書けないときは、ご家族にも協力してもらいましょう。

お仕事、趣味を続けるために

たとえば **休めない会議がある日** だったら…

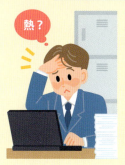

骨髄抑制

★ 軽い症状でも「大丈夫」と自己判断してはいけません。どんなに大切な会議があったり忙しかったとしてもすぐに病院に連絡しましょう。重大な副作用の始まりであることもあります。副作用によって体調の変化があるかもしれないことを上司や同僚に話せる人は話しておきましょう。

ナースがまなぶ
ニボルマブ / ペムブロリズマブ療法

レジメンを間違いなく投与するために

- 前投薬は不要。
- 経過を十分にフォローする。

費用概算
ニボルマブ：(240g) 419,068円 / 回
ペムブロリズマブ：
（悪性黒色腫以外）729,200円、
（悪性黒色腫）364,600円

血管外漏出のリスク
なし

催吐性リスク　脱毛リスク
最小度　　　　　%は不明（生じにくい）

発熱性好中球減少症（FN）発生率（G3+G4）
記載なし

注意すべき既往歴、合併症 / 治療を始める前の注意事項
★膠原病、間質性肺疾患、臓器移植、造血幹細胞移植の既往や合併に注意する。

ニボルマブ（進行・再発）
悪性黒色腫（メラノーマ）　非小細胞肺がん
腎細胞がん　ホジキンリンパ腫　頭頸部がん
悪性胸膜中皮腫　胃がん

ペムブロリズマブ（進行・再発）
悪性黒色腫　非小細胞肺がん※　尿路上皮がん
古典的ホジキンリンパ腫

※ PD-L1陽性であることを確認する。また、EGFRまたはAKL陽性の場合は2次治療以降。

肝機能障害	甲状腺機能障害	間質性肺疾患
約15%	約12%	約9.5%

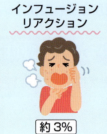 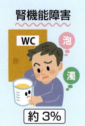 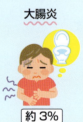 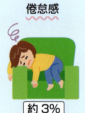

インフュージョンリアクション	腎機能障害	大腸炎	倦怠感
約3%	約3%	約3%	約3%

※ニボルマブとペムブロリズマブのどちらにも同じように症状が出現する

安全・確実に治療を進めるためのコンキョ

経過を十分にフォローする
　副作用の発現時期や種類は予測困難です。咳や腹痛などの風邪に似た軽い症状や、倦怠感や食欲低下などのがん自体による症状と区別しづらい症状が、副作用の始まりであることもあります。

"患者さんと一緒にまなぶ" 重要レジメンのケア＆サポート

副作用を防ぎ、対策するための ケア＆サポート

★間質性肺炎への対応
ニボルマブ/ペムブロリズマブ（以下すべて）

患者さんが、体動時の息切れ・息苦しさ、空咳、発熱など、風邪に似た症状を訴えたときは、間質性肺炎を疑います。まずは、痰のある咳か、痰の色は赤か黄色か、異常な呼吸音はないか、SpO_2 低下はないか（体動時も含めて）を確認します。胸部X線、CT、KL-6などの検査を行なう可能性があります。

★大腸炎・重度の下痢への対応

患者さんが、下痢、軟便、排便回数の増加、粘血便、腹痛、吐き気・嘔吐などを訴えたときは、大腸炎が疑われます。症状は、胃腸炎やほかの抗がん薬の副作用と似ています。便の回数（普段より何回増えたか）、便の色、腸蠕動音はあるかなどを確認しましょう。そのうえで、腹部X線、大腸内視鏡検査などを行ないます。

★皮膚障害の把握

皮膚障害は、服に隠れて気づきにくいです。患者さんに、全身に皮疹・水疱がないか、口腔粘膜炎ができたりや唇がただれたりしていないか、まぶたや眼が充血していないか、倦怠感や発熱がないか、視診・問診しましょう。そして、かゆみはあるか、化膿や出血を伴っていないか、陰部や口腔内に皮疹はないかを確認します。検査は、皮膚生検を行ないます。

★甲状腺機能障害

甲状腺機能が「亢進」しているときは、体重減少、頻脈、発汗、ふるえが、「低下」しているときは、倦怠感、体重増加、嗄声、むくみ、寒がるなどの症状がみられます。がんの症状や、ほかの抗がん薬の副作用に似ているため、注意します。倦怠感はないか、血圧低下はないかなどを確認し、甲状腺エコー、fT3、fT4、甲状腺刺激ホルモン（TSH）などの検査を行ないます。

＊　＊　＊

そのほかに、次の副作用にも注意しましょう。

- ・神経や筋の異常
- ・下垂体、副腎機能異常
- ・1型糖尿病
- ・肝機能障害
- ・腎機能障害
- ・膵炎
- ・脳炎、髄膜炎
- ・免疫性血小板減少性紫斑病
- ・貧血（溶血性貧血、赤芽球癆）
- ・インフュージョンリアクション
- ・ぶどう膜炎

次項、免疫チェックポイント阻害薬「アテゾリズマブ療法」(p.192～196) の内容も参考にしましょう。

Memo

患者さんと一緒にまなぶ　　　　　　　　　　　　　非小細胞肺がん

㊹ アテゾリズマブ療法

（長谷川依子）

- 非小細胞肺がんの標準的な治療です。
- 21日（3週）ごとの治療です。
- 効果がないか、重い副作用が出現するまで続けます。

📅 治療スケジュール

お薬の名前 投与量 投与時間	お薬の役割	投与期間（日） 1　…　21	治療中に気をつけて ほしいこと
アテゾリズマブ （テセントリク®） 1,200mg/body ⏰1時間 初回／⏰30分 2回目以降	治療のお薬 【点滴】	↓　休薬　休薬	寒気やじんましんがあるときはすぐに教えてください。

免疫チェックポイント阻害薬の副作用が起こるしくみ

免疫チェックポイント阻害薬には特徴的な副作用があります。従来の抗がん薬と違って、脱毛や吐き気、骨髄抑制は一般的に起こりません。免疫細胞が暴走してしまうと、がん細胞だけでなく自分の細胞も攻撃し、自己免疫疾患のような症状を起こすことがあります。たとえば下痢をした場合、ほかの抗がん薬の副作用で使われる下痢止めでは効果が不十分なこともあります。体調変化があったら自己判断せずに病院へ連絡して主治医に相談しましょう。

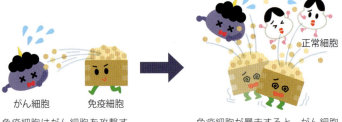

がん細胞　免疫細胞
免疫細胞はがん細胞を攻撃する。

正常細胞
免疫細胞が暴走すると、がん細胞だけでなく正常な自分の細胞も攻撃してしまう。

1日目の
合計点滴時間（初回）

60分

患者さん用のカードを持ち歩きましょう。ほかの病院を受診する場合は、カードを提示してください。アテゾリズマブと同時には使いづらいお薬があります（p.188 ニボルマブなども同様です）。
※これはテセントリク®の緊急連絡カードの一部です。

テセントリクの治療を受けている患者さんへ
このカードは、テセントリクの治療を受けている患者さんへの注意点をまとめています。常に携帯してください。
テセントリクの治療を受けている病院や主治医以外の治療を受ける場合は、このカードを必ずご提示ください。

［中外製薬株式会社 HP. 患者指導資材より引用］

"患者さんと一緒にまなぶ"重要レジメンのケア＆サポート

副作用…対策をしましょう

★ 軽い症状に重大な副作用が隠れていることがあります。

★ **かぜに似た症状にも、何かほかの副作用が隠れていることがあります**
　➡ もしかしたら……？
　・息切れや空咳：間質性肺炎かも？
　・頭痛や発熱、吐き気など：心筋炎か、脳炎・髄膜炎の初期かも？

★ **ほかの抗がん薬の副作用に似た症状が出ることがあります**
　➡ もしかしたら……？
　・胃腸炎かな？と思っていても、大腸炎や重度の下痢になっているかも？
　・体重の増減や頻脈や倦怠感など、「がんの症状かな？」と思っていても、甲状腺機能異常なのかも？

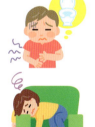

★ **何となく不調だなと感じていた症状に、何かほかの副作用が隠れていることがあります**
　➡ もしかしたら……？
　・倦怠感や血圧低下など：副腎機能障害かも？
　・手足の力が入りにくい、飲み込みづらいなど：ギランバレー症候群かも？

★ **このほか、疲れやすい、脱力感、むくみ、かゆみ、痛み、喉が渇く、尿の量が変わったなど、小さな変化にも重大な副作用のサインが隠れていることがあります。どんなことでも記録するようにしましょう**

> 毎日、治療日誌をつけましょう。特に副作用がなくても記録を続け、受診時に持参しましょう。ご自分で書けないときは、ご家族にも協力してもらいましょう。

お仕事、趣味を続けるために
たとえば**学校の先生**だったら…

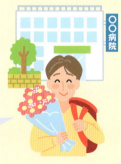

間質性肺炎

★ 風邪に似た症状も、重篤な副作用の前触れである可能性があります。抗がん薬治療中はささいな変化にも油断せず、休みづらくても主治医に診てもらったり、スタッフに報告したりしてください。

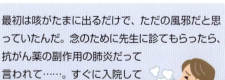
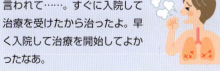

> 最初は咳がたまに出るだけで、ただの風邪だと思っていたんだ。念のために先生に診てもらったら、抗がん薬の副作用の肺炎だって言われて……。すぐに入院して治療を受けたから治ったよ。早く入院して治療を開始してよかったなあ。

> ナースがまなぶ

アテゾリズマブ療法

レジメンを間違いなく投与するために

- 前投薬は不要。
- 経過を十分にフォローする。

→ 費用概算
625,600円

→ 血管外漏出のリスク
なし

→ 催吐性リスク　→ 脱毛リスク
最小度　　　　　%は不明（生じにくい）

→ 発熱性好中球減少症（FN）発生率
（G3+G4）
記載なし

→ 注意すべき既往歴、合併症／治療を始める前の注意事項
★膠原病、間質性肺疾患、臓器移植、造血幹細胞移植の既往や合併に注意する。

進行・再発の非小細胞肺がん

皮膚障害　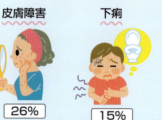　26%

下痢　15%

肝機能障害　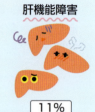　11%

神経障害　6%

甲状腺機能障害　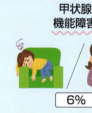　6%

間質性肺疾患　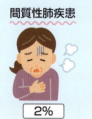　2%

インフュージョンリアクション　　2%

腎機能障害　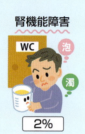　2%

安全・確実に治療を進めるための コンキョ

● 経過を十分にフォローする

投与時のリスクはほとんどありません。インフュージョンリアクションの発生率も 2% 程度です。

副作用を防ぎ、対策するための ケア＆サポート

★ 副作用を早期に発見し、重症化することを防ぐ

副作用の予防が困難である点が、殺細胞薬・分子標的薬とは異なります。初期症状はかぜに似ているものもあり、簡単には区別できません。一日単位で進行する場合もあり、対応が遅れると重症化します。

"患者さんと一緒にまなぶ" 重要レジメンのケア＆サポート

しかし、発現時期は定まっていないので予測は困難です。投与終了後に副作用が出現することもあります（図1）。

診断には、各専門科での精密検査が必要となります。眼科、神経内科、腎臓内科、循環器科など、普段がん診療にかかわることの少ない科へ受診する可能性があります。ほかの病院や診療科を受診する際は、患者カードを持参し、投与中であることを伝えるよう指導しましょう。

★**患者教育**

起こる可能性のある副作用の初期症状を、患者さんによく説明しましょう。また、患者日誌・記録ノートを毎日つけるように指導し、変化があった場合はすぐにかかりつけ医療機関に連絡・受診するよう促します。

★**チェックリストの活用**

バイタルサインは普段や前回と変わりないかをチェックしますが、患者日誌の記載がない場合は、書き方が理解できているか、患者さんといっしょに確認しましょう。

このほか、SpO_2 は体動時にも低下がないかなどをチェックし、血糖値異常が疑われる場合は簡易測

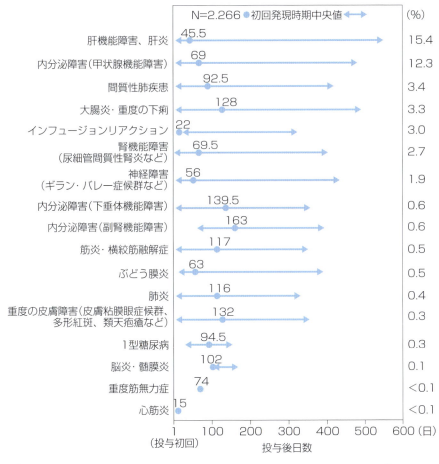

図1 免疫チェックポイント阻害薬における副作用の発現時期（キイトルーダ®での報告。テセントリク®もほぼ同様と考えられる）

定器で確認します。便の正常や回数も問診します。その際、チェックリストなどを活用しましょう。

★治療について

通常の抗がん薬とは異なる治療になります。免疫チェックポイント阻害薬による副作用が重篤なときは、ステロイド全身投与を行なうことがあります。また、過剰な免疫反応を抑えるためにインフリキシマブを使うこともあります。

免疫細胞が活性化されている状態なので、生ワクチン、不活化ワクチンを投与した場合、過度の免疫反応が起こる恐れがあります。

Memo

早わかり！ナースがかかわる 重要副作用＆支持療法とケア

3章

①悪心・嘔吐

（小室亜由美）

★ どういう副作用？

- 悪心は「嘔吐しそうな不快感」、嘔吐は「胃内容物を強制的に排出させる運動」です。
- 抗がん薬の副作用以外にも、イレウス、前庭機能障害、脳転移、電解質異常、オピオイドの使用、腸管蠕動運動麻痺の病態で、悪心・嘔吐を生じることがあります。

★ 主な／注意すべき原因薬剤

- 高度催吐性リスクの薬剤・療法[1]
  - シスプラチン
  - ドキソルビシン＋シクロホスファミド療法（AC療法）
  - エピルビシン＋シクロホスファミド療法（EC療法）
  - ※国内ガイドライン「催吐性リスク分類」参照

★ 出現時期

【経過の傾向】

急性：投与後24時間以内に発現。
遅発性：24時間後から120時間以内に発現。
突出性：制吐薬の予防的投与にもかかわらず発現。
予期性：抗がん薬のことを考えただけで誘発される。

【症状の強さ（グレード）】

- 悪心

Grade2　顕著な体重減少、脱水、栄養失調を伴わない経口摂取量の減少。
Grade3　カロリーや水分の経口摂取が不十分：経管栄養／中心静脈栄養（TPN）／入院を要する。

- 嘔吐

Grade2　外来での静脈内輸液を要する：内科的治療を要する。

Grade3　経管栄養/TPN/入院を要する。

【緊急性の有無】 以下の場合は、病院に連絡をするように指導します。

- 水分摂取ができない。
- ほとんど食事が摂れない。
- 頭痛や腹痛、めまいなどの症状がある。

★ 支持療法

時期や性質によって以下のように薬剤を使い分け、症状を予防または緩和します。

- **予防（急性－遅発性）**：NK₁受容体拮抗薬（アプレピタント）、5-HT₃受容体拮抗薬、ステロイド、オランザピン
- **突出性**：メトクロプラミド、プロクロルペラジンなど
- **予測性**：ロラゼパム、アルプラゾラム

★ どう伝えてもらいたいか・どうしてほしいか

- 悪心が強いときは我慢せず手持ちの吐き気止めを服用することを説明しましょう。
- 水分はこまめに摂取し、発熱や痛みなどがある場合は必ず病院へ連絡してもらうよう指導しましょう。

セルフケア力up!の知恵袋

吐き気止めの薬は食事に関係なく服用してよいことを伝えています。「食事が摂れない」は体と心に負担をかけます。患者さんのなかには、我慢する人もいます。説明の際は、「お薬の力を利用して負担を軽くすること」を推奨し、まずは制吐薬の服用を促しています。

早わかり！ナースがかかわる重要副作用＆支持療法とケア

代表的な支持療法薬

アプレピタント（イメンド®カプセル、プロイメンド®）

- 薬価の目安　イメンド®カプセル：(125mg) 4,919.4円／(80mg) 3,359.4円／(カプセルセット) 11,638.2円
  プロイメンド®点滴静注 150mg：14,545.0円
- 使い方
  - いつ使う？　（イメンド®カプセル）125mg：抗がん薬投与1時間前〜1時間30分前、80mg：抗がん薬投与2日目以降に1日1回午前中
  - どれぐらい使う？　各コース、イメンド®カプセルは3日間、プロイメンド®は1回
  - どれぐらい効く？　遅発期を含む約5日間
  - 追加できる？　イメンド®カプセルの投与期間は5日間まで

オランザピン（ジプレキサ®錠、オランザピン錠）

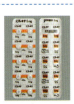

- 悪心・嘔吐以外への適応　統合失調症、双極性障害における躁症状、うつ症状の改善
- 薬価の目安　ジプレキサ®錠 5mg：183.4円
  オランザピン錠 5mg/10mg：45.2〜59.3円／85.9〜112.6円　＊製薬会社によって異なる
- 使い方
  - いつ使う？　抗がん薬投与前から内服
  - どれぐらい使う？　1日1回。各コース投与期間は6日間まで
  - どれぐらい効く？　遅発期を含む約1週間
  - 追加できる？　1回10mgまで増量可
  - 注意　ジプレキサ®は糖尿病患者および糖尿病の既往歴のある患者には禁忌

ロラゼパム（ワイパックス®錠、ロラゼパム錠）

- 薬価の目安　ワイパックス®錠：(0.5mg) 5.8円／(1mg) 9.7円
  ロラゼパム錠：(0.5mg) 5.0円／(1mg) 5.6円
- 悪心・嘔吐以外への適応　神経症における不安・緊張・抑うつ、心身症における身体症状ならびに不安・緊張・抑うつ
- 使い方
  - いつ使う？　がん薬物療法ないし放射線療法の実施前夜、および当日治療の1〜2時間前に投与
  - どれくらい使う？　1回0.5〜1.5mg（ただし高齢者では1回0.5mgから開始）
  - どれくらい効く？　1回の内服で症状が軽減することもある
  - 追加できる？　1日3mgまで増量可能
  - 注意点　①急性狭隅角緑内障および重症筋無力症のある患者には禁忌
    ②傾眠・注意力・反射運動能力の低下の副作用があるため、危険を伴う機械の操作に従事させないよう注意する

●●●● セルフケアの実際 ●●●●

患者さんからよくある質問と回答

Q 吐き気はどのくらい我慢すべきですか？

ご自身が「つらい」と感じるのなら、吐き気止めを内服してください。

Q 吐き気予防のお薬を飲んでいる期間に吐き気が出たら、予防分を追加して飲んでもよいですか？

頓服で処方されたお薬を服用してみてください。

Q 食べないといけないと思っていますが、朝昼晩とちゃんと食べられません。体重も減る一方……どうしたらよいですか？

3食決まった時間に食べる必要はありません。少量を複数回に分けて召し上がったり、市販の栄養補助食品で補ったりしてもよいですよ。

YORi-SOUがんナーシング　2018　増刊　199

②口腔粘膜炎 / 味覚障害

(小室亜由美)

★ どういう副作用?

- 口腔内の粘膜(舌、歯茎、口唇や頬の内側)に起こる炎症です。
- 症状は、(口の中の)痛み、腫れ、発赤、しみる、口が動かしにくい、味覚が変わるなどです。
- 口腔粘膜炎の原因と特徴には、以下のものがあります[1]。

①広範囲の紅斑や潰瘍形成(殺細胞性抗がん薬や放射線)
②小アフタ様／円形や楕円形の浅い潰瘍(mTOR阻害薬)
③複数個の小水疱と小潰瘍(ヘルペス性口内炎)
④白色偽膜(白苔)、発赤、口角炎、義歯の使用(カンジダ性口内炎)
⑤歯肉の腫脹、排膿(菌性感染症)

★ 主な／注意すべき原因薬剤

- **殺細胞性抗がん薬**：MTX、5-FU、ETP、CDDP、CPA、PTX、DTX ほか
- **mTOR阻害薬**：トーリセル®点滴静注、アフィニトール®錠

★ 出現時期

【経過の傾向】
- **細胞性抗がん薬**：発現時期(7日目ごろ)、ピーク(10～14日目ごろ)、改善(21～28日目ごろ)
- **mTOR阻害薬**：発現時期(投与後1カ月以内)、改善(発現後1週間以内程度)

【症状の頻度】
- 通常の抗がん薬使用時：30～40%[2]
- 抗がん薬と頭頸部への放射線治療併用時：ほぼ100%[2]
- mTOR阻害薬使用時：約60%

【緊急性の有無】以下の場合は、すぐに病院に連絡をするように指導します。
- 痛くて食事ができない。水も飲めない。
- 飲み込みができない。

★ 支持療法

予防として、口腔内の保清と保湿を心がけます。
- **うがい**：1日7～8回、**ブラッシング**：1日4回。食事をしていない場合でも1日1回は行ないます。

治療として、以下のように薬剤を使用します。
- 局所の潰瘍がある場合はステロイド外用剤を使用します。

[痛みがあるとき]
- 局所麻酔薬(リドカイン)を混ぜたうがい薬を活用します。
- 解熱消炎鎮痛薬や麻薬系鎮痛薬を使用します。
- 潰瘍部保護に口腔粘膜保護材(エピシル®)を使用します。

[悪化を予防する]
- アズレンでうがいを行ないます。
- 口腔内の乾燥には市販の口腔内保湿剤を使用します。

★ どう伝えてもらいたいか・どうしてほしいか

- うがいは感染予防にもなりますので、治療開始時より始めることを指導してください。
- 口腔内の保湿は、味覚低下の予防になります。

セルフケア力 up! の知恵袋

- うがい方法は「ガラガラ」ではなく「ぶくぶく」で、口の中全体をゆすぐのがポイントです。
- 治療開始前から歯科にかかることも推奨します。

早わかり！ナースがかかわる重要副作用＆支持療法とケア

代表的な支持療法薬/材

生理食塩液

- **使い方**
  - ●**いつ使う？** 水のうがいで「痛み」「しみる」など刺激を感じる場合に使用する。
  - ●**どれぐらい使う？** 作りかた：食塩 4.5g（約小さじ 1 杯）を市販の水 500mL に溶かす。
    注意点：衛生上、1 日で使い切る。
    口内炎症状が改善するまで 1 日 7～8 回をめやすに行なう。

アズレンスルホン酸ナトリウム水和物製剤＋グリセリン（＋リドカイン塩酸塩液）（アズノール®うがい液 4% など）

- **薬価の目安** アズノール®うがい液 4%、アズレン®うがい液 4%：1mL あたり 40 円
  グリセリン「マルイシ」：1mL あたり 1.11 円
  キシロカイン液「4%」：1mL あたり 12.8 円
- **使い方**
  - ●**いつ使う？** 痛みがある場合、食事前
  - ●**どれぐらい使う？** アズレンスルホン酸ナトリウム水和物製剤 約 25 滴とグリセリン 60mL を 500mL の水に溶解する。痛みがある場合、リドカイン塩酸塩液 5～10mL を追加する。口内炎症状が改善するまで、1 日 7～8 回をめやすに行なう。
  - ●**追加できる？** リドカイン塩酸塩液は 10mL まで

口腔粘膜保護材（医療機器）（エピシル®）

- **薬価の目安** エピシル®口腔用液 10mL：1mL あたり 752 円
- **使い方**
  - ●**いつ使う？** 化学療法や放射線療法に伴う口内炎で生じる口腔内疼痛があるとき。
  - ●**どれぐらい使う？** 症状に応じて 1 日 2～3 回、30 日を超えての継続使用はしないこと。
  - ●**どれくらい効く？** 塗布 5 分後から約 8 時間

●●●● **セルフケアの実際** ●●●●

患者さんからよくある質問と回答

Q うがいはいつから始めればよいですか？

治療開始からを推奨します。うがいは口腔内を清潔にし、保湿効果もあるため口内炎予防になります。

Q 普段使っているマウスウォッシュ（洗口液）は使ってもよいですか？

大丈夫です。しかし、市販のマウスウォッシュの多くはアルコール成分が含まれるため、刺激が強く感じるときは炎症をきたしているので使用を控えてください。

Q 口の中が痛くて食事が摂れません。どうしたらよいですか？

痛み止めのお薬を使います。お食事前に使用し、やわらかく刺激の少ないお食事を召し上がることを推奨します。

Q 潰瘍が複数箇所に広がっています。ステロイドの外用剤はどのように使ったらよいですか？

広範囲に広がっている場合は、医師・薬剤師へ相談してください。

③便秘・下痢

（小室亜由美）

★ どういう副作用？

- 便秘は、本来体外に排出すべき糞便を十分量かつ快適に排出できない状態です[1]。
- 下痢は、便中の水分量が増加する、あるいは便回数が増加することです。

★ 主な／注意すべき原因薬剤

【便秘】

- **殺細胞性抗がん薬**：ビンカアルカロイド系（ビンクリスチンなど）、タキサン系（ドセタキセルなど）、プラチナ系（シスプラチン）
- 制吐薬の5-HT₃拮抗薬（グラニセトロンなど）やオピオイドなど

【下痢】

- イリノテカン、ゲフィチニブ、アファチニブ

★ 出現時期

【経過の傾向】

- 便秘：さまざまな要因があります。
① 薬剤（抗がん薬や制吐薬、オピオイド系鎮痛薬）による便秘
② がんの病態や腸閉塞、自律神経障害、電解質異常（高カルシウム血症、低カリウム血症）による便秘
- 下痢：

早期性：抗がん薬投与中〜24時間以内に起こります。
遅発性：7日〜10日後に起こります。
免疫チェックポイント阻害薬による下痢：投与終了から数カ月後に起こることもあります。
感染性：骨髄抑制時期の二次感染によるものです。

【症状の強さ（グレード）と頻度】

- 便秘：ビンクリスチンによる便秘は約30〜50％で発症します。（CTCAE v5.0）

Grade2 緩下薬または浣腸の定期的使用を要する持続的症状

Grade3 摘便を要する頑固な便秘

- 下痢：（CTCAE v5.0） ※ベースラインと比べて

Grade2 4〜6回／日の排便回数増加※

Grade3 7回以上／日の排便回数増加※

【緊急性の有無】以下の場合は、病院に連絡するよう指導します。

- 便秘：水分が摂れない、悪心・嘔吐、著しい便秘、腹部膨満感の自覚症状を認める場合（イレウスの可能性）。
- 下痢：水様便、腹痛を伴う場合、血便が混じる（感染を疑う）とき。

★ 支持療法

【便秘】

硬便の場合：緩下薬（酸化マグネシウム、ラクツロース）、ルビプロストン

蠕動運動低下の場合：刺激薬（センノシド、ピコスルファートナトリウム）

【下痢】ロペラミド、アヘンチンキ

★ どう伝えてもらいたいか・どうしてほしいか

- 排便日誌をつけてもらいましょう。
- 便秘でも下痢でも、十分な水分摂取を促しましょう。

セルフケア力up! の知恵袋

便の状態の把握は、支持療法を検討する際の重要なポイントです。便の性状を問診する際は、ブリストル便形状スケール[2]が便利です。

早わかり！ナースがかかわる重要副作用＆支持療法とケア

代表的な支持療法薬

【便を潤しやわらかくする】酸化マグネシウム（酸化マグネシウム原末、酸化マグネシウム錠）

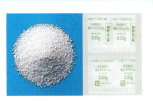

- **薬価の目安** 酸化マグネシウム原末：1.0～1.5円/g、酸化マグネシウム錠（250/330/500mg）：5.6円/錠
- **使い方**
  - ●いつ使う？　治療開始時から予防的に開始（酸化マグネシウム錠に関して予防的投与は用法用量外）
  - ●どれぐらい使う？　1日3回、毎食後を目安に服用
  - ●どれぐらい効く？　8～12時間
  - ●追加できる？　1日2gまで。腎機能が低下している患者さんは高マグネシウム血症に注意が必要

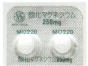

【大腸の運動を促す】センノシド（プルゼニド®錠など）

- **薬価の目安** プルゼニド®錠12mg：5.6円、センノシド錠12mg：5.5円
- **使い方**
  - ●いつ使う？　朝
  - ●どれぐらい使う？　1日1回、1回2～4錠
  - ●どれぐらい効く？　8～12時間
  - ●追加できる？　朝に内服し、寝る前までに効果がなければ、寝る前に追加内服可

【大腸の運動を止める】ロペラミド（ロペミン®カプセルなど）

- **薬価の目安** ロペミン®カプセル1mg：42.0円
  ロペラミドカプセル1mg：7.5円
- **使い方**
  - ●いつ使う？　水様便のとき
  - ●どれぐらい使う？　1回2個
  - ●どれぐらい効く？　数時間
  - ●追加できる？　服用後2時間経過しても改善がない場合は、追加で1回分服用

●●●● セルフケアの実際 ●●●●

患者さんからよくある質問と回答

Q 毎日排便がないといけないのでしょうか？

排便リズムは個人個人異なります。普段（治療前）と比べて回数や量が少なくなったり、便が硬くお腹が張る場合は便秘と考えます。

Q 酸化マグネシウムを飲んでも効果がないのですが……。

効果を得るには腸管内の水分量も必要です。たっぷりのお水で飲んでください。

Q 軟便でも下痢止めを飲んだほうがよいですか？

水っぽい便（水様便）が1日4回以上出る場合に、下痢止めを使ってください。腹痛や発熱がある場合は感染性を疑うので、病院へ連絡が必要です。

YORi-SOU がんナーシング　2018　増刊　203

④骨髄抑制

（小室雅人）

★ どういう副作用？

- 骨髄抑制は、骨髄中にある細胞が治療によるダメージを受けることで、血液成分（白血球、赤血球、血小板など）を作り出す働きの機能低下が起こっている状態です。
- 抗がん薬治療における骨髄抑制に関連する重大な副作用として、発熱性好中球減少症（febrile neutropenia；FN）があげられ、FNは抗がん薬投与後の好中球減少時に発熱を発症する疾患です[1]。
- 日本においてFNの発熱は、腋窩温37.5℃以上（口腔内温は38℃以上）と定義され、好中球減少は好中球数が500/μL未満、あるいは1,000/μL未満で近日中に500/μL未満に減少する可能性がある状態と定義されています[2,3]。

★ 主な／注意すべき原因薬剤

発熱性好中球減少症（FN）の発現リスクが20％を超えるものには特に注意します。

造血器腫瘍治療

R-CHOP療法：FN発現率（以下同）：23％
乳がん治療ドキソルビシン＋パクリタキセル：32％
ドセタキセル＋トラスツズマブ：23％
泌尿器がん治療（カバジタキセル）：54％

★ 出現時期

【評価】FNが起こった場合の重症度評価は、国際がんサポーティブケア学会（multinational association of supportive care in cancer；MASCC）のスコアが広く使用されています。スコアの合計が21点以上の場合は低リスク、20点以下は高リスクと判断されます（表1）[4]。MASCCスコアだけでFNに対する外来治療が可能かどうかを判断するのは困難であ

表1 FN重症化の危険性評価に関するMASCCスコア

危険因子	スコア
症状（次の中から1つ選ぶ）	
症状なし	5
軽度の症状	5
中等度の症状	3
低血圧なし	5
慢性閉塞性肺疾患なし	4
固形腫瘍／真菌感染の既往のない血液疾患	4
脱水なし	3
発熱時外来	3
60歳未満	2

り、必ず医療従事者との連絡が必要です。

【経過の傾向】好中球数減少は一部の分子標的薬を除き、ほとんどの抗がん薬に認められます。最下点（nadir）となる時期は、一般的に化学療法開始10日〜14日目とされ、3週〜4週間で回復が認められます。

【症状の強さ（グレード）と頻度】FNは有害事象共通用語規準（common terminology criteria for adverse events；CTCAE）version 4.0で評価され、FNの発症はGrade3、緊急処置を要する場合はGrade4と定義されています。

発症頻度（治療方法によって異なる）[5]

- 結腸・直腸がん：5.8〜14.6％
- 肺がん：3.7〜28％、
- 乳がん：2〜34％
- 悪性リンパ腫：18〜48％

【緊急性の有無】FNの対策は迅速かつ適切な対応でない場合、重篤な結果を招く可能性があり、緊急性が高い副作用です。特にFNの要因が緑膿菌のようなグラム陰性桿菌による感染症の場合、治療開始の遅れが死亡率の増加につながると報告されています。そのため経験的治療として、広域スペクトラム

早わかり！ナースがかかわる重要副作用＆支持療法とケア

の抗菌薬の投与が推奨されています。適切な感染症治療を継続して行なうためには、感染臓器・起炎菌の特定が重要です。感染臓器特定のための胸部X線検査や尿検査の実施や、起炎菌特定のための静脈血液培養検査2セット以上の採取が一般的です。

★ 支持療法

FNの支持療法として、抗菌薬の予防内服と顆粒球コロニー刺激因子（granulocyte-colony stimulating factor；G-CSF）の一次予防的投与があげられます。

★ どう伝えてもらいたいか・どうしてほしいか

- 最低でも1日1回は体温測定を行なうことを習慣化するよう指導しましょう。
- がん治療中の発熱に対して手持ちの解熱薬で抑えても、再度発熱しさらに重篤化する可能性があることを説明しましょう。
- 抗がん薬治療中に発熱があった場合、担当医や関連部署に連絡するように指導しましょう。

セルフケア力 up！の知恵袋

動物から人に感染する疾患を人獣共通感染症（zoonosis）といい、ペットを飼っている場合、さまざまな感染症の可能性があるため注意が必要です。特に猫・犬・小鳥・ウサギなど、接触頻度が高い動物には注意する必要があります。ペットと暮らす際には、排泄物を避けること、ペットの小屋や水槽、かごの掃除は家族に依頼すること、過剰な接触は避け、接触後は手洗い・うがいの徹底を心がけるなど、感染対策について指導する必要があります。

代表的な支持療法薬

【抗菌薬】レボフロキサシン（クラビット®錠など）

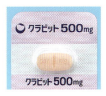

薬価の目安　クラビット®錠500mg：381.6円
　　　　　　　レボフロキサシン錠500mg「トーワ」など：135.6円

使い方
- **いつ使う？**　医師より指示された日から確実に服用する（例：レボフロキサシン錠500mg 1日1回1錠を3日間、発熱時から開始など）
- **どれぐらい使う？**　予防内服としては、レボフロキサシン錠500mg 1日1回1錠の内服を、血球回復まで継続する
FN低リスク患者さんにおけるFN治療の治療として、レボフロキサシン錠500 mg 1日1回1錠を3日間、発熱時から開始するなどの形で使用されることがある
- **どれぐらい効く？**　レボフロキサシンの予防内服によって、細菌による感染・菌血症の頻度・発熱が有意に低下したと報告されているほか、生命予後も改善することが示唆されている
- **追加できる？**　追加は絶対にしない。レボフロキサシンを服用中に発熱があった場合は、医療機関へ必ず連絡する必要がある

■G-CSF製剤（グラン®、ノイアップ®、ジーラスタ®など）

薬価の目安　グラン®シリンジ75：7,536円、ノイアップ®注：50：6,432円
ジーラスタ®皮下注3.6mg：106,660円/筒

使い方
- ●いつ使う？　抗がん薬投与終了後24〜72時間以内に投与する（24時間以内の投与は避ける）。血小板減少中の皮下注射は皮下出血の可能性があるため、静脈投与を検討する
- ●どれぐらい使う？　一次予防投与として用いる場合、通常50µg/m² を1日1回投与する
- ●どれぐらい効く？　G-CSFの一次予防的投与により、FN発症率が減少する傾向が認められる

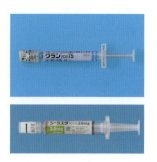

•••• セルフケアの実際 ••••

患者さんからよくある質問と回答

Q 家に帰ってからすぐに熱が出たのですが、どうすればよいですか？

FNよりも抗がん薬による薬剤熱の可能性が高いので、アセトアミノフェンやNSAIDs（non-steroidal anti-inflammatory drugs：非ステロイド性抗炎症薬）などの鎮痛薬を服用して様子をみてください。様子をみて、解熱しない場合や感冒症状など体調不良が続く場合は、すぐに連絡してください。

Q 普段の平熱が低いけれど、37.5℃出るまでは様子をみたほうがよいですか？

37.5℃以上の発熱がなくても、体調が悪ければ連絡してください。もしがん性疼痛緩和目的でNSAIDsの使用がある場合、鎮痛効果だけでなく解熱効果を有するため、体調が悪いと思ったら体温に関係なく連絡してください。

Q 生ものを食べるのは控えたほうがよいですか？

生もの（生野菜・刺身・果物など）は細菌がついていることが多いので、免疫力が落ちる抗がん薬治療中は避けることがいわれていますが、あまり明確な根拠がありません。生ものを食べる場合、特に夏場は食べものが傷みやすいので、意識的に新鮮なものを選びつつ、包丁やまな板の十分な殺菌・消毒にも注意するよう努めましょう。

Memo

⑤アレルギー／インフュージョンリアクション

(小室雅人)

★ どういう副作用？

- アレルギー反応と過敏反応が同義語として用いられることが多くありますが、アレルギー反応は以前に曝露したことがあり、すでに感作されている特異アレルゲンに接触することで生じる免疫反応を示します。過敏反応はアレルギー反応の分類（GellとCoombs）が用いられ、免疫反応によらないものもあります。一般的に抗がん薬によるアレルギー反応は、多くは免疫反応が関与しているⅠ型のものです。
- インフュージョンリアクション（infusion reaction；IR。輸注反応）は、分子標的薬の投与後、主に24時間以内に発症する副作用の総称です。

★ 主な／注意すべき原因薬剤

【アレルギー反応／過敏反応】

- 多くの殺細胞性抗がん薬には、少なからず過敏反応が発症するリスクがあり、注意が必要です（表1）。
- 特にパクリタキセル（H_1・H_2受容体拮抗薬とステロイドの前投薬が推奨されている）やL-アスパラギナーゼ（投与前に皮内反応試験を実施することを推奨している）など、過敏反応に対する準備を行なう薬剤には注意します。

【インフュージョンリアクション（IR）】

- モノクローナル抗体製剤による発症が多く、キメラ抗体であるリツキシマブやセツキシマブのようなマウス由来の異種部分がある抗体製剤に発症が多いとされます（表2）。

★ 出現時期

【評価】アレルギー反応／過敏反応やIRは、いず

表1 アレルギー反応／過敏反応に注意が必要な薬剤

薬剤名	過敏症の発生率	発症時期	症状	予防
アントラサイクリン系	ドキシル®およびダウノマイシン®で7〜11%の過敏症	過敏症の大部分は、初回投与時に生じることが多い	胸痛、かゆみ、発熱、発疹、頻脈、呼吸困難、嘔吐、頭痛など	ゆっくりと投与する。前投薬の推奨なし
カルボプラチン	過敏症は12%	数分から数時間後に発症。累積投与量とともに増加傾向	発疹、かゆみ、手のひらと靴底の紅斑、腹部など	前投薬の推奨なし
オキサリプラチン	過敏症0.5〜25%程度。重度の過敏症は<1%	注入開始後60分以内（典型的には5〜10分）。発症時期は7〜8コース目が多い	発汗、かゆみ、発疹、喉頭痙攣、呼吸困難、発熱など	推奨なし。出現時、コルチコステロイドおよび抗ヒスタミン薬の検討
ドセタキセル	前投与を投与しても重度の過敏症が2%	投与10分以内に多く1・2コース目に多い	低血圧、呼吸困難、気管支痙攣、じんましん、皮膚反応、血管浮腫など	デキサメタゾン経口8mgを3日間（ドセタキセル投与の1日前から）投与検討
パクリタキセル	前投薬を投与しても2〜4%の重症アナフィラキシー反応	投与10分以内に多く1・2コース目に多い	フラッシング、皮膚反応、呼吸困難、低血圧、頻脈、気管支痙攣、血管浮腫、じんましんなど	投与30分前に、デキサメタゾン＋ジフェンヒドラミンおよびH_2受容体拮抗薬を投与
L-アスパラギナーゼ	60%に過敏症の可能性。10%は重度の過敏症反応の可能性	数回投与後、薬物投与の1時間以内。再治療は注意が必要	発疹、呼吸困難、じんましん、腹痛、気管支痙攣、低血圧、喉頭痙攣など	推奨なし。出現時、コルチコステロイドおよび抗ヒスタミン薬の検討
ブレオマイシン	過敏症は1%	即時または数時間後に発症する	低血圧、精神錯乱、発熱、悪寒、喘鳴など	推奨なし。出現時、解熱薬および抗ヒスタミン剤の検討
エトポシド	過敏症は1〜3%	初回投与後	低血圧、発熱、悪寒、じんましん、気管支痙攣、血管浮腫、胸部不快感など	コルチコステロイドおよび抗ヒスタミン薬の検討。推奨なし

※ Grade1/2の場合、一時的に投与中止後、再開について検討。Grade3/4の場合、原則投与中止

れも軽度な症状から重篤な症状までさまざまな症状が起こるとされています。

●**軽度**：顔面紅潮、じんましん、胸部絞扼感などが現れる。

●**中等度**：バイタルサインの変化（脈拍40回未満130回以上、血圧90mmHg未満、呼吸8回未満28回以上、ルームエアーにてSpO$_2$ 90%未満）や喘鳴・嗄声・口唇浮腫などが現れる。

●**重度**：気管支痙攣や浮腫、循環不全などが現れ、致死的なことになり得るため、早急な対応が求められる。

【経過の傾向】アレルギー反応／過敏反応は、投与直後もしくは投与中に発症することがあり、投与後よりしばらくの間はバイタルサインや心電図のモニタリングなど患者状況の確認を十分に行なうことが必要です。IRは投与速度との関連性が示唆されており、速度変更をする場合には注意します。

【症状の強さ（グレード）と頻度】（CTCAE v4.0）

Grade1　一過性の潮紅または皮疹の出現と軽度症状を指します。

Grade2　治療もしくは点滴の中断が必要であり、アレルギー反応に対し対処療法が反応した場合

Grade3　対処療法が反応しない場合や改善してもアレルギー反応が再発する場合

Grade4　生命を脅かす場合

【緊急性の有無】アレルギー反応／過敏反応やIRは、投与から発症まで早く重篤化しやすいため、緊急性が高いです。IRは投与速度との関連性が示唆されており、投与開始だけでなく投与速度変更後の発症にも注意すべきです。

★ 支持療法

　アレルギー反応／過敏反応、IRに対する共通の対策として、H$_1$・H$_2$受容体拮抗薬とステロイドがあげられます。またIR対策には、解熱鎮痛薬の追加についても検討されています。

★ どう伝えてもらいたいか・どうしてほしいか

●早期に対応することで重篤化を防ぐことができます。

●前駆症状が出現した場合はすぐに医療従事者に伝えてもらうよう、指導しましょう。

表2 インフュージョンリアクションに注意が必要な薬剤

薬剤名	過敏症の発生率	症状と予防
テセントリク®	重篤なIRは3%	悪寒、かゆみ、潮紅、息切れ、腫れ、めまい、発熱、痛みなど。前投薬の推奨はなく、出現時のみ対処療法を検討する
オプジーボ®	IRの発症頻度は5%（Grade3～4も含まれる）	
キイトルーダ®	IRの発症頻度は3%（Grade3以上のIRは1%未満）	
ダラザレックス®	82～95%の患者が初回に発症。IRは軽度から中程度で40～50%	呼吸器症状に関連したIRが出現しやすい。適正使用ガイドに準じた前投薬を実施
アバスチン® リツキサン® アドセトリス® ハーセプチン® アービタックス® ベクティビックス®	リツキサン®の初回投与時は77%（重度のIRは10%）程度と報告されているが、そのほかの薬剤は重篤なIRは1%未満であり、発生頻度は低いが注意する必要あり	呼吸困難、発疹、発疹、血圧の変化、頭痛、発疹、背中の痛み、嘔吐、悪寒など。各適正使用ガイドに準じた前投薬を実施

※ Grade1/2の場合、一時的に投与中止後、再開について検討。Grade3/4の場合、投与中止。再開は薬剤ごとで対応は異なる。必ず適正使用ガイドを参照する必要あり。

セルフケア力 up! の知恵袋

　アルコールが含有されている抗がん薬として、パクリタキセルとドセタキセルがあげられ、使用するにはアルコール過敏・耐性を確認する必要があります。パクリタキセルは週1回投与量ではビール200mL程度、3週1回投与量ではビール500mL程度に該当するとされています。ドセタキセルの3週1回投与量では、50ｍL程度含まれているとされていますが、近年はアルコールフリー製剤も販売されています。

代表的な支持療法薬

■ アドレナリン注射液（ボスミン®注）

薬価の目安　ボスミン®注 1mg：92円/管
アドレナリン注 0.1%シリンジ「テルモ」：152円/筒

使い方
- いつ使う？　アナフィラキシー反応のような強いアレルギー反応/過敏反応やインフュージョンリアクション（IR）が発症した際に用いる
- どれくらい使う？　アレルギー反応/過敏反応やIRが発症した際に、1回0.01mg/kg 皮下注射を投与する
- どれくらい効く？　出現した症状・状態によって異なる
- 追加できる？　追加することは可能だが、他薬剤の使用がなければ効能が異なる薬剤の追加を優先する

■ ヒドロコルチゾンリン酸エステルナトリウム注射液（水溶性ハイドロコートン注射液、ヒドロコルチゾンリン酸エステルNa静注液「AFP」）

薬価の目安　水溶性ハイドロコートン注射液 100mg：378円/瓶
ヒドロコルチゾンリン酸エステルNa静注液 100mg「AFP」：197円/管

使い方
- いつ使う？　アレルギー反応／過敏反応やIRが発症した際に用いる
- どれぐらい使う？　ヒドロコルチゾンリン酸エステルナトリウム注射液 100mgをアレルギー反応／過敏反応発症時に1回100～200mg投与する
- どれぐらい効く？　有効性は不明
- 追加できる？　追加することは可能だが、H_1・H_2受容体拮抗薬などほかの作用機序を持つ薬剤への変更について検討する場合がある

■ d-クロルフェニラミンマレイン酸塩注射液（ポララミン®注）

薬価の目安　ポララミン®注 5mg：58円/管

使い方
- いつ使う？　主にアレルギー反応/過敏反応やIR予防に前投薬として用いることが多い
- どれくらい使う？　アレルギー反応/過敏反応やIR予防に、1回5mg/管を生理食塩液などに希釈し投与する
- どれくらい効く？　出現した症状・状態によって異なる
- 追加できる？　追加することは可能だが、他薬剤の使用がなければ効能が異なる薬剤の追加を優先。ただし前立腺肥大症や緑内障を有する場合には禁忌のため、既往歴の確認が必要

●●●● セルフケアの実際 ●●●●

患者さんからよくある質問と回答

Q　家に帰ってからアレルギーが出る可能性はありますか？

分子標的薬以外の薬剤は投与中に出現することが多いですが、分子標的薬によるIRは自宅で発症する可能性があります。普段と異なる症状があれば、時間を問わずすぐに病院へ連絡してください。

Q　アレルギーはどのぐらいで治まりますか？

アレルギー症状の状態次第ですが、早期発見・早期対応にて症状緩和することができます。投与中違和感があれば、すぐに医療従事者へ伝えてください。

Q　アレルギーはいつごろ出現しますか？

治療開始してすぐに出現することが大多数です。IRの発現は、投与速度変更時に出現することがありますが、初めて投与した日に起こりやすく、2回目以降は頻度が少ないといわれています。

⑥末梢神経障害

（小室雅人）

★どういう副作用？

- 抗がん薬投与によって誘発される、末梢性運動ニューロパチー（神経障害）もしくは末梢性感覚ニューロパチー（神経障害）を指します。
- 抗がん薬の1回投与量や累積投与量が多いことで発症頻度が高くなるといわれており、1回投与量や累積投与量の継続的なモニタリングが重要です。

★主な／注意すべき原因薬剤

- **末梢神経障害に注意する薬剤**（表1）：重篤な末梢神経障害を有する場合の投与が禁忌とされているオキサリプラチンやビンクリスチン
- **症状に応じて減量・中止について検討する記載がある薬剤**：パクリタキセルやボルテゾミブなど

★出現時期

【評価】末梢神経障害は外見からの判断は非常に難しく、患者さんからの神経障害の訴えは必ずしも多くないため、医療従事者から症状や徴候を積極的に聴取します。日常生活のなかの動作など具体的な症状を説明し、早期に伝えてもらうよう工夫しましょう。

【経過の傾向】
- **パクリタキセル**：パクリタキセルによる末梢神経障害は、用量制限毒性（dose limiting toxicity；DLT）とされており、用量依存性を示す。パクリタキセルの血中濃度と末梢神経障害の関連性について報告があり[1]、投与間隔が3週間の場合は1回投与量が175mg/m^{2}以上、毎週投与の場合は100mg/m^{2}以上で発症リスクが高まるとされている。
- **オキサリプラチン**：慢性末梢神経障害だけでなく、ほかの薬剤にない急性末梢神経障害が発症する。

表1 末梢神経障害に注意が必要な薬剤

	薬剤名	商品名（先発品）
植物アルカロイド	ビンクリスチン	オンコビン®
	ビンブラスチン	エクザール®
タキサン系	パクリタキセル	タキソール®
	ドセタキセル	タキソテール®
白金製剤	シスプラチン	ランダ®
	カルボプラチン	パラプラチン®
	オキサリプラチン	エルプラット®
プロテアソーム阻害	ボルテゾミブ	ベルケイド®
免疫調節薬	レナリドミド	レブラミド®
	ポマリドミド	ポマリスト®
	サリドマイド	サレド®

急性末梢神経障害は、投与中から投与数時間以内に四肢のしびれや咽頭の絞扼感が出現する。特に四肢のしびれは冷感刺激によって誘発されるため、投与後は冷気を避けるよう指導することが望ましい。慢性末梢神経障害はオキサリプラチンの累積投与量が850mg/m^{2}以上から出現する可能性があると報告されており、各薬剤によって異なる。

【症状の強さ（グレード）と頻度】（CTCAE v4.0：末梢神経障害は末梢性運動ニューロパチーもしくは末梢性感覚ニューロパチーとして）

Grade2 身の回り以外の日常生活動作に影響がある場合

Grade3 身の回りの日常生活動作に影響がある場合

※ Grade3では末梢神経障害が誘発される薬剤の中止・減量を検討する必要が出てくる。

【緊急性の有無】末梢神経障害は、生命に直接的にかかわることは少ないとはいえ、患者さんのQOLを大きく低下させる不快な症状であり、身体障害に進展することも少なくありません。現在、治療方法は検討されているものの、有効な治療方法は確立さ

れておらず、症状緩和程度しか得られていません。早期発見・対応が求められます。

★ 支持療法

症状緩和の目的で用いられる薬剤の多くは適応外使用であり、注意する必要があります。
- **末梢神経障害の症状緩和に用いられる薬剤**：ビタミン剤、抗痙攣薬、抗うつ薬などがあげられる。
- **疼痛緩和に用いられる鎮痛薬**：オピオイドやNSAIDs（non-steroidal anti-inflammatory drugs：非ステロイド性抗炎症薬）など。

★ どう伝えてもらいたいか・どうしてほしいか

- 末梢神経障害は患者さんからの訴えがないと気づけない副作用であるため、しっかりと伝えてもらうようにします。
- 我慢しても改善することはなく、早期対応が症状緩和につながります。
- 「末梢神経障害」という"名称"ではなく「箸が操作しにくい」「ボタンが留めにくい」「文字が書きにくい」など具体的な症状で説明し、患者さんが伝えやすい環境を作りましょう。

> **セルフケア力up！の知恵袋**
>
> 糖尿病を合併している患者さんは末梢神経障害が誘発されやすいことが、さまざまな薬剤使用において報告されているため、合併症には注意が必要です[2]。末梢神経障害の程度は本人しかわからず、とても曖昧であるため、ニュメリカルレーティングスケール（numerical rating scale；NRS）を用いて評価すると経時的に状態を追うことができます。

代表的な支持療法薬

▎プレガバリン（リリカ®OD錠）

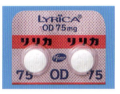

薬価の目安　リリカ®OD錠 75mg：111.5円

使い方
- **いつ使う？**　神経障害性疼痛に対して、1日150 mgを1日2回に分けて経口投与し、その後1週間以上かけて1日用量として300 mgまで漸増する
- **どれぐらい使う？**　末梢神経障害が誘発される薬剤を使用している間は、継続して使用する
- **どれぐらい効く？**　症状緩和の程度には個人差があり、一概に具体的な数字を示すことができない。腎機能に応じて投与量が設定されているが、内服可能量まで増量してからの評価が重要
- **追加できる？**　1日最高用量は600 mgまで増やすことが可能。急激な増量はふらつきや傾眠などの有害事象を発現する可能性があり、ゆっくり増量することが推奨される。頓服のような使用方法は推奨されない

デュロキセチン（サインバルタ®カプセル）

薬価の目安 サインバルタ®カプセル 20mg：148.5 円

使い方
- **いつ使う？** 適応外だが1日1回朝食後、40mgを経口投与する。投与は1日20mgより開始し、1週間以上の間隔を空けて1日用量として20mgずつ増量する
- **どれぐらい使う？** 末梢神経障害が誘発される薬剤を使用している間は、継続して使用する。
- **どれぐらい効く？** 症状緩和の程度には個人差があり、一概に具体的な数字を示すことができない。重篤な腎機能障害がなく有害事象の出現が認められない場合、サインバルタ®を1日60mgまで増量してからの評価が重要
- **追加できる？** 効果不十分な場合には、1日60mgまで増量することができる。頓服のような使用方法は推奨されない

●●●● セルフケアの実際 ●●●●

患者さんからよくある質問と回答

Q オキサリプラチンによるしびれのためにお薬をやめたら、治療効果が落ちますか？

オキサリプラチンによる末梢神経障害が出現したら"stop and go"の考えかた[4]にしたがい、症状が緩和されるまで休薬が推奨されます。休薬していても再開することで治療効果は変わらないことが証明されました。

Q 末梢神経障害が出るのは体のどのあたりですか？ 治りますか？

末梢神経障害は、主に手袋・靴下型に手足のしびれ、知覚異常が誘発されます。また投与を継続する限り、症状は増悪します。投与終了後、半年から年単位で改善してくるといわれています。

Q どのくらいのしびれが出たら伝えればよいですか？

末梢神経障害の出現があれば、程度が軽くても伝えてください。重篤化した場合、生活に大きく影響を及ぼすため、早期発見・早期対策が必要です。

Memo

⑦ 脱毛

（判田友美）

★ どういう副作用？

- 抗がん薬の投与により毛母細胞が傷害され毛周期に異常をきたすために、頭髪、眉毛、まつげ、体毛など全身の脱毛が生じます。
- 毛母細胞は、細胞分裂が非常に活発なため、抗がん薬の影響を受けやすい細胞です。

★ 主な／注意すべき原因薬剤

- **脱毛が高頻度に起きやすい薬剤**：パクリタキセル（タキソール®）、ドセタキセル（タキソテール®）、アムルビシン（カルセド®）、ドキソルビシン（アドリアシン®）、イリノテカン（トポテシン®、カンプト®）、エトポシド（ベプシド®、ラステット®）、シクロホスファミド（エンドキサン®）

★ 出現時期

【評価】CTCAEで評価。
【経過の傾向】抗がん薬の投与後 10 日ごろから徐々に脱毛が始まり、3 週間後には脱毛が目立つようになります。抗がん薬投与終了後 3 カ月ごろから発毛を認め始めますが（図1）、使用する薬剤や個人によって脱毛への影響が異なります。

★ 支持療法

現在、脱毛に対する予防方法は確立されておらず、頭皮冷却法や頭皮締め付け法など、脱毛を予防する試みは勧められていません。頭皮の脱毛に対しては、帽子やウィッグ、バンダナやスカーフなどを用い、眉毛やまつげの脱毛に対しては、テープで貼付するタイプの眉毛義髪やアートメーク、つけまつげなど、患者さんが好むものを提案します。

★ どう伝えてもらいたいか・どうしてほしいか

- 脱毛は治療中の一次的なもので、治療終了後には発毛が始まること、発毛直後は毛質が変化することがあっても2年ほどで元の毛質に戻ることを伝えます。
- 脱毛中のパーマやカラーリング、育毛剤の使用は頭皮への刺激が強いため行なわないよう伝えます。しかし、抗がん薬投与終了後は育毛剤を使用してもらって構いません。

| 化学療法開始 |
| 脱毛が始まる　10日後 |
| 脱毛が目立ち始める　20日後 |
| この時期にほとんどが脱毛　30〜60日後 |
| 化学療法終了 |
| 毛髪の再生が始まる　3〜10カ月後 |

図1 抗がん薬の副作用による脱毛と再発毛の時期

セルフケア力 up! の知恵袋

患者さんがウィッグや帽子を気にしている姿をみたときに、「似合っていますよ」や「素敵な帽子ですね」などと声をかけるようにしています。脱毛はボディーイメージに大きな変化をもたらすため、脱毛がその患者さんの生活にどのような影響を与えているのかを知り、患者さんと一緒に今後の生活に合わせた対応策を考えていきます。

代表的なアピアランスケア

カラーリング

方法

● **いつ使う？** 抗がん薬投与終了後、染色剤の使用に適した長さまで毛髪が伸びていることが必要。再発毛した髪の毛に対する安全なカラーリング方法についてのエビデンスはまだないが、注意するポイント（表1）について患者さんへ情報提供したうえでカラーリングを行なってもらうことは可能（脱毛中は禁忌）

表1 カラーリングの際に守るポイント

①過去に染色剤によるアレルギーや皮膚症状がないこと。
②頭皮に湿疹がないこと。
③染色剤の使用に適した長さまで毛髪が伸びていること。
④地肌に薬剤がつかないように染色すること。
⑤パッチテストの実施が記載されている製品は、使用前のパッチテストが陰性であること。
⑥専門家が注意深く行なうこと。
⑦治療前に使用していた染毛剤、カラーリンス、カラートリートメント、ヘアマニキュアを第1選択として使用すること。

（野澤佳子ほか編．臨床で活かす がん患者のアピアランスケア．東京，南山堂，2017，85 より引用）

● **どのように行なう？** お勧めのカラー剤は①<u>永久染毛剤</u>のヘアカラーではなく、表面を染めるだけの②<u>半永久染毛料</u>である。この半永久染毛料は、副作用が比較的生じないといわれている（図2）。しかし、髪の損傷をもたらす成分が配合されているため、製品に記載されている使用方法にしたがった注意が必要となる。また、部分白髪のスプレー式やスティック式、マスカラ式などの一時着色料には酸化鉄を含むものがある。酸化鉄の成分はMRI検査時にアーチファクトを起こすことが報告されているため、検査時には使用しないことを患者さんへ伝える必要がある

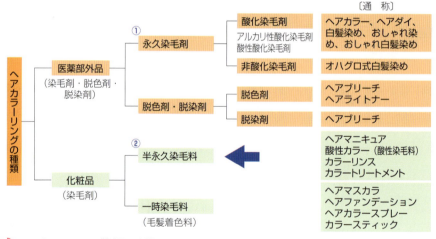

図2 ヘアカラーリング製品の種類（日本ヘアカラー工業会HPより引用―部改変）

眉毛・まつげのカバー方法

使い方

● **どのように行なう？**

【眉毛】眉毛の脱毛に対しては、治療前に顔写真を残しておくと、眉の位置や形で迷ったときに確かめやすい。また、硬いペンシルタイプよりもパウダータイプの製品のほうが書きやすく、推奨されている

【まつげ】まつげの脱毛に対しては、化粧やつけまつげ、眼鏡の使用で対処することができる。

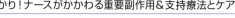

まつげエクステンションは自分のまつげに人工毛を接着させるため、無毛の状態では装着できない。発毛後の装着は可能だが、接着剤によるトラブルなどもあるため注意が必要

ウィッグの選びかた

使い方
- ●**いつ行なう？** 脱毛が始まる前に用意できるよう、早めに選んでおこう
- ●**どのように行なう？** ウィッグには、人工毛、人毛、その2つをミックスして作られたものがある。おのおのに特徴があるので、患者さんに紹介し、選択をサポートしよう（表3）

表3 ウィッグの種類について

	人工毛	ミックス	人毛
見た目、手触り	太陽光で独特のツヤが目立つ	人工毛に比べると自然なツヤ	人毛のため自然なツヤ、手触り
通気性	悪い	人工毛に比べるとよい	よい
手入れ	簡単	簡単	日々のケアが必要
乾きやすさ	乾くのが早い	乾くのが早い	人毛のため人工毛に比べ乾きにくい
スタイルの持ち	形状記憶のため持ちがよい	形状記憶のため持ちがよい	型崩れしやすい
ヘアアレンジ	カットのみ	カットのみ	カラー、パーマが可能
価格	安価なものが多い	さまざま	高価

●●●● **セルフケアの実際** ●●●●

患者さんからよくある質問と回答

Q 脱毛しているときに頭は洗ってもいいですか？

毛が抜けてしまうことが気になり、洗うことにためらいを感じてしまうかもしれませんが、頭皮が不潔な状態でいると毛穴が詰まってしまったり、皮膚炎を起こしてしまう可能性があるため、頭皮を清潔に保っておくことが必要です。必ずしも特別なシャンプーを準備する必要はありませんが、刺激が気になる場合は、低刺激（ノンアルコール、弱酸性、無香料、無着色、ノンケミカル）のシャンプーの使用をお勧めします。またノンシリコンシャンプーは髪の毛が絡みやすいときは使用を避けたほうがいいといわれています。また洗髪後のブラッシングはやさしく行ないましょう。

Q 髪の毛が抜ける前に準備しておくことはありますか？

長髪の患者さんは脱毛前に髪を短くカットしておくことで、脱毛時のケアがしやすくなります。また抜けた毛量を少なく感じることもできます。夜間寝ている間はケアキャップなどを着用し、朝はコロコロ（粘着カーペットクリーナー）を用いると掃除が楽になります。

セルフケア用品

髪の飛散防止に役立つ使い捨ての「ケアキャップ®」
（QOL総合研究所株式会社）

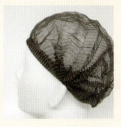

脱毛が始まると抜けた髪の毛が部屋中に飛散します。そんな脱毛の時期には使い捨てのヘアキャップを使用すると脱毛の処理がしやすくなり、また飛散防止にもなります。ケアキャップはウィッグの下にもかぶることができ、目立ちません。

⑧ リンパ浮腫

（桑原敬子）

★ どういう副作用？

- 組織で不要になったタンパクと水分が正常に回収されず、高タンパク性の体液が組織間隙に貯留している状態をいいます（図1）。
- 浮腫には全身性と局所性があり、リンパ浮腫は後者に分類されます。
- リンパ浮腫には、リンパ管やリンパ節の先天性の発育不全でまれに起こるものと、多くはがん患者さんが手術でリンパ節を取り除いたり放射線治療が行なわれるなど、リンパ管が切断され細くなることで起こるものがあります。
- ゆっくりと発症するびまん性の浮腫であり、原則的に疼痛、色の変化、潰瘍および静脈のうっ滞はありません。しかし、浮腫が急速に進んだ場合の皮膚の緊満感、重圧感、しびれや浮腫に起因する静脈のうっ滞のために皮膚が青紫色になってくることもあります。
- 炎症、特に蜂窩織炎を起こすごとに増悪するといわれています。
- リンパ浮腫の治療を開始するにあたり静脈血栓症、心不全、肝・腎機能障害との鑑別が必要です。

★ 主な／注意すべき原因薬剤

- **領域リンパ節郭清±放射線治療**
  - 上肢の浮腫：腋窩リンパ節切除術後の乳がん、悪性黒色腫
  - 下肢の浮腫：骨盤リンパ節と周囲のリンパ節切除後の子宮がん、卵巣がん、前立腺がん、膀胱がん、悪性黒色腫、腎盂がん、腎がん、大腸がん
- **タキサン系薬剤の使用**

★ 出現時期

【経過の傾向】個人差が大きいのが特徴で、発症後数週間で重い浮腫に進行するケースから、10年以上経過してから発症するケースまで、さまざまです（表1）。

★ どう伝えてもらいたいか・どうしてほしいか

- 初期の場合には自覚症状がほとんどないため、重症化させないために日ごろから腕全体、脚全体を

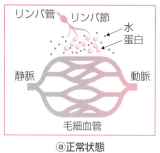
ⓐ正常状態

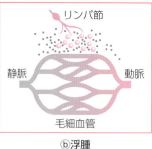
ⓑ浮腫

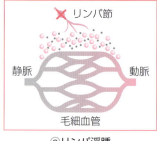
ⓒリンパ浮腫

図1 リンパ浮腫と浮腫の病態
ⓐ正常状態：組織液（間質液）の80〜90％は組織間隙から血管に戻り、10〜20％は毛細リンパ管へと再吸収される。
ⓑ浮腫：組織で不要になった水が回収されず、組織間隙にたまっている状態。
ⓒリンパ浮腫：組織で不要になったタンパクと水がリンパ管内に回収されず、高タンパク性の体液が組織間隙にたまっている状態。
［北村薫ほか．"総論A．診断1．確定診断と鑑別診断"．2018年版 リンパ浮腫診療ガイドライン．第3版．日本リンパ浮腫学会編．東京，金原出版，2018，12より引用］

早わかり！ナースがかかわる重要副作用＆支持療法とケア

表1 病期分類（国際リンパ学会）（International Society of Lymphology；ISL）分類

O期 （潜在期）	リンパ液輸送が障害されているが、浮腫が明らかでない潜在性または無症候性の病態（リンパ管の流れに障害はあるがまだ浮腫はない）。
Ⅰ期 （可逆期）	比較的タンパク成分が多い組織間液が貯留しているが、まだ初期であり、四肢を挙げることにより治まる。圧痕がみられることもある（軽度の浮腫。浮腫のある部位を挙上したり、安静に横になることで症状が改善しやすい）。
Ⅱ期 （非可逆期）	四肢の挙上だけではほとんど組織の腫脹が改善しなくなり、圧痕がはっきりする（皮膚の硬さが増すが、押すとへこみやすい）。
Ⅱ期後期 （非可逆期）	組織の線維化がみられ、圧痕がみられなくなる（より皮膚の硬さが増し、押してもへこみにくい）。
Ⅲ期 （象皮期）	圧痕がみられないリンパ液うっ滞性象皮病のほか、アカントーシス（表皮肥厚）、脂肪沈着などの皮膚変化がみられるようになる（放っておくと皮膚が硬くなり押してもへこまない、皮膚の変化がみられる）。

［北村薫ほか. "総論A. 診断1. 確定診断と鑑別診断". 2018年版 リンパ浮腫診療ガイドライン. 第3版. 日本リンパ浮腫学会編. 東京, 金原出版, 2018, 15より引用一部改変］

みたり手で触ったりし、浮腫がないか左右を比べて確かめるよう指導しましょう。そして症状があれば医療機関へ早めに相談するよう伝えましょう。

● 下記の症状について説明しましょう。

・腕や脚がむくみ、重く、だるさを感じる

・腕や脚が動かしづらい／違和感がある

・皮膚をつまんだ際にしわが寄りづらくなる

・指で押すと戻りが悪く、痕がつく

・腕や脚の静脈が異なってみえる

・皮膚が乾燥しやすくなる／硬くなる

● 下記の予防法を紹介しましょう。

・呼吸運動（腹式呼吸）

・柔軟運動（肩回し、肩の上下、股関節の底屈／背屈）

・有酸素運動（1日約30分の速歩、サイクリング、水中運動）

・抵抗運動（つま先立ち、スクワット、ダンベル）

★ 支持療法

複合的理学療法を中心とする保存的治療に加えて患肢の挙上と生活指導を含めた複合的治療を行なっていきます（図2）。複合的治療とは、複合的理学療法を中心とする保存的療法です。

なお、禁忌事項があるため確認が必要です。

● **絶対禁忌**：活動性悪性腫瘍、急性炎症、うっ血性心不全、新しい静脈血栓

● **相対的禁忌**：気管支喘息、低血圧、静脈瘤、甲状腺機能亢進症／低下症、がんの治療直後、皮膚の外傷や大きな母斑、慢性炎症、月経障害、妊婦

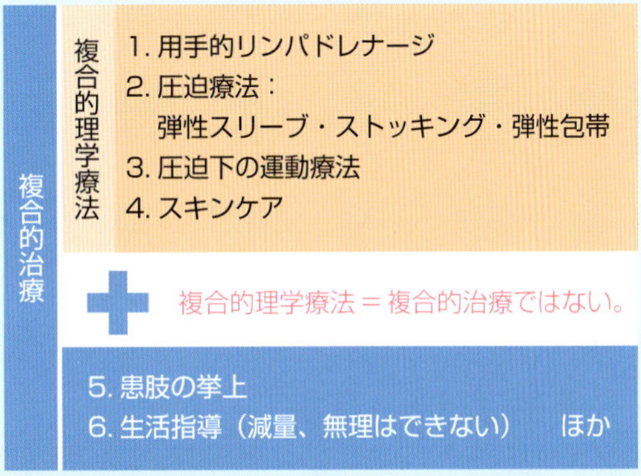

複合的理学療法	1. 用手的リンパドレナージ 2. 圧迫法： 　弾性スリーブ・ストッキング・弾性包帯 3. 圧迫下の運動療法 4. スキンケア
	複合的理学療法＝複合的治療ではない。
	5. 患肢の挙上 6. 生活指導（減量、無理はできない）　　ほか

（左端に縦書きで「複合的治療」）

図2 複合的治療

［廣田彰男ほか. "D. リンパ浮腫への保存的療法 リンパ浮腫の保存的治療の考え方. 看護師・理学療法士のためのリンパ浮腫の手技とケア. 廣田彰男監. 東京, 学研メディカル秀潤社, 2012, 46より引用一部改変］

セルフケア力（りょく）up! の知恵袋

寝るときには腕の下にクッションを置いて少し高くしたり、テレビをみるときは脚の下に座布団を入れて少し高めにしたりすると楽です。血流やリンパ流を妨げ、悪化させてしまうことから、正座はよくないことを伝え、椅子に変えて正座しないように心がけてもらいましょう。

患者さん自身、「自分では着圧ソックスをきちんと履けている」と思っていても、間違っていることがよくあります。病院でそのことに気づき指摘できるよう、普段の使いかたなどをよく聞き取りましょう。

YORi-SOUがんナーシング 2018 増刊

代表的な支持療法

■ドレナージ・圧迫療法／圧迫下の運動療法

・禁忌とされる事項に該当しない場合に行なう
・腕や脚に溜まったリンパ液を正常なリンパ節へと誘導する、浮腫軽減を目的としたマッサージ、圧迫と運動を組み合わせた治療のこと（図3）

■スキンケア

・乾燥を防ぐため、保湿剤を使用し潤いのある状態にする
・肌を洗う際はしっかりと洗剤を泡立てて皮膚をやさしくなでるようにする
・虫刺され、擦り傷、日焼けは感染を起こしやすいため、長袖の衣服や日傘などを用いて保護する
・乳がんなどの治療後は手術した側の腕で採血や点滴、血圧測定はしないようにする

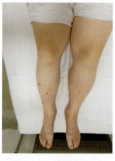 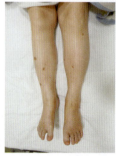

下肢のリンパ浮腫のため、足が重く歩行が困難であった。　浮腫が軽減し、歩行が楽になった。

図3 リンパドレナージ・圧迫療法の施術前後の様子

■患肢の挙上

・就寝時、疲れや浮腫を感じるときは、腕や脚をタオルやクッションなどで少し高くして休む

■生活指導　ほか

・肥満はリンパ液を流れにくくするため、太り過ぎに注意し、標準体重を維持する
・上肢の場合、買い物時にはキャリーバッグやカートを利用し、負担を避けるようにする
・下肢の場合、正座をやめ、脚を伸ばして座る
・サウナや長時間の入浴は皮膚への刺激が強いため避ける
・締めつけがきつい時計や指輪、ブレスレットなどの装飾品は避ける
・衣類、靴下、下着はゆったりとしたものを選ぶ
・疲れが残るような激しい運動は避け、適度な運動をする
・仕事や家事は一気にせず、休憩をとりながら行なう

■リンパ管細静脈吻合術

・外科的にリンパ管と細静脈を吻合し、リンパ流の改善を目的とした治療のこと

早わかり！ナースがかかわる重要副作用＆支持療法とケア

●●●● **セルフケアの実際** ●●●●

患者さんからよくある質問と回答

Q サイズを測ると足首の周径がMとLのどちらにもあてはまるのですが……？

初めて弾性着衣を着用されるかたは一つ上のサイズを選ぶことをお勧めします。また、着用サンプルがあるようならば試着をしてからの選択が望ましいです。

初めての場合、きつすぎると着用するのに嫌気がさしたり、途中で挫折してしまうケースがあります。本来の治療（例：化学療法）だけでも患者さんは大変なのに、浮腫に対してもセルフケアが大変だと長く続きません。一つ上のサイズから開始することで、着用のしやすさを実感したり自信を持ってもらうためです。

Q 旅行に行ってもいいですか？

旅行は大丈夫ですが、支持療法であげたようなことは守ってください。飛行機や電車、車での長時間の移動で座りっぱなしの状態が続くことは避けましょう。1時間に1回は、脚の曲げ伸ばし運動や肩回しなどのストレッチ運動を心がけてください。

Q リンパ浮腫に利尿薬は効果があるのでしょうか？

原則的に利尿薬は用いません。リンパ浮腫の段階に応じてセルフケア、リンパドレナージ、圧迫療法、運動療法を組み合わせていきます。

セルフケア用品

弾性スリーブ・弾性グローブ

手首から上腕までのスリーブ、手甲から上腕までのミトン付きスリーブグローブタイプがあり、長さもノーマル丈やショート丈など、患肢に合わせて選べます。グローブには、ミトンと手袋（指加圧）タイプがあります。

弾性ストッキング

ストッキング、片脚ストッキング、パンティストッキングタイプなどがあります。また、爪先なしタイプも選べます。

Memo

⑨ 皮膚障害

（淺野亜佑美、新井敏子）

★ どういう副作用？

- 手足症候群（hand-foot syndrome；HFS）は、抗がん薬により手足の皮膚細胞が障害されることで起こる副作用です。症状は物理的刺激のある部位に起こります。
- ざ瘡様皮膚炎・爪囲炎は、上皮成長因子受容体（epidermal growth factor receptor；EGFR）を標的とする分子標的薬の障害で起こります。約80％の人にニキビ様の皮疹（ざ瘡様皮膚炎）、約15％に爪の周囲に炎症（爪囲炎）が出現します。

★ 主な／注意すべき原因薬剤

【手足症候群】

- **注射**：フルオロウラシル（5-FU）、シタラビン（キロサイド®）、エトポシド（ラステット®）ドキソルビシン（アドリアシン®）、ドセタキセル（タキソテール®）
- **経口**：カペシタビン（ゼローダ®）、テガフール・ギメラシル・オテラシルカリウム：S-1（ティーエスワン®）、ソラフェニブ（ネクサバール®）、スニチニブ（スーテント®）、レゴラフェニブ（スチバーガ®）

【ざ瘡様皮膚炎・爪囲炎】

- **注射**：セツキシマブ（アービタックス®）、パニツムマブ（ベクティビックス®）
- **経口**：ゲフィチニブ（イレッサ®）、エルロチニブ（タルセバ®）、アファチニブ（ジオトリフ®）、ラパチニブ（タイケルブ®）

★ 出現時期

手足症候群

【評価】②週間〜④週間後に出現します。

【経過の傾向】

- **フッ化ピリミジン系薬剤**：しびれ、チクチクするような感覚異常から始まる。
- **チロシンキナーゼ阻害薬**：限局性であることが多く、紅斑、過角化、知覚異常、疼痛に始まる。
- **マルチキナーゼ阻害薬**：発現のピークは①週間〜②週間で、服用開始から②カ月注意が必要。手のひらや足底のチクチク感、ヒリヒリ感、紅斑、角質の増殖、水疱、亀裂、激しい痛みを伴うこともある（図1）。

【症状の強さ（グレード）と頻度】（CTCAE v4.0）

- 「手掌・足底発赤知覚不全症候群」を参照。

【緊急性の有無】

- Grade2以上では減量・休薬を検討する。手湿疹、白癬、凍瘡、異汗性湿疹、乾癬などとの鑑別も大切である。

【経過の傾向】

- 症状の強さと発限時期（図2）。

【症状の強さ（グレード）と頻度】

- 重症度（表1、図3）。

図1 ソラフェニブの皮膚障害
圧のかかるところに疼痛、水疱形成

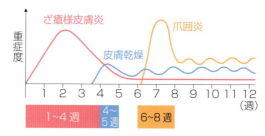

図2 主な皮膚障害の発現時期と重症度の推移
[ベクティビックス適正使用ガイドを参考に作成]

早わかり！ナースがかかわる重要副作用＆支持療法とケア

表1 皮膚障害 Grade 2と Grade 3以上の判定基準、判定時のポイント

		ざ瘡様皮膚炎	皮膚乾燥	掻痒	爪囲炎
Grade 2	症状	痛み、かゆみを訴える体表面積の10～30％を占める紅色小丘疹と膿疱が生じる	体表面積の10～30％を占め、顕著な亀裂が生じる	激しいまたは広範囲の掻痒 掻破痕がある	爪の周りに痛みを伴う発赤、腫脹を生じる 肉芽形成を認める場合がある
Grade 3以上	症状	激しい疼痛／灼熱感／体表面積の＞30％を占める紅色小丘疹と膿疱が腫脹を伴い集積、散財／内服抗菌薬を要する	体表面積の＞30％を占め、高度の亀裂が生じ、激しい痛みで、日常生活に支障あり	激しいまたは広範囲な掻痒で日常生活に支障あり（不眠または睡眠障害がある）	高度の腫脹、発赤が生じ、これらによる肉芽形成も認める／激しい痛みを伴い日常生活（歩行、手先の作業など）に支障をきたす／抗菌薬の静脈内投与を要する
	キーワード	顔貌が変化するほどの発赤、腫脹と皮疹の多発熱感	指先や爪先、踵など手足に深い亀裂	出血するほどの掻破 不眠	衣服のボタンをとめられない 靴を履けない 歩行ができない

[ベクティビックス適正使用ガイドより引用一部改変]

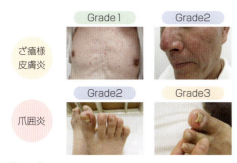

図3 ざ瘡様皮膚炎と爪囲炎の様子
[佐竹悠良．ざ瘡様皮疹、爪囲炎、皮膚乾燥．消化器外科ナーシング．19 (3)，2014，43 より引用一部改変]

★ どう伝えてもらいたいか・どうしてほしいか

- 治療日誌をつけ、症状はいつごろからか、部位、症状、程度、生活に支障をきたしていないかを伝えてもらいます。自身では観察しにくい部位は、家族の協力を得られるようにします。
- かゆくても掻かないようにします。
- スキンケア（清潔・保湿）と刺激を避ける生活を習慣化してもらいます。
- ボディーソープ（弱酸性）を泡立てて肌に乗せ、手のひらでやさしくなでるように洗います。
- 入浴後、10分以内に身体に保湿クリームまたはローションを塗ります。
- 保湿薬は爪にも塗り、関節は曲げて塗布します。
- 爪はやすりで削り、マニキュアなどで保護します

（ジェルネイルの推奨はなし）。
- 長時間の起立、歩行を避けます。
- 足に合う靴を選び、柔らかい中敷きを使用します。
- 綿手袋や靴下、下着は裏返して縫い目が直接皮膚にあたるのを避けます。
- 炊事、洗濯ではゴム手袋も使用します。
- お風呂やシャワーの湯は40℃以下に設定します。
- 直射日光を避け、日焼け止めクリームを使用し、日傘、帽子を着用します。
- 髭剃りはできるだけ電気カミソリを使用し、肌に滑らせるのではなく、軽く押し付けて部位を変えながら剃ります。

セルフケア力 up! の知恵袋

　皮膚障害は、患者さんのQOLにかかわる重大な副作用です。患者さんの生活背景（同居の家族、家庭内での役割、仕事、生活のなかの楽しみなど）を知り、一緒に対策を検討することが治療継続の鍵です。まずは治療開始前の皮膚の状態や清潔行動を十分確認しておきます。特にHFSでは、治療前に足底の角質除去を行ないます。指導するにあたり、患者さんのセルフケアの段階を評価し、ケアが継続できるようにサポートしていきます。

★ 支持療法

【手足症候群（図4）】
・治療前に行なう足底の角質除去
・外用薬の使用
・皮膚科医へのコンサルテーション

【ざ瘡様皮膚炎・爪囲炎】
・皮膚の保清と保湿
・過度の刺激からの保護
・外用薬や内服薬の使用
・皮膚科・形成外科へのコンサルテーション

無症状	・清潔の保持 ・保湿薬の使用
腫れ・痛み	・ステロイドの追加 ・抗菌薬の使用・皮膚科受診
水疱・強い痛み	・抗がん薬の休薬

図4 手足症候群に対する支持療法の段階

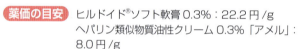

代表的な支持療法薬

【皮膚の保湿に】保湿薬の塗布：ヘパリン類似物質（ヒルドイド®〈クリーム、ソフト軟膏、ローション、フォーム〉など）

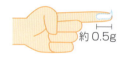

皮脂欠乏症以外への適応 外傷後の腫脹・血腫・腱鞘炎・筋肉痛・関節炎など

薬価の目安 ヒルドイド®ソフト軟膏0.3%：22.2円/g
ヘパリン類似物質油性クリーム0.3%「アメル」：8.0円/g

使い方
- いつ使う？　症状が出ていないときから使用する（承認外）。
- どれぐらい使う？　両手のひら（片足）の面積に対して1回量は、軟膏は1FTU（finger tip unit。図5）。ローション、クリームでは、1円玉大がめやす
- どれぐらい効く？　1日に2〜5回塗布する。回数が増えるほど効果も高まる

約0.5g

図5 1FTU（finger tip unit）

軟膏タイプの保湿剤は、人指し指の関節1つ分に絞り出すと、それが両手のひら1回分の塗布量の目安となる。

【手足症候群に】合成副腎皮質ホルモン製剤（ステロイド）の塗布：ベタメタゾン吉草酸エステル（リンデロン®など）、ゲンタマイシン硫酸塩（ゲンタシン®など）

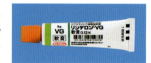

皮膚障害以外への適応 外傷、熱症および手術創の二次感染

薬価の目安 リンデロン®VG軟膏0.12%　25.7円/g
※ほかにクリームもあり
ベタメタゾン吉草酸エステル軟膏0.12%「トーワ」8.9円/g

使い方
- いつ使う？　Grade2以上に進行した際に使用する

- どう使う？ 全体に塗布するのではなく、症状がある部位（図6）のみに、保湿薬→ステロイドの順で使用する
- どれぐらい効く？ 1～2週間をめどに評価し、ステロイドの副作用に留意する

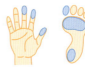

図6 圧がかかり、HFSの症状が出やすい部分

【ざ瘡様皮膚炎に】ステロイド外来薬の塗布

使い方
- どれぐらい使う？ 一般的に、ステロイド外来薬の吸収率は塗布部位によって異なる。ざ瘡様皮膚炎の重症度Gradeと塗布部位に応じたステロイド外来薬の強度は、表2のとおり

表2 ざ瘡様皮膚炎に対するステロイド外来薬の使い分け

	Grad 1～2	Grad 3 以上	塗布部位
ステロイド外用薬	strong（ローションタイプ推奨）	very strong（ローションタイプ推奨）	頭皮
	medium	medium	顔面
	very strong または strong	strongest	体幹および四肢
ステロイド内服薬	―	短期的追加	

ステロイド外用薬の吸収のしやすさ：一般的に顔面→頭皮→体幹および四肢の順番となる。

【爪囲炎に】ステロイドの内服、強めの外用薬（ジフルプレドナード軟膏やベタメタゾン酪酸エステルプロピオン酸エステル軟膏）・アダパレンゲルの塗布

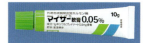

薬価の目安
プレドニゾロン錠（プレドニン®錠）5mg：9.6円
ジフルプレドナード（マイザー®軟膏0.05%）：18.5円/g
ベタメタゾン酪酸エステルプロピオン酸エステル（アンテベート®軟膏0.05%）：25.7円/g
アダパレン（ディフェリン®ゲル0.1%）：5.2円/g

使い方
- いつ使う？ 爪囲炎の治療には、ステロイドの内服や強めの外用薬・アダパレンゲルの塗布が必要になる。爪の脇から肉芽が出てきて痛みが強いときは、皮膚科や形成外科受診をして、液体窒素により凍らせて盛り上がった肉芽を破壊する処置や硝酸銀による処置などが必要になる

【爪囲炎に】テーピング

使い方
- いつ使う？ 爪囲炎の悪化を防ぐために、テーピングするのも有効
- どう使う？ 使用するテープは伸縮性の少ないものを選び、以下の手順で使用する
  ①清潔にするために洗浄する
  ②爪と皮膚の間に少しテープを貼り付け、テープを引き気味にして皮膚と爪の間に隙間をつくり、残りのテープは関節にかかるように斜めにらせん状に巻きながら貼っていく（図7）
  また、爪の切り方についても指導する（図8）

［図7］スパイラルテーピング法　　［図8］爪の切りかたのよい例・悪い例

患者さんやナースからよくある質問と回答

Q【患者さん】 普段スーツを着て仕事をしているから、革靴じゃないとカッコ悪いんですよね……。

革靴も絶対に履いてはいけないわけではありません。やわらかい中敷きやインナーソールなどで除圧をしたり、休憩時間には靴を脱ぎ、足を休ませるとよいと思います。

Q【患者さん】「手が黒くなったね」って、友人に言われて気がつきました。

しびれる感覚は、ほかの人にはわかりません。関節など、黒くなったことが気になる場所には、カバーメイクもできます。スキンケアは継続するとよいと思います。

Q【ナース】 患者さんから「ざ瘡様皮膚炎の顔では仕事ができない」と言われました。

患者さんはどのような仕事をしているのでしょうか？　患者さんの仕事に対する考えかたと、仕事環境が重要になります。人と接する仕事の場合、無理があるかもしれません。一時的に裏方のような仕事をするのはどうでしょう。患者さんのつらい気持ちに寄り添うことも大切です。

Q【ナース】 ざ瘡様皮膚炎が強く出現し、患者さんが落ち込んでいるのですが……。

ざ瘡様皮膚炎が強く出現するのは、つらいことです。患者さんのつらい気持ちを傾聴しましょう。一方で、ざ瘡様皮膚炎が強く出たほうが、治療効果が高く出るともいわれています。また、今後の見通しを伝えます。いつごろまでどのような症状が出るのかわかれば、不安な気持ちが軽減するといわれています。

Q【ナース】 男性患者さんが「クリームなどつけたことがない」と言っています。

女性の患者さんは、保湿のためのクリームを身体に塗ったり、日焼け止めのクリームを塗ったりすることにあまり抵抗はありません。しかし、男性の患者さんのなかには、ハンドクリームさえつけたことがないかたもいらっしゃいます。ご家族に女性がいる場合は、そのかたに協力をしてもらいましょう。独居や男性ばかりのご家族の場合には、保湿の必要性を伝え、塗りかたを具体的に示し、セルフケアを促進させていきます。

セルフケア用品

体重が足全体にかかるような、柔らかい素材の靴

しめつけの少ない柔らかい靴下

・スキンケア用品は、「低刺激」「弱酸性」「ノンアルコール」のものを使用します。
・日焼けを避けるため、外出時間を考慮したり日傘や帽子、長袖の着用とともに日焼け止め（サンスクリーン）製品を使用します。

巻末付録

①"みる知る"曝露対策 （新井敏子）

■目でみる曝露対策

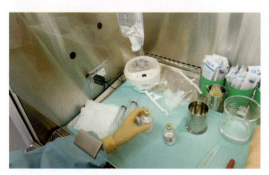
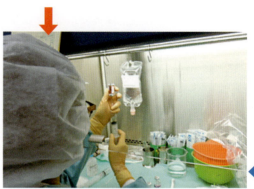

図1 抗がん薬の調剤の様子

当院薬剤部にて撮影。安全キャビネットを使ってミキシング。赤矢印（↓）が注射指示箋、青矢印（↓）がガラスの位置。

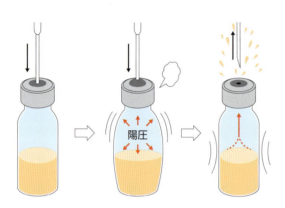

図2 エアロゾル現象の発生原理

常にバイアル内を陰圧に保つ。
［樋口順一．がん化学療法ナーシングマニュアル．東京，医学書院，2009，52（JJNスペシャル No.85）．より転載］

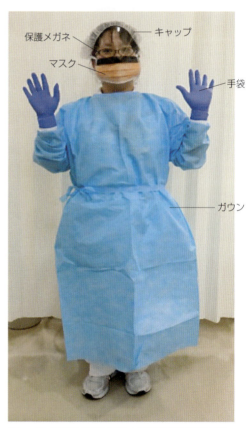

図3 抗がん薬投与時の看護師の曝露対策（個人防護具）

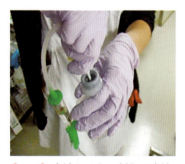

図4 点滴セットの刺入の方法

巻末付録 "みる知る"曝露対策

■曝露対策 BASIC

●抗がん薬曝露対策の目的

　抗がん薬を取り扱う医療従事者には、危険薬剤（hazardous drug；HD）のリスクや取り扱い、曝露予防の方法を理解し、職業的曝露を最小限にするための適切な予防行動を実践することが必要です（表1）。

●抗がん薬の調剤

　抗がん薬は、薬剤師が実施の数日前から患者さんにとって適切な量であるかなどを確認し、薬剤名、量などのWチェックを行ない、図1のように安全キャビネットを使用してミキシングをします。安全キャビネットは、調剤者の手元にエアーバリア（図1青矢印）があり、すぐみえるところに注射指示箋（図1赤矢印）を置いています。

　図2のようにバイアル内に圧がかかると、抜針時にコアリングを起こし、抗がん薬がエアロゾル化してしまいます。バイアル内は常に陰圧になるように操作をしますが、エアロゾル化した空気でも安全キャビネットのHEPAフィルターを通して外部に排気できる構造になっています。

　抗がん薬の調剤が終わると閉鎖式の点滴セットがついた状態で、または点滴の刺入部にシールが貼ら

表1 抗がん薬に触れないための5原則

①抗がん薬入りのボトルでプライミングはしない。
②抗がん薬投与後、ビン針を抜かない。
③最後の抗がん薬投与後、ウォッシュアウトをする。
④投与終了後の輸液セットを接続部分（三方活栓）から外さない。
⑤抗がん薬投与済みのシリンジを接続部分（三方活栓）から外さない。

れた状態で、ジッパー付きのプラスチックバッグに入れられ、外来化学療法センターや病棟へ運ばれていきます。

●抗がん薬投与時の曝露対策

　ジッパー付きのプラスチックバッグに触れる前に、看護師は曝露対策として個人防護具（personal protective equipment；PPE。図3）を身に着けます。手袋は0.2mm以上の抗がん薬耐性試験済みのものを使用します。ヘアキャップやガウン、マスク、保護メガネ（フェイスシードルやゴーグル）を装着します。

　抗がん薬投与の開始時は、制吐薬や抗アレルギー薬の入った点滴ボトルを用いますが、点滴セットの刺入は図4のように、抗がん薬の入っているボトルの口を上にして針を下に向けて刺入するのを大原則として習慣化させましょう。

Memo

目でみる曝露対策

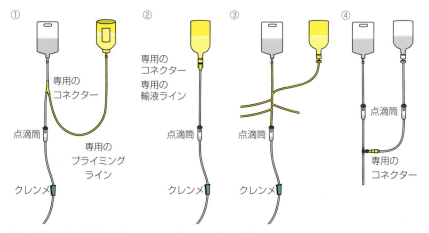

① 調製後ボトルごとにプライミングラインをセッティングし、専用のメイン用輸液セットへ接続する方法

② 調製後ボトルごとにCSTDのコネクターを接続し、専用の輸液ラインを接続する方法

③ 輸液ライン自体に側管ラインが組み合わされた完全一体型仕様のもの

④ 通常の輸液ラインに専用のコネクターを装着する方法

図5 閉鎖式薬物移送システム（CSTD）の種類
〔城向富由子．投与に伴う曝露対策（1）投与準備．プロフェッショナルがんナーシング．6（1），2016，25より引用〕

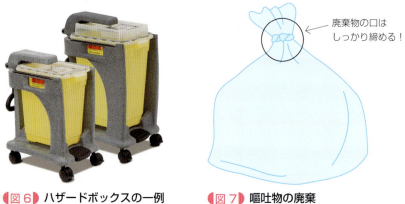

図6 ハザードボックスの一例
〔BD™ ケモセラピーコレクター　日本ベクトン・ディッキンソン株式会社〕

図7 嘔吐物の廃棄
廃棄物の口はしっかり締める！

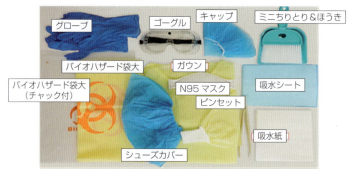

図8 抗がん薬スピルキットの一例
〔簡易スピルキット CONVEX-SR　株式会社日本医科器械製作所〕

巻末付録　"みる知る"曝露対策

●閉鎖式薬物移送システム（CSTD）の使用

　抗がん薬の入っているボトルには、基本的に輸液セットをつけません。薬剤からプライミングセットがついてきたものは、三方活栓に閉鎖式のアダプタがついているものに接続します。また、バックプライミング法（逆流法）で輸液セットを満たしていきます。

　治療終了後、閉鎖式薬物移送システム（closed system drug transfar device；CSTD）を使い接続部分を外さないので、廃棄物はつながった状態になっています。

　CSTDには図5のような種類があります。

●個人防護具（PPE）の外しかた

　治療終了後、PPEを外すときには、すべて外側に触れないように外側手袋→保護メガネ→ガウン→マスク→内側手袋の順で外します。外したものは丸めてハザードボックス（図6）へ廃棄します。

●患者さんへの注意

　抗がん薬は腎臓や肝臓で代謝されるため、排泄物に混じって身体の外に出てきます。治療後の48時間は、便座に座り、周囲に飛び散らさないように排泄します。便座のふたを閉め、2回確実に流します。家族に抗がん薬が触れないための工夫です。

■曝露対策 Q&A

Q 治療間もない患者さんの嘔吐物はどうしたらよいですか？

A 取り扱うときはPPEを装着します。嘔吐物からの抗がん薬の蒸発を避けるために、すぐにビニール袋の口を閉じ（図7）、ハザードボックスに廃棄します。抗がん薬の曝露は医療者だけではなく、廃棄物を扱う人にも影響する可能性があります。廃棄物を入れたビニール袋の口はしっかり締めて、外にこぼれないように配慮します。

Q 抗がん薬をこぼしてしまいました。

A 日ごろからスピルキット（図8）を用意しておき、次の手順で処理します。①PPEを身に着けま

す。②床にこぼれた場合はシューズカバーも着けます。③できるだけ人を遠ざけます。④抗がん薬が広がらないように外側から内側へ吸収させるようにふき取ります。⑤しっかりふき取ったあと、床を洗浄したり、⑥2％次亜塩素酸ナトリウムや水酸化ナトリウムなどを使って清掃します。アルコールは抗がん薬を揮発させるので使用しません。

Q 内服の抗がん薬の取り扱いはどうすればよいですか？

A 経口抗がん薬の粉砕や、脱カプセルは原則行ないません。錠剤やカプセルを扱うときには、皮膚接触を避けます。薬剤の飛散が生じる可能性がある場合は、PPEを装着します。

YORi-SOUがんナーシング　2018　増刊　　229

② "みる知る" 血管外漏出 （定免 亨）

■目でみる血管外漏出

表1 抗がん薬の組織障害別の分類

分類	特徴	薬品名（一般名）の例		
起壊死性抗がん薬 （vesicants drugs）	☑少量の漏出でも発赤・水疱などの難治性潰瘍形成や皮膚壊死を発生しやすい ☑発生時に強い痛みを伴うことが多い ☑漏出後2〜3カ月してから潰瘍形成や壊死になることがある	DNA 結合型	アントラサイクリン系 　ドキソルビシン、エピルビシン 　ダウノルビシン、イダルビシン 　アムルビシン、ミトキサントロン*	
			抗腫瘍性抗生物質 　マイトマイシンC、アクチノマイシンD	
		DNA 非結合型	微小管阻害薬（ビンカアルカロイド系） 　ビンクリスチン、ビノレルビン 　ビンブラスチン、ビンデシン	
			微小管阻害薬（タキサン系） 　パクリタキセル*、ドセタキセル*	
		その他	ナブパクリタキセル*、ベンダムスチン* リポソーマルドキソルビシン*　　　　など	
炎症性抗がん薬 （irritants drugs）	☑局所で炎症性変化（発赤・腫脹など）を起こすことがある ☑皮膚壊死や潰瘍形成には至らない ☑大量漏出した場合は強い炎症反応が起こる	白金製剤	シスプラチン、オキサリプラチン カルボプラチン、ネダプラチン	
		アルキル化薬	ダカルバジン、シクロホスファミド、 イホスファミド、アルケラン	
		トポイソメラーゼ阻害薬	エトポシド、イリノテカン	
		代謝拮抗薬	フルオロウラシル、ゲムシタビン ペメトレキセド	
		その他	トラスツズマブ エムタンシン、 テモゾロミド　　　　　　　　　　など	
非壊死性抗がん薬 （non-vesicants drugs）	☑多少漏出しても炎症や壊死が起こりにくい	メトトレキサート、シタラビン、L-アスパラギナーゼ 分子標的薬（リツキシマブ、トラスツズマブ、ベバシズマブ）		

* 「炎症性抗がん薬」とする報告もある
［濱口恵子ほか．がん化学療法ケアガイド改訂版．および、国立がん研究センター看護部ほか．国立がん研究センターに学ぶがん薬物療法看護スキルアップを参考に作成］

表2 血管外漏出に類似した症状（静脈炎・フレア反応）

症状	静脈炎	フレア反応
定義	静脈の炎症	局所の疼痛を伴わないアレルギー反応
疼痛	静脈の炎症 静脈に沿った硬結や疼痛	局所の疼痛はない
発赤	投与中の静脈に沿って 発赤や色素沈着が生じる	投与中の静脈に沿った線状痕が生じる 数分以内に消失
腫脹	生じない	生じない
血液の逆流	あり	あり

［キッセイ薬品工業株式会社．抗がん剤の血管外漏出の予防と対応ガイド．2016，8より画像転載］

血管外漏出 BASIC

● はじめに

抗がん薬の血管外漏出（extravasation；EV）はがん化学療法治療における大きなトラブルです。発生により皮膚や組織の傷害となり、ときに患者さんのQOLに多大な影響を及ぼし、不安を増強させ患者さんの不利益となります。しかし、抗がん薬のEVは血管確保や留置針の固定、投与中の注意深い観察と患者指導による治療参画と看護師の予防対策が確実に実践できれば、予防が可能な副作用となります。看護師によるEVの予防と早期発見、対処方法はとても重要なスキルです。予防対策スキルと対応をしっかり身につけ、患者さんに安全・安心・有益な治療が提供できるようにしましょう。

● 血管外漏出（EV）の定義

抗がん薬のEVとは、何らかの要因で血管が損傷し、薬液が血管外・皮下組織へ漏れ出たり、浸潤した状態のことです。

● 発生のメカニズム

- EVによって抗がん薬に曝露した正常な皮膚や周囲の軟部組織に傷害が発生します。
- 血管傷害性や反応の程度は、薬剤の種類（起壊死性、炎症性、非起壊死性）、薬剤濃度、漏出量、溶液のpH、浸透圧、漏出後の曝露時間などによって影響を受けます。末梢静脈、中心静脈（CVポート）、動脈のいずれにおいても起こり得ます。

● 抗がん薬の組織傷害リスク分類

抗がん薬は、皮膚や組織への傷害の程度によって起壊死性抗がん薬、炎症性抗がん薬、非壊死性抗がん薬の3つに分類されています（表1）。また、新規開発された抗がん薬を含め、すべての抗がん薬が分類されているわけではなく、不明なものもあります。起壊死性抗がん薬でなくても壊死を発生した報告もあるため、漏出後は継続的な慎重な観察が必要です。

● 具体的な症状と徴候

- 発赤、違和感、疼痛、灼熱感、血液の逆流の停止、びらん、水疱形成、潰瘍化、壊死など何らかの自覚的および他覚的な症状を生じることがあります。
- 静脈炎、フレア反応との鑑別が必要です（表2）。

● 発生時期と終了

- 主に、投与開始直後～投与終了までの間に発生します。
- 末梢静脈からの起壊死性抗がん薬の血管外漏出の頻度は0.1～6.5％[1]で、直後に症状が出現するものばかりでなく、数日してから出現することもあり、また漏出後2～3カ月経過してから潰瘍形成が著明になるものもあります。

● 支持療法

■ 漏出液除去（潰瘍形成を抑制）

抗がん薬漏出が疑わしい場合、留置針抜去前に穿刺部位より血液を吸引して、できるだけ残存する薬剤を除去します。

■ 冷罨法

基本的には漏出薬剤拡散予防と炎症軽減のため、1日4回程度（1回15～20分）を2～3日、局所冷却を実施します。

■ 温罨法

ビンカアルカロイド系、タキサン系、エドポシドは冷却で皮膚傷害を悪化させ、温罨法のほうが効果的という報告もありますが、温罨法を推奨するほどの根拠はないため、局所の炎症症状に合わせて処置方法を検討しましょう。

（p.233に続く）

目でみる血管外漏出

表3 血管外漏出のリスク因子

リスク因子	内容
薬剤の特性	●抗がん薬：漏出時の組織障害性、投与速度が速い、濃度が高い、長時間の持続投与 ●多剤併用化学療法
患者さん側の要因	●静脈の構造：細くて脆弱な血管、硬化、血流が少ない、血管の弾力性の低下、抗がん薬を繰り返し投与されている、腫瘍浸潤部位、循環障害のある四肢の血管（四肢の浮腫、麻痺）など ●年齢（若年または高齢） ●栄養状態：低栄養、肥満 ●服薬歴：抗凝固薬の内服 ●既往歴：糖尿病、高血圧、皮膚結合性疾患の罹患など ●意識レベルや認知力の低下、コミュニケーション障害 ●放射線治療を受けている、または受けた部位 ●過去にEVを起こしたことがあるか否か（リコールリアクション） ●点滴ルートの無頓着 ●患者さんの動き（頻回な排泄、嘔吐、咳嗽など）
看護師の要因	●静脈血管確保に関する知識不足と未熟なスキル ・確保時のプロービング（針を刺してから血管を探る行為）、同一血管に対する穿刺のやり直し ・輸液などですでに使用中の血管ルート（24時間以上経過したルート） ・関節運動の影響を受けやすい部位への穿刺 ●EVに関する知識／アセスメント不足：血管選択やルート固定の不備
機器に関する要因	●輸液ポンプの使用 ●血管に合わないサイズの留置針 ●カテーテル破損（末梢静脈カテーテル、中心静脈ポート、CVカテーテルなど）

［濱口恵子ほか．がん化学療法ケアガイド改訂版．および、国立がん研究センター看護部ほか．国立がん研究センターに学ぶがん薬物療法看護スキルアップを参考に作成］

図1 血管走行のアセスメント

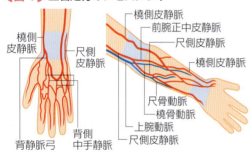

うす紫色がついている部分は固定が難しく、体動の影響を受けやすい部位。また、患者さんの体動も妨げる。
［飯野京子ほか編．がん化学療法ナーシングマニュアル．東京，医学書院，2009，115（JJNスペシャル No.85）．より転載］

表4 血管確保のポイント

◆穿刺部位の選択ポイント
- ☑ より末梢側から
- ☑ 太くて弾力のある血管
- ☑ 穿刺針の固定が容易な部位
- ☑ 可能な限り1回の穿刺で静脈確保（何度も穿刺することで血管内皮の静脈炎を誘発させる）
- ☑ 可能ならば利き手と反対側

◆避けた方がよい部位
- ☑ 30分以内に穿刺した血管
- ☑ 24時間以上経過した末梢ライン
- ☑ 肘関節、骨突出部位や関節付近
- ☑ 蛇行している血管
- ☑ 神経や動脈に隣接している部位
- ☑ 腋窩リンパ節郭清や放射線照射を行なっている患側上肢

図2 固定方法

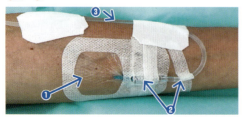

❶穿刺部位を観察しやすいように透明ドレッシング剤を使用し固定。針先が見えるようにする。
❷体動や点滴ラインが引っ張られて留置針が抜けることのないよう、ループを作って固定。Ω止めをしてルートを動きにくくする。
❸患者の体動を妨げないように固定。点滴ラインが引っ張られても針先にテンションが加わらないように固定する。

■ 副腎皮質ステロイド外用薬の塗布（1日2回）や内服鎮痛薬

発赤・腫脹・疼痛などがある場合に用います。

■ 解毒薬

アントラサイクリン系抗がん薬漏出時はデクスラゾキサン（サビーン®）の適応があります。

[デクスラゾキサン投与の手順]

① EV後6時間以内に投与を開始する
② 調製後150分以内に投与する
③ 1日1回投与、同時間帯に3日連続、トータル3回投与を行なう
④ 投与時は血管に解毒薬浸透のため冷却は行なわない。また冷却していた場合は、血流確保のため投与15分以上前に取り外す

● EV予防のためのポイントと看護

『外来がん化学療法看護ガイドライン』[1]では「適切な医療器具の整備の実施がEV予防に有用」と記載され、留置針の使用と観察しやすい透明ドレッシング材の使用が推奨されています。また、24時間以上経過した末梢静脈の使用は推奨されず、炎症発生率が上昇すると報告されています。

■ EVリスク因子をアセスメントする

EVのリスク因子は薬剤特性、患者さん側の要因、看護師側の要因、機器に関する要因（表3）があります。

■ 穿刺する血管をアセスメントする

抗がん薬の種類や特徴、投与時間、患者さんの生活行動を把握して、穿刺する血管をアセスメント（図1、表4）します。

■ 確実な血管確保と観察しやすい針固定

① 複数回の穿刺は患者さんに苦痛を伴うため、1回で血管確保できるような工夫が大切である。血管が細く穿刺が困難な場合は、血管拡張目的で穿刺部位の温罨法や穿刺側の手指掌握運動を実施する。また、緊張や恐怖感で血管収縮が生じるため、コミュニケーションや深呼吸を促すなど、できるだけリラックスできるよう配慮する
② 一度失敗した場合は反対側の選択が原則。ただし同側しか選択できない場合は、前に選択した部位よりも体幹に近い血管を選択しないと、穿刺失敗部位での漏出につながる
③ 末梢静脈での血管確保困難で治療継続する患者さんについては、中心静脈ポートの留置の検討が必要となる
④ 穿刺部位の固定は観察しやすいように透明ドレッシング剤を使用する。また、ルートの長さや位置にも注意して、患者さんの体動による穿刺部位への負担（ルートトラブル）を回避した固定を実施する（図2）

■ 投与開始前の患者教育による早期発見

① 開始前に、患者さんにEVのリスクや症状（穿刺部の違和感や疼痛、発赤など）を説明し、症状発現時の速やかな看護師への報告と早期発見の重要性について理解と協力を得るようにする。また、点滴中に動く場合の注意点を説明しておくことが大切
② 血管穿刺前に排泄を促し、投与中の点滴ルートのトラブル回避やトイレ移動が容易にできるようなベッドサイドの環境整備を行なう

■ 投与中の定期的な観察と投与管理

[観察項目（初期症状）]

① 血管穿刺部周囲の違和感・疼痛・発赤・灼熱感・圧迫感・腫脹・紅斑・浮腫
② 末梢静脈の開通性（血液逆流の有無）
③ 自然滴下の有無（自然滴下速度の低下）

[実施ポイント]

① 観察と確認は30分ごとまたは点滴ボトルの交換時、点滴ポンプのアラーム対応時に実施
② 投与直前は必ず［観察項目（初期症状）］②・③を確認
③ 血液の逆流確認は輸液ボトルを穿刺部より低い位

（p.235に続く）

■目でみる血管外漏出

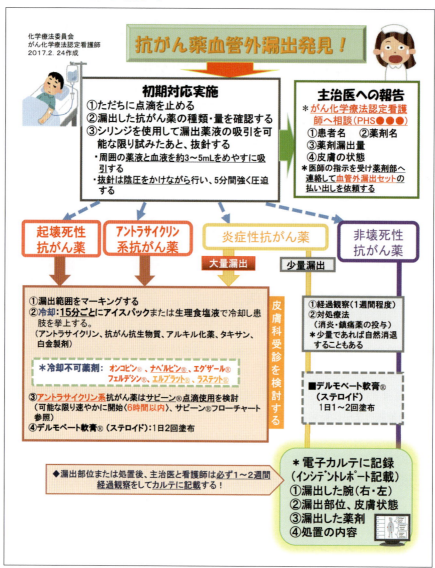

図3 当院で実際に使用している血管漏出時の対応フローチャート（一部改変）

巻末付録　"みる知る"血管外漏出

置に下げる。輸液ルートをつまんで圧をかける方法は血管内皮に刺激を与えるため避ける

④輸液ポンプの使用は EV 時に薬液が過重な圧で押し込まれ、漏出量や範囲が拡大する危険性があるため、輸液ポンプ使用薬剤をあらかじめ施設内で決めておくことと、起壊死性抗がん薬投与での使用はしないことが望ましい

⑤投与中にトイレ歩行などで動く場合は、移動前後に穿刺部や周辺の観察および自然滴下状態を確認する。また、固定が適切か、ルートの長さが確保されているかなどを確認し、患者さん本人にもラインが引っ張らないよう声をかけ移動してもらう

■投与終了後のライン内フラッシュと確実な止血

抜針時、針に残った抗がん薬が血管外に漏出することで皮膚障害を起こす危険性があり、血管が脆弱であればより危険性が強まります。終了時は生理食塩液でルート内をフラッシュします。抜針後は 5 分程度強く圧迫止血をして、確実な止血を確認します。

■血管外漏出 Q&A

Q EV 発見時の対応ポイントは？

A ①抗がん薬の EV 時または漏出が疑われる場合は、症状の重症化を避けるために、すぐに点滴を止めて速やかに対処し、留置針を抜かないことが重要です。速やかに対応するために、スタッフ教育とマニュアル作成（フロー図）と物品準備をしておくことで安全な対応ができます。当院で作成した EV 発見時のフロー図を図3へ示します。

②漏出後は看護記録の記載や患部の写真撮影等による情報の共有化と継続した経過観察が重要となります。看護記録には抗がん薬の種類、漏出量と漏出部位、範囲、漏出部の皮膚症状と患者説明内容と患者さんの反応を記載します。

③漏出後に処置を行なっても症状が改善しない場合は、皮膚科医や形成外科医へコンサルする必要があります。

④心理的支援も必要です。患者さんは痛みや壊死、硬結による外観の変化などで心理的苦痛も生じます。また、「血管外漏出を起こされた！」という気持ちから、医療者への不満や不信感を抱くこともあるため、患者さんの思いを傾聴して真摯に誠実に対応することが求められます。

Q 患者教育のポイントは？

A ①抗がん薬投与前に採血を実施した場合は、採血部位とは異なる側の上肢で血管各確保をしてもらうように医療者へ伝えてもらいましょう。

②できる限り、毎回異なる血管に留置針を挿入してもらうように伝えましょう。

③抜針後に穿刺部に痛みや発赤、腫脹、搔痒感、皮膚が暗紫色に変化するなど症状が遅延的に出現することもあるため、観察方法と病院への連絡するべき症状と連絡方法について説明をしましょう。

④治療当日は穿刺部側の激しい運動は避け, 重い物を持ったり、買い物袋などをぶら下げて直接穿刺部にあたるなど穿刺部の安静が保てるよう、個々の患者さんの生活に合わせた注意点を具体的にイメージできるように情報提供しましょう。

YORi-SOU がんナーシング　2018　増刊　235

③ レジメンをより理解するための 用語解説&INDEX

> ＊一部の用語については、より理解が深まるよう、執筆陣にコンパクトに解説をいただいています。

欧文／数字

20%マンニットール---------32、40、156、160

5-FU ➡フルオロウラシル

5HT₃拮抗薬 ----------------------------------- 179
▶抗がん薬による悪心・嘔吐に対して、催吐性のリスク分類に従い、NK₁受容体拮抗薬やステロイドと一緒に使用される薬。グラニセトロンなど（第1世代）と半減期が約40時間と長いパロノセトロン（第2世代）に大別される。

CVポート ----------------------------------92、94
▶中心静脈カテーテルの一つであり、皮下植込み型ポートを指す。小手術で鎖骨下の皮下に埋め込み、専用針を用いて穿刺し薬剤を投与する。

d-クロルフェニラミン------52、64、100、104、164、176

D-マンニトール -------------32、40、156、160

DEHP ------------------34、38、67、102、146
▶ポリ塩化ビニル（PVC）製に柔軟性を与えるため加えられる可塑剤。抗がん薬のなかには、PVC製の輸液セットを使用するとDEHP（フタル酸ジ-2-エチルヘキシル）の溶出が認められる抗がん薬がある。DEHPは、動物実験で発がん性などが報告されている。

EGFR遺伝子変異 -----------------------------50
▶EGFR（上皮成長因子受容体）は2章⑧で解説した３剤の標的分子である。EGFR遺伝子に変異があると、がん細胞はその増殖や生存が恒常的に活性化した状態になる。この状態を抑制し、抗がん効果を発揮するのが、ゲフィチニブ、エルロチニブ、アファチニブの３薬剤である。

FN ➡発熱性好中球減少症

G-CSF製剤---------------------- 167、174、175
▶化学療法において、好中球減少時の感染症は致命的となる。G-CSF製剤は骨髄に作用し、好中球前駆細胞から好中球への分化を促進し、末梢血中の好中球数を増加させることで細菌感染への抵抗力を上げる。

HER2タンパク -----------------------------72
▶ヒト上皮成長因子受容体-2（human epidermal growth factor receptor-2）。細胞の増殖にかかわる遺伝子タンパクで、がん細胞の表面にあるアンテナのようなもの。

HER2陽性-------------------- 66、72、76、78
▶HER2は正常な細胞にも存在するが、一部のがん細胞では正常細胞に比べてHER2が多くみられる（HER2過剰発現）ことや、HER2の遺伝子が多くなっていること（HER2遺伝子増幅）がある。

LVEF--------------------------------------58、62
▶左室駆出分画率。左心室の収縮機能に関係する指標の一つである。駆出率（%）=左室1回拍出量（LVSV）/左室拡張末期容量（LVEDV）で計算される。

nadir --------------------------- 35、39、43、47
▶血球や血小板が化学療法によって減少し、一番少なくなった状態のことを表す。化学療法の種類によって変わるが、多くは10〜14日ごろになり、最も感染症に注意する時期でもある。

PS（performance status）------------131、167

PVC（ポリ塩化ビニル）製 --------------------34
▶PVCはポリ塩化ビニルのことである。パクリタキセルやエトポシドなどは、輸液セットなどに使用されるポリ塩化ビニル（PVC）からDEHPが溶出するため、PVCフリーの輸液セットを用いる必要がある。

RevMate®---181、182、183、185、186、187
▶レブラミド®・ポマリスト®適正管理手順のこと。胎児への曝露防止を目的とし、適正使用ならびに適切な流通および配布を行なうために策定され、レブラミド®、ポマリスト®にかかわるすべての関係者に遵守が求められる。

S-1----------------------------------- 84、88、112

T-DM1-------------------------------------72

UGT1A1 ------------------------------------ 114
▶肝臓のUDPグルクロン酸酵素の一つであり、イリノテカンの活性体のSN-38の代謝酵素である。UGT1A1*6・*28は遺伝子多型であり、両者の複合ヘテロ、どちらかのホモ接合の場合に、Grade3〜4の好中球減少が高頻度で認められる。

VEGF阻害薬 -------------------------139、143
▶血管新生には血管新生因子であるVEGF（血管内皮増殖因子）などを必要としており、がん細胞はこれらを生み出して血管内皮細胞の増殖を刺激する。それを阻害する薬のことをVEGF阻害薬という。

レジメンをより理解するための用語解説&INDEX

あ 行

アイソボリン® -------------------92、104、128

アセトアミノフェン ------------------176、184

アテゾリズマブ----------------------------- 192

（服薬）アドヒアランス --- 110、118、138、142
▶服薬治療において、患者さん自身が治療内容を理解、納得したうえで積極的に治療に参加していくことを意味する。患者さんと医療者の相互作用のなかで、患者さんの意思が尊重された状況が重要となる。

アドリアシン® --------------------------- 56、172

アバスチン® ----------------------- 36、92、144

アピアランスケア--- 23、31、35、43、47、59、
79、103、115、127、147、151、155、159

アービタックス®--------------------------- 104

アファチニブ -----------------------------------48

アフィニトール®----------------------------80

アフタ性口内炎-----------------------------83
▶口腔内の粘膜に生じる炎症の一つで、数mmの白色または灰白色斑（アフタ）で疼痛を伴う。原因はさまざまで、免疫力の低下やウイルスの感染、入れ歯が当たるといった機械的刺激などが考えられる。

アプレピタント --------------------- 32、36、40、
44、56、60、96、128、156、160、172

アリムタ® -----------------------------------44

アルブミン混濁型パクリタキセル----------- 124

アロキシ® ----- 20、24、32、36、40、44、56、
60、68、96、104、128、144、156、160、172

アロマシン® -----------------------------------80

アロマターゼ阻害薬 -------------------------82
▶閉経後の乳がん患者さんに使用するホルモン療法薬。閉経後は脂肪細胞にあるアロマターゼという酵素の働きでエストロゲンが生成されるため、アロマターゼに作用してエストロゲンの生成を抑える薬剤である。

アントラサイクリン系薬剤 ---------66、74、78
▶腫瘍細胞のDNAの塩基対間に挿入してDNAポリメラーゼ、RNAポリメラーゼおよびトポイソメラーゼⅡの反応を阻害し、DNAおよびRNAの合成を阻害することで殺細胞作用を示す。

イメンド® ---------- 20、24、32、36、40、44、
56、60、96、128、156、160、172

イリノテカン ------------------ 104、112、128

イレッサ® -----------------------------------48

インラインフィルター
------- 38、66、106、146、150、158、166
▶アンプルのガラス片やバイアルのゴム片などの異物や、薬剤の配合変化で生じた沈殿物を捕捉し、空気塞栓を防止する。投与前にインラインフィルターの必要の有無を確認する。

エキセメスタン----------------------------80

易感染性----------------------------------- 167

易疲労感-----------------------------------95

エクザール® ----------------------------- 172

エトポシド ------------------------ 32、156

エピルビシン -----------------------------60

エベロリムス -----------------------------80

エルプラット® -------------88、92、108、128

エルロチニブ -----------------------------48

塩化物含有溶液----------------------------94
▶生理食塩液など、塩基物を含む輸液を指す。

エンドキサン® ---------------------56、60、68

嘔吐 -----35、39、43、87、91、95、99、107、
115、119、139、143、151、155、179

黄斑浮腫------------------------------- 127

オキサリプラチン-----------88、92、108、128

悪心 ------ 23、27、31、35、39、43、47、55、
87、91、95、99、107、115、119、139、
143、151、155、179

オプジーボ® ------------------------------- 188

オルガドロン® ----------------- 156、160、164

か 行

カイトリル® ----- 20、24、88、92、108、112、
124、132、176

ガスター® ----------- 36、64、100、144、164

カドサイラ® -----------------------------------72

カバジタキセル---------------------------- 164

過敏症-----------------------------------71

カペシタビン ------------------------ 96、108

カルボプラチン ------------------------ 36、144

カロナール® ---------------------------176、184

感覚性障害 ---------------------------------27
▶末梢神経障害のうち、感覚鈍麻、感覚過敏、異常感覚などのこと。しびれは異常感覚の代表的な症状。刺激で感じるものと自発性のものがある。

肝機能障害 ----------------------75、139、143

間質性肺炎 --- 51、123、159、163、183、191

間接抗グロブリン試験 --------------------- 187
▶不規則抗体スクリーニング検査の一つ。患者血清に含まれる不規則抗体は、溶血を引き起こす原因となるため、輸血前には不規則抗体の有無、種類、性質を検査する必要がある。

関節痛 ------------------------- 67、83、127

感染症 ---- 23、35、39、43、67、79、83、87、99、103、107、123、131、135、147、151、155、159、163、167、175、179、183

カンプト® ------------------------------- 112

緩和的化学療法 --------------------------24、28
▶がんを完全に治すことが難しい場合でも進行を抑え、延命や症状を軽減することを目的として行なう化学療法のこと。

キイトルーダ® ---------------------------- 188

急性腎障害 ------------------------159、163

筋肉痛 ------------------------------ 67、127

クライオセラピー ----------------------------91
▶抗がん薬のなかには、口腔内を冷却することで口腔粘膜炎を予防する効果が認められているものがある。抗がん薬投与約5分前から投与終了後まで口腔内に氷を含むことで、粘膜細胞への抗がん薬の取り込みを防ぐ。

グラニセトロン-- 20、24、88、92、108、112、124、132、176

クーリング -----------------------------------31
▶後頭部、鼠径部、腋窩、頸部、背部といった体幹付近、または表在性に大きな動脈のある部位や炎症部位を冷却すること。冷罨法ともいう。

クローズドシステム ---------- 58、62、70、178
▶閉鎖式薬物移送システムのこと。抗がん薬は、細胞毒性を有しており、揮発・エアロゾルによる曝露、汚染の危険性があるため、投与時は、

閉鎖式の投与経路で行なう必要がある。

血管新生阻害薬-------------------------138、142
▶がん細胞は、正常細胞に比べると大量の栄養や酸素が必要なので、周りの血管から栄養を得るため、新しい血管を作り始める。これを血管新生と呼び、血管新生を阻害する薬のことを血管新生阻害薬という。

血管痛 ---------------------- 63、123、135、163

血小板減少（低下）------ 39、47、75、91、123

血清アルブミン ----------------------------- 126
▶血漿中に含まれるアルブミン。血漿タンパク質の中では最も量が多く、最も水に溶けやすい。

血栓症 --------------------------------147、183

血糖上昇------------------------------------ 167

ゲフィチニブ ---------------------------------48

ゲムシタビン -------------120、124、132、160

下痢 - 31、47、51、55、75、79、87、91、95、99、103、107、111、115、119、131、139、143、191

倦怠感--95

口腔粘膜炎 -------------- 27、47、51、55、59、67、71、83、87、91、99、115、131、139、151、155、179

高血圧 ---------------- 39、55、139、143、147

抗コリン薬 ------------------------------ 131
▶副交感神経伝達物質であるアセチルコリンの作用を抑制する薬の総称。呼吸器疾患薬、鎮痙薬、パーキンソン病治療薬、頻尿・過活動膀胱治療薬など、さまざまな領域の薬がある。緑内障、前立腺肥大症患者には禁忌の薬が多い。

甲状腺機能障害----------------------------- 191

抗体薬物複合体-------------------------------74
▶抗がん薬を融合させた抗体のこと。抗体は標的細胞まで抗がん薬を運ぶ役割を担う。細胞の中に入った抗がん薬が標的細胞を攻撃する。

好中球減少 -------------- 55、59、71、95、119

呼吸苦------------------------------------- 135

骨髄抑制-------------------- 31、111、115、119

骨粗鬆症----------------------------------- 167

コリン作動性 ------------------------------- 106
▶抗がん薬により自律神経（副交感神経）が刺

レジメンをより理解するための用語解説&INDEX

激を受けることを指す。副交感神経が刺激を受けると、下痢、悪心・嘔吐、唾液分泌過多、発汗などの症状が出現する。

さ 行

最下点 ➡nadir

細胞内活性体 ----------------------------------- 122
▶細胞内で活性化された物質。

サイラムザ® ----------------------------- 52、100

ジェブタナ® ----------------------------------- 164

ジェムザール® ------------120、124、132、160

ジオトリフ® ------------------------------------48

色素沈着------------------------------------- 115

シクロホスファミド ------------------56、60、68

シスプラチン ------- 20、24、32、40、44、96、
132、156、160

ジフェンヒドラミン ---------36、64、144、184

遮光投与---------------------------------22、26
▶光により安定性に影響を与える薬剤は、光を通さない工夫をして投与する必要があり、これを遮光投与という。注射薬の場合は、溶解したボトルごと遮光用の袋で覆って投与する。

出血傾向------------------------------ 95、103

出血性膀胱炎 ---------------------------------71

術後補助化学療法---------------------108、110
▶手術、放射線療法などの局所療法後に再発予防目的で行なう薬物療法。有用性が示されているがん種には、乳がん、胃がん、食道がん、大腸がん、膵がん、骨肉腫、子宮体がん、非小細胞肺がん、GISTなどがある。

消化管穿孔 ----------------------------- 147

消化性潰瘍 ----------------------------- 167

静脈炎------------------------------------- 123

食欲不振------------------------------------87

ショートハイドレーション --------------44、46
▶シスプラチンは腎毒性があり、それを回避するために投与前後に大量輸液負荷・強制利尿を行なうのが一般的であった。この大量輸液負荷の代わりに、経口補水を行なう方法をショートハイドレーション法という。

ジーラスタ® ------------------------ 64、164

心機能障害 ----------------------------------79

腎（機能）障害--------------35、43、135、143

腎毒性--------------------157、159、161、163
▶腎障害の原因として薬剤性と腫瘍崩壊の2つの機序がある。いずれも不可逆性に進行し、全身性の副作用をもたらす。早期発見、早期対応が重要であるため、尿量の減少、浮腫、体重増加に注意が必要。

スチバーガ® ----------------------------- 136

ステロイド ----------------------------183、187
▶ステロイド骨格を持つ化合物の総称。ステロイド骨格を持ち、副腎皮質や性腺でコレステロールより生合成されるものをステロイドホルモンという。「ステロイド」「副腎皮質ホルモン」と記載される場合、抗炎症作用・免疫抑制作用を持つ糖質コルチコイドやその誘導体を指すことが多い。

精神症状------------------------------------ 167

セツキシマブ ----------------------------- 104

積極補水------------------------------------98
▶シスプラチンの投与前後に1,000～2,000mLの点滴を行なうことを指す。尿中のシスプラチン濃度を下げ、尿細管が接触している時間を短縮することで、腎機能障害の出現率を低下させることを目的として行なう。

ゼローダ® ----------------------------- 96、108

前投薬------------------------------------ 178
▶抗がん薬治療の導入・維持を円滑にし、抗がん薬による副作用を軽減する目的で抗がん薬投与前に投与する薬。制吐薬、解熱薬、ステロイド薬、抗ヒスタミン薬などを使用することが多い。premedication。

創傷治癒遅延 ----------------------- 38、103
▶創傷治癒遅延による創し開および術後出血などの合併症が現れることがある。抗VEGFR抗体薬であるベバシズマブやラムシルマブによる血管新生阻害作用によって起こるといわれている。

塞栓症----------------------------------- 183

組織障害作用 -----------------------------42
▶抗がん薬は正常な細胞にも細胞毒性を示し、血管の外に漏れた場合は皮膚や皮下組織を傷害してしまう。組織障害は抗がん薬の種類によって起壊死性、炎症性、非壊死性の3種類に分類さ

YORi-SOU がんナーシング 2018 増刊 239

れる。

ソラフェニブ -------------------------- 136

た 行

代謝酵素 -------------------------------66

▶肝臓に運ばれた薬の多くは、シトクロム
P-450やグルクロン酸転移酵素によって代謝さ
れる。薬効・毒性を変動させる要因として遺伝
子多型や薬物相互作用による酵素誘導・阻害が
ある。

大腸炎 ---------------------------------- 191

体表面積 ------------------------------- 118

▶がん化学療法の多くが、身長と体重から計算
する体表面積から投与量を決定している。多く
の場合、計算式が複雑なため体表面積算定表を
用いている。そのため、投与量は最新の患者の
体重から換算されることが重要となる。

ダカルバジン --------------------------- 172

タキサン系 ------------------------------54

▶パクリタキセルおよびドセタキセルは、それ
ぞれ太平洋イチイの樹皮、ヨーロッパイチイの
針葉の抽出物に由来する抗がん薬であり、タキ
サン系抗がん薬と総称される。このほか、パク
リタキセルをナノアルブミン化したアブラキサ
ン®がある。

タキソテール® ------------ 20、28、52、68、76

タキソール® ----------------36、64、100、144

脱毛 -----23、31、35、43、47、59、79、103、
115、127、147、151、155、159

ダラザレックス® -------------------------- 184

ダラツムマブ --------------------------- 184

タルセバ® --------------------------------48

蓄積性心毒性 ---------------------------58、62

▶抗がん薬の投与によって、心臓に悪影響を引
き起こす副作用を心毒性という。蓄積性心毒性
とは累積投与量の増加による心毒性のことで、
抗がん薬のなかでもアントラサイクリン系の抗
がん薬は用量依存性に副作用が現れやすいこと
が知られている。

チューブリン重合阻害薬-------------------75

▶細胞が分裂するときに形成される紡錘体は微
小管が集まって構成されている。そのため、細

胞分裂のときには微小管が重合する（束になる）
必要がある。微小管重合阻害薬は微小管の重合
を阻害し、細胞分裂を停止させる。

聴力（覚）障害------------ 27、135、159、163

爪障害-------------------- 31、51、67、71、79

手足症候群 --- 43、99、103、111、139、143、
147、151

ティーエスワン®------------------ 84、88、112

ディスポーザブルポンプ--------------------- 130

▶シリコンなど収縮性の素材でできたバルーン
の収縮圧（バルーンが縮んでいくこと）により、
一定の速度で薬剤を注入することができる携帯
型ポンプ。これの使用により、通院患者さんで
も抗がん薬の持続投与が可能になる。

デカドロン® --- 20、24、28、32、36、40、44、
52、56、60、64、68、72、88、92、96、
100、104、108、112、120、124、128、
132、144、148、152、172、176

テガフール・ギメラシル・オテラシルカリウム ---
84、88、112

デキサート® -----------------------------56、60

デキサメタゾン 20、24、28、32、36、40、44、
52、56、60、64、68、72、76、88、92、
96、100、104、108、112、120、124、
128、132、144、148、152、156、160、
164、172、176、180、184

テセントリク® --------------------------- 192

転倒 ------------------------------------ 135

ドキシル® ----------------------------- 148

ドキソルビシン----------------------- 56、172

ドセタキセル ------------- 20、28、52、68、76

トラスツズマブ --------------------------76、96

トリフルリジン・チピラシル -------------- 116

トレアキシン®----------------------------- 176

な 行

ナベルビン® --------------------------------40

生ワクチン／不活化ワクチン --------------- 196

ニボルマブ ----------------------------- 188

忍容性------------------------------------ 146

ネクサバール® ------------------------------ 136
ノギテカン ------------------------------ 152

は 行

ハイカムチン® ------------------------------ 152

肺毒性 ------------------------------ 174、175
　▶抗がん薬投与によって起こり得る肺の障害。薬剤性肺障害は、間質性肺炎を主たる病型とした副作用であり、重篤となる場合もある。

パクリタキセル -------------- 36、64、100、144

曝露 ------------------------------ 111
　▶抗がん薬など健康被害を起こす危険薬剤（hazardous drug：HD）にさらされること。HDとは「発がん性」「催奇形性」「生殖毒性」「低用量での臓器障害」「遺伝毒性」「危険薬剤に類似した構造または毒性」のうち一つ以上に該当するもの。

パージェタ® ------------------------------ 76

ハーセプチン® ------------------------ 76、96

白金製剤 ------------------------------ 34、42
　▶構造の中に白金原子（Pt）を持つ抗がん薬のことを指す。シスプラチンを代表とした「-プラチン」とうい名前がつけられている。DNAなどの生体成分と結合して抗がん効果を発揮する。

白血球減少 ------------------------ 47、59
発熱性好中球減少症 ---------------- 55、71
パニツムマブ ------------------------------ 104
パラプラチン® ------------------------ 36、144
パロノセトロン 20、24、32、36、40、44、56、60、68、96、104、128、144、156、160、172
皮疹 ------------------------------ 183
ヒト化モノクローナル抗体 -------------------- 74
　▶抗原と直接接触する部位（超可変部）のみにマウス由来の抗体を用い、そのほかをヒト抗体とすることにより、マウス由来タンパクを5〜10％程度にした抗体のこと。

ビノレルビン ------------------------------ 40
皮膚障害 -------------- 51、63、83、107、191
貧血 ------------------------------ 91、135
ビンブラスチン ------------------------------ 172
ファモチジン --------- 36、64、100、144、164

副交感神経遮断薬 ------------------------------ 106
　▶副交感神経節や副交感神経支配臓器に存在するアセチルコリン受容体に対するアセチルコリンの作用を遮断する薬物。コリン作動性の症状が出現した際に投与すると症状が和らぐことがある。

副腎皮質ホルモン ------------------------------ 187
　▶副腎皮質で産生されるホルモンの総称。ステロイドホルモンの一種。糖質コルチコイド、電解質鉱質コルチコイド、性ホルモンなどがある。「ステロイド」「副腎皮質ホルモン」と記載される場合、抗炎症作用・免疫抑制作用を持つ糖質コルチコイドやその誘導体を指すことが多い。

浮腫 ------------------------------ 31、79
フルオロウラシル 20、24、60、92、104、128
ブレオ® ------------------------ 156、172
ブレオマイシン ------------------------ 156、172
プレドニゾロン ------------------------------ 164
フローズングローブ・ソックス ---------------- 31
　▶冷却手袋・足袋のこと。タキサン系薬剤による爪変化に対する予防として手足先の血管を冷やして収縮させ、血流を減らし抗がん薬の影響を抑える。科学的根拠はないが、行なうことを否定しないとされている。

フロセミド -------------- 20、24、44、96、160
分子標的薬 ------------------------------ 194
　▶ある特定の分子を標的として、その機能を制御することにより治療する治療薬。従来の多くの薬剤もその作用機序を探ると何らかの標的分子を持つが、分子標的治療は創薬や治療法設計の段階から分子レベルの標的を定めている点で異なる。

閉鎖式薬物移送システム
　➡クローズドシステム
ペグフィルグラスチム ------------------ 64、164
ベバシズマブ ---------------------- 36、92、144
ペムブロリズマブ ------------------------------ 188
ペメトレキセド ------------------------------ 44
ヘモグロビン減少症 ------------------------ 119
ベルケイド® ------------------------------ 180
ペルツズマブ ------------------------------ 76
ベンダムスチン ------------------------------ 176

便秘 --75
ポララミン® ----52、64、100、104、164、176
ポリオキシエチレンヒマシ油 ---------------- 126
　▶植物由来のヒマシ油に水素を添加し、固形にしたものにポリエチレングリコールを添加したもの。水と油を乳化するために使用される。パクリタキセルは水に溶けにくいため、溶媒として使用されている。
ボルテゾミブ ---------------------------- 180
ホルモン療法 ----------------------------80
　▶乳がんの標準的治療法の一つであり、女性ホルモンであるエストロゲンの生成を抑えてがんの再発や進行を防ぐ目的で行なわれる。内服薬と注射薬があり、閉経の有無や病期などにより使用する薬剤や投与方法などは異なる。

ま 行

末梢神経障害 -- 23、27、31、35、39、67、71、75、91、95、111、127、131、175、183
満月様顔貌 ---------------------------- 167
無水エタノール---------------------------- 126
　▶水を含まない99.5％のエタノール。パクリタキセルは水に溶けにくいため、溶媒として使用されている。
ムーンフェイス
　➡満月様顔貌
メンブランフィルター -------- 38、66、67、146

や 行

用量依存性 ----------------------------------71
　▶用量に比例して効果が現れること。
用量規制因子 ----------------------------23、31
　▶最も影響を及ぼす副作用のこと。投与量をこれ以上増量できない理由となる毒性。細胞分裂を行なっている器官に対する毒性から現れる。多くは骨髄抑制がある。DLF（dose limiting factor）。
抑うつ------------------------------------ 119

ら 行

ラシックス® ------------- 20、24、44、96、160
ラステット® ---------------------------- 32、156
ラニチジン ------------------------------------64
ラムシルマブ -------------------------- 52、100
ランダ®-------20、24、32、40、44、96、132、156、160
リツキサン® ---------------------------- 176
リツキシマブ ---------------------------- 176
リポソーム化ドキソルビシン ---------------- 148
涙道障害------------------------------------87
レゴラフェニブ---------------------------- 136
レスタミンコーワ----------------36、144、184
レナデックス®------------------------180、184
レナリドミド ------------------------180、184
レブラミド®------------------------180、184
レボホリナート --------------------92、104、128
レンバチニブ ---------------------------- 140
レンビマ® ---------------------------- 140
ロイコトリエン受容体阻害薬 ---------------- 187
　▶炎症やアレルギー反応に関与する物質であるロイコトリエンと、ロイコトリエンが結合する受容体との結合を阻害する薬の総称。気管支喘息やアレルギー性鼻炎に使用される。
ロンサーフ® ---------------------------- 116

わ 行

ワルファリン・フェニトイン作用---------86、94
　▶S-1などのフッ化ピリミジン系抗がん薬とワルファリン・フェニトインを併用することで、ワルファリンは抗凝固能異常や出血傾向、フェニトリンはフェニトイン中毒の恐れがある。

引用・参考文献

以下に、本書の参考文献をまとめます。薬剤の使用法や副作用などについては、各添付文書、インタビューフォームなどを参考にしています。

■ 1章−②
1) 国立研究開発法人国立がん研究センターがん対策情報センターがんサバイバーシップ支援部. がん治療スタッフ向け 治療と職業生活の両立支援ガイドブック Ver.1. 厚生労働科学研究費補助金 がん対策推進総合研究事業（H26−がん対策−一般 -018）. 2017. 21-3. https://www.ncc.go.jp/jp/cis/divisions/05survivor/pdf/ryoritsushien_vol1.pdf（2018.10.09閲覧）

■ 2章−①
1) 遠藤一司ほか編. がん化学療法レジメンハンドブック. 改訂第5版. 東京, 羊土社, 2017, 710p.
2) 森文子. "皮膚障害". がん化学療法ケアガイド改訂版. 濱口恵子ほか編. 東京, 中山書店, 2012, 189-207.
3) 伊藤直美. "Vがん薬物療法の副作用とケア 2. 悪心・嘔吐". 国立がん研究センター看護部に学ぶがん薬物療法看護スキルアップ. 国立がん研究センター看護部編. 東京, 南江堂, 2018, 114-8.
4) 榎田智弘. "局所頭頸部がんに対する治療法 4. 導入化学療法". 頭頸部がん薬物療法ハンドブック. 改訂2版. 藤井正人監. 東京, 中外医学社, 2017, 56-62.
5) 土井久容. 毛髪・脱毛対策 髪の毛が抜けたときはどうしたらよいでしょうか？ がん看護. 23 (4), 2018, 379-84.

■ 2章−②
1) 横田知哉. "レジメン＋症例 食道がん 1.CDDP＋5-FU". 消化器がん化学療法レジメンブック. 第3版. 室主編. 東京, 日本医事新報社, 2016, 2-5.
2) 古林圀子. "4. 食道がん FP（5FU + CDDP）± RT（放射線）療法". 改訂第5版 がん化学療法レジメンハンドブック. 遠藤一司ほか編. 東京, 羊土社, 2017, 284-8.
3) 森文子. "皮膚障害". がん化学療法ケアガイド改訂版. 濱口恵子ほか編. 東京, 中山書店, 2015, 189-207.
4) 妻木浩美. 患者とともに実施していくケア：がん化学療法に伴う粘膜障害. がん看護. 22 (4), 2017, 401-5.
5) 上田百合ほか. "転移・再発頭頸部がんに対する治療法 2.5FU+CDDP療法". 頭頸部がん薬物療法ハンドブック. 改訂2版. 藤井正人監. 東京, 中外医学社, 2017, 67-9.
6) 佐藤淳ほか. "特殊な患者背景でのがん薬物療法 4. 摂食・嚥下困難". ハイリスク患者のがん薬物療法ハンドブック. 南博信監. 東京, 羊土社, 2017, 314-23.

■ 2章−③
1) 岩佐悟. "レジメン＋症例 食道がん 3.DOC". 消化器がん化学療法レジメンブック. 第3版. 室主編. 東京, 日本医事新報社, 2016, 9-11.
2) 遠藤一司ほか編. 改訂第5版 がん化学療法レジメンハンドブック. 東京, 羊土社, 2017, 710p.
3) 森文子. "皮膚障害". がん化学療法ケアガイド改訂版. 濱口恵子ほか編. 東京, 中山書店, 2015, 189-207.
4) 日本頭頸部癌学会編. 頭頸部癌診療ガイドライン2018年版（第3版）. 東京, 金原出版, 2017, 10-3.
5) 日本食道学会編. 食道癌診療ガイドライン2017年度版（第4版）. 東京, 金原出版, 2017, 67-77.
6) 仲野兼司. "転移・再発頭頸部がんに対する治療法 ドセタキセル療法". 頭頸部がん薬物療法ハンドブック. 改訂2版. 藤井正人監. 東京, 中外医学社, 2017, 83-6.

■ 2章−④〜⑥
1) 国立がん研究センター内科レジデント編. がん診療レジデントマニュアル. 第6版. 東京, 医学書院, 2013, 528p.

■ 2章−⑦
2) 南博信編. 抗悪性腫瘍薬コンサルトブック. 改訂第2版. 東京, 南江堂, 2017, 446p.
3) 岡元るみ子ほか編. 改訂版 がん化学療法副作用対策ハンドブック. 東京, 羊土社, 2015, 502p.
4) Sandler, A. et al. Paclitaxel-carboplatin alone or with bevacizumab for non-small-cell lung cancer. N Engl J Med. 355 (24), 2006, 2542-50.
5) Ohe, Y. et al. Randomized phase III study of cisplatin plus irinotecan versus carboplatin plus paclitaxel, cisplatin plus gemcitabine, and cisplatin plus vinorelbine for advanced non-small-cell lung cancer: Four-Arm Cooperative Study in Japan. Ann Oncol. 18 (2), 2006, 317-23.
6) Noda, K. et al. Irinotecan plus cisplatin compared with etoposide plus cisplatin for extensive small-cell lung cancer. N Engl J Med. 346 (2), 2002, 85-91.

■ 2章−⑩
1) 井上容子ほか. 抗がん剤の副作用のケア. プロフェッショナルがんナーシング. 1 (5), 2011, 12-81.
2) 濱敏弘監. がん化学療法レジメン管理マニュアル. 第2版. 東京, 医学書院, 2016, 506p.

■ 2章−⑪
1) 井上容子ほか. 抗がん剤の副作用のケア. プロフェッショナルがんナーシング. 1 (5), 2011, 12-81.
2) 山岡桂子ほか. 抗がん剤による血管痛・静脈炎の予防対策：乳がん患者に対する化学療法室の取り組み─エピルビシンを中心として─. 月間ナーシング. 29 (6), 2009, 51-3.
3) 濱敏弘監. がん化学療法レジメン管理マニュアル. 第2版. 東京, 医学書院, 2016, 506p.

■ 2章−⑫
1) 日本乳癌学会編. "初期治療における主な併用化学療法". 乳癌診療ガイドライン①治療編（2018年版）. 第4版. 東京, 金原出版, 2018, 197-200.
2) 河内麻里子ほか. "初期治療 具体的なレジメンとその解説". Expert choice 乳がんレジメン. 渡辺亨監・編. 東京, 先端医学社, 2015, 50, 52, 63-4.
3) 日本癌治療学会編. "化学療法レジメンの処方例". G-CSF 適正使用ガイドライン 2013年版 Ver.2. 東京, 金原出版, 2013, 18.

■ 2章−⑬
1) 日本乳癌学会編. "初期治療における主な併用化学療法". 乳癌診療ガイドライン①治療編（2018年版）. 第4版. 東京, 金原出版, 2018, 197-202.
2) 厚井裕三子. "初期治療 具体的なレジメンとその解説". Expert choice 乳がんレジメン. 渡辺亨監・編. 東京, 先端医学社, 2015, 54, 67.
3) 日本癌治療学会編. "化学療法レジメンの処方例". G-CSF 適正使用ガイドライン 2013年版 Ver.2. 東京, 金原出版, 2013, 18.

■ 2章−⑭
1) 遠藤一司ほか編. 改訂第5版がん化学療法レジメンハンドブック. 東京, 羊土社, 2017, 235-8.
2) 青山剛ほか. がん化学療法 レジメン管理マニュアル. 第2版. 東京, 医学書院, 2016, 104-8.
3) 国立がん研究センター がん情報サービス. 骨髄抑制：血小板減少（出血しやすくなる）. https://ganjoho.jp/public/dia_tre/attention/chemotherapy/side_effect/thrombocytopenia.html（2018.8.29閲覧）

■ 2章−⑮
1) 遠藤一司ほか編. 改訂第5版がん化学療法レジメンハンドブック. 東京, 羊土社, 2017, 231-4.
2) 青山剛ほか. がん化学療法 レジメン管理マニュアル. 第2版. 東京, 医学書院, 2016, 87-90.

3) 野澤桂子ほか編. 臨床で活かす がん患者のアピアランスケア. 東京, 南山堂, 2017, 173-81.

■2章－⑯■

1) 赤瀬麻希ほか. エベロリムス. YORi-SOU がんナーシング. 8 (1), 2018, 55.
2) 古武剛ほか. "エベロリムス". 抗悪性腫瘍コンサルタントブック. 改訂第2版. 南博信編. 東京, 南江堂, 2017, 124-7.
3) 井上裕貴ほか. "エベロリムス". 経口抗がん薬ハンドブック. 川尻尚子ほか編. 東京, じほう, 2016, 67-76.
4) 宮本拓ほか. "エベロリムス". がん治療薬まるわかりBOOK. 勝俣範之ほか編. 東京, 照林社, 2015, 194-5.
5) 藤巻奈緒美. "アナストロゾール". 前掲書4), 200-1.
6) 藤巻奈緒美. "レトロゾール". 前掲書4), 202-3.
7) 藤巻奈緒美. "エキセメスタン". 前掲書4), 204-5.

■2章－⑰～⑲■

1) 濱敏弘監. がん化学療法 レジメン管理マニュアル. 第2版. 東京, 医学書院, 2016, 506p.
2) 国立がん研究センター内科レジデント編. がん診療レジデントマニュアル. 第7版. 東京, 医学書院, 2016, 544p.
3) 勝俣範之ほか編. がん治療薬まるわかりBOOK. 東京, 照林社, 2015, 384p.

■2章－㉑■

1) 雑賀美和. はじめてのがん化学療法看護. 辻晃仁編. 大阪, メディカ出版, 2016, 71-5.
2) 福田仁代. 前掲書1), 63-7.
3) 厚生労働省. 重篤副作用疾患別マニュアル：手足症候群. 平成22年3月. https://www.mhlw.go.jp/topics/2006/11/dl/tp1122-1q01.pdf (2018.8.23 閲覧)

■2章－㉒■

1) 福田仁代. はじめてのがん化学療法看護. 辻晃仁編. 大阪, メディカ出版, 2016, 55-8.
2) がん患者の外見支援に関するガイドラインの構築に向けた研究班編. がん患者に対するアピアランスケアの手引き 2016年版. 東京, 金原出版, 2016, 32-3.
3) 源典子. 国立がん研究センターに学ぶがん薬物療法看護スキルアップ. 国立がん研究センター看護部編. 東京, 南江堂, 2018, 125-8.

■2章－㉓■

1) 市川智里. 理解が実践につながる ステップアップがん化学療法看護. 第2版. 小澤桂子ほか監. 東京, 学研メディカル秀潤社, 2016, 223-32.
2) 福田仁代. はじめてのがん化学療法看護. 辻晃仁編. 大阪, メディカ出版, 2016, 55-8.

■2章－㉓■

1) 大腸癌研究会HP. http://www.jsccr.jp (2018.8.24 閲覧)
2) 日本癌治療学会HP. http://www.jsco.or.jp/jpn/ (2018.8.24 閲覧)
3) 厚生労働省. 重篤副作用疾患別マニュアル：手足症候群. 平成22年3月. https://www.mhlw.go.jp/topics/2006/11/dl/tp1122-1q01.pdf (2018.8.24 閲覧)
4) 笹本有佑. "大腸がん". がん診療レジデントマニュアル. 第7版. 国立がん研究センター内科レジデント編. 東京, 医学書院, 2016, 128-44.
5) 小澤桂子. 理解が実践につながるステップアップがん化学療法看護 第2版. 小澤桂子ほか監. 東京, 学研メディカル秀潤社, 2016, 249-65.
6) 吉村智哲ほか監. がん薬物療法副作用マニュアル. 東京, 医学書院, 2018, 314p.

■2章－㉔■

1) 大腸癌研究会HP. http://www.jsccr.jp (2018.8.24 閲覧)
2) 日本癌治療学会HP. http://www.jsco.or.jp/jpn/ (2018.8.24 閲覧)

3) 笹本有佑. "大腸がん". がん診療レジデントマニュアル. 第7版. 国立がん研究センター内科レジデント編. 東京, 医学書院, 2016, 128-44.
4) 市川智里. "第5章 化学療法を受ける患者をアセスメントするための知識と看護実践". 理解が実践につながるステップアップがん化学療法看護. 第2版. 小澤桂子ほか監. 東京, 学研メディカル秀潤社, 2016, 228-32.
5) 安藤雄一ほか. "化学療法薬". 薬がみえる vol.3. 医療情報科学研究所編. 東京, メディックメディア, 2016, 392-4.
6) 吉村智哲ほか. がん薬物療法副作用マニュアル. 東京, 医学書院, 2018, 314p.

■2章－㉕■

1) 大腸癌研究会HP. http://www.jsccr.jp (2018.8.24 閲覧)
2) 日本癌治療学会HP. http://www.jsco.or.jp/jpn/ (2018.8.24 閲覧)
3) 笹本有佑. "大腸がん". がん診療レジデントマニュアル. 第7版. 国立がん研究センター内科レジデント編. 東京, 医学書院, 2016, 128-44.
4) 越塚真由美. "第5章 化学療法を受ける患者をアセスメントするための知識と看護実践". 理解が実践につながるステップアップがん化学療法看護. 第2版. 小澤桂子ほか監. 東京, 学研メディカル秀潤社, 2016, 235-47.
5) 吉村智哲ほか. がん薬物療法副作用マニュアル. 東京, 医学書院, 2018, 314p.

■2章－㉖■

1) 江尻将之ほか. "代謝拮抗薬：ゲムシタビン". がん化学療法患者説明ガイド. 三嶋秀行監. プロフェッショナルがんナーシング. 2015年臨時増刊. 大阪, メディカ出版, 2015, 40-1.
2) 村松由貴子. "間質性肺炎". 前掲書3), 187-91.
3) 大山優. "デュロテップ® MTパッチ". がん化学療法の薬：抗がん剤・ホルモン剤・分子標的薬 はや調べノート. 古瀬純司編. 大阪, メディカ出版, 2013, 70-1.
4) Veltkamp, SA. et al. Prolonged versus standard gemcitabine infusion: translation of molecular pharmacology to new treatment strategy. Oncologist. 13 (3), 2008, 261-76.
5) Poplin, E. et al. Phase III, randomized study of gemcitabine and oxaliplatin versus gemcitabine (fixed-dose rate infusion) compared with gemcitabine (30-minute infusion) in patients with pancreatic carcinoma E6201: a trial of the Eastern Cooperative Oncology Group. J Clin Oncol. 27 (23), 2009, 3778-85.

■2章－㉗■

1) 上田真由美. "末梢神経障害". がん化学療法患者説明ガイド. 三嶋秀行監. プロフェッショナルがんナーシング. 2015年臨時増刊. 大阪, メディカ出版, 2015, 146-52.
2) 大上幸子. "脱毛". 前掲書1), 123-7.
3) 大山優. "メトクロプラミド". がん化学療法の薬：抗がん剤・ホルモン剤・分子標的薬 はや調べノート. 古瀬純司編. 大阪, メディカ出版, 2013, 144-5.
4) 古瀬純司監. アブラキサン＋ゲムシタビン 併用療法を受けられる方へ 治療のてびき. 大鵬薬品工業. 2014年12月作成.

■2章－㉘■

1) 勝俣範之ほか編. がん治療薬まるわかりBOOK. 東京, 照林社, 2015, 384p.
2) 岡元るみ子ほか編. がん化学療法 副作用対策ハンドブック. 東京, 羊土社, 2010, 188. 210. 223.

■2章－㉙■

1) 岡元るみ子ほか編. がん化学療法 副作用対策ハンドブック. 東京, 羊土社, 2010, 198-9. 206-7.

■2章－㉜■

1) Burger, RA. et al. Incorporation of Bevacizumab in the Primary Treatment of Ovarian Cancer. N Engl J Med. 365,

引用・参考文献

2011, 2473-83.
2) Du Bois, A. et al. A Randomized Clinical Trial of Cisplatin/Paclitaxel Versus Carboplatin/Paclitaxel as First-Line Treatment of Ovarian Cancer. J Natl Cancer Inst. 95, 2003, 1320-29.
3) 医療者向けがん情報サイト sawai oncology. https://med.sawai.co.jp/oncology/（2018.9.9 閲覧）
4) 日本癌治療学会編. 制吐薬適正使用ガイドライン 2015 年 10 月. 第 2 版. 東京, 金原出版, 2015, 112p.
5) 日本婦人科腫瘍学会編. 卵巣がん治療ガイドライン 2015 年版. 第 4 版. 東京, 金原出版, 2015, 200p.

■ 2章―㉝ ■
1) Mutch, DG. et al. Randomized phase III trial of gemcitabine compared with pegylated liposomal doxorubicin in patients with platinum-resistant ovarian cancer. J Clin Oncol. 25, 2007, 2811-9.
2) 医療者向けがん情報サイト sawai oncology. https://med.sawai.co.jp/oncology/（2018.9.9 閲覧）
3) 日本癌治療学会編. 制吐薬適正使用ガイドライン 2015 年 10 月. 第 2 版. 東京, 金原出版, 2015, 112p.
4) 日本婦人科腫瘍学会編. 卵巣がん治療ガイドライン 2015 年版. 第 4 版. 東京, 金原出版, 2015, 200p.

■ 2章―㉞ ■
1) ten Bokkel Huinink, W. et al. Topotecan versus paclitaxel for the treatment of recurrent epithelial ovarian cancer. J Clin Oncol. 15, 1997, 2183-93.
2) 医療者向けがん情報サイト sawai oncology. https://med.sawai.co.jp/oncology/（2018.9.9 閲覧）
3) 日本癌治療学会編. 制吐薬適正使用ガイドライン 2015 年 10 月. 第 2 版. 東京, 金原出版, 2015, 112p.
4) 日本婦人科腫瘍学会編. 卵巣がん治療ガイドライン 2015 年版. 第 4 版. 東京, 金原出版, 2015, 200p.

■ 2章―㊶ ■
1) 日本血液学会編. 造血器腫瘍診療ガイドライン 2018 年版. 第 2 版. 東京, 金原出版, 2018, 420p.
2) Richardson, PG. et al. Lenalidomide, bortezomib, and dexamethasone combination therapy in patients with newly diagnosed multiple myeloma. Blood. 116（5）, 2010, 679-86.
3) Durie, BG. et al. Bortezomib with lenalidomide and dexamethasone versus lenalidomide and dexamethasone alone in patients with newly diagnosed myeloma without intent for immediate autologous stem-cell transplant（SWOG S0777）: a randomised, open-label, phase 3 trial. Lancet. 389, 2017, 519-27.
4) O'Donnell, EK. et al. A phase 2 study of modified lenalidomide, bortezomib and dexamethasone in transplant-ineligible multiple myeloma. Br J Haematol. 182（2）, 2018, 222-30.
5) Richardson, PG. et al. Multicenter, phase I, dose-escalation trial of lenalidomide plus bortezomib for relapsed and relapsed/refractory multiple myeloma. J Clin Oncol. 27（34）, 2009, 5713-9.

■ 2章―㊷ ■
1) Dimopoulos, MA. et al. Daratumumab, Lenalidomide, and Dexamethasone for Multiple Myeloma. N Engl J Med. 375, 2016, 1319-31.
2) 日本血液学会編. 造血器腫瘍診療ガイドライン 2018 年版. 第 2 版. 東京, 金原出版, 2018, 420p.

■ 2章―㊸ ■
1) 国立がん研究センター がん情報サービス. 免疫療法 もっと詳しく知りたい方へ. https://ganjoho.jp/public/dia_tre/treatment/immunotherapy/immu02.html（2018.9.21 閲覧）

2) MSD. キイトルーダ®の特に注意すべき副作用. キイトルーダ®.jp. http://www.keytruda.jp/side_effect/index.xhtml#side_effect.jp.（2018.09.21 閲覧）

■ 3章―① ■
1) 日本癌治療学会編. 制吐薬適正使用ガイドライン 2015 年 10 月. 第 2 版. 東京, 金原出版, 2015, 112p.
2) 鈴木真也ほか. "吐き気・食欲不振". フローチャートでわかるがん化学療法の副作用. 田原信編. 東京, 南山堂, 2015, 8-26.
3) 中垣繁ほか. "悪心・嘔吐". がん薬物療法の支持療法マニュアル：症状の見分け方から治療まで. 遠藤一司監. 東京, 南江堂, 2013, 2-13.

■ 3章―② ■
1) 百合草健圭志. "口内炎：化学療法時の口腔支持療法". 抗がん剤の副作用と支持療法. 大阪, 日本臨牀社, 2015, 360-4.（日本臨牀 2015 年増刊）
2) 厚生労働省. "抗がん剤による口内炎". 重篤副作用疾患別対応マニュアル（平成 21 年 5 月）.
3) 鈴木真也ほか. "口内炎". フローチャートでわかるがん化学療法の副作用. 田原信編. 東京, 南山堂, 2015, 140-56.
4) 高瀬久光. "口内炎・口腔乾燥". がん薬物療法の支持療法マニュアル：症状の見分け方から治療まで. 遠藤一司監. 東京, 南江堂, 2013, 34-44.

■ 3章―③ ■
1) 日本消化器病学会関連研究会／慢性便秘の診断・治療研究会編. 慢性便秘症診療ガイドライン 2017. 東京, 南江堂, 2017, 112p.
2) Patel, P. et al. Prevalence of organic disease at colonoscopy in patients with symptoms compatible with irritable bowel syndrome: cross-sectional survey. Scand J Gastroenterol. 50（7）, 2015, 816-23.
3) 鈴木真也ほか. "下痢". フローチャートでわかるがん化学療法の副作用. 田原信編. 東京, 南山堂, 2015, 48-59.
4) 鈴木真也ほか. "便秘". 文献3）, 60-70.
5) 工藤祐子ほか. "便秘". がん薬物療法の支持療法マニュアル：症状の見分け方から治療まで. 遠藤一司監. 東京, 南江堂, 2013, 14-20.
6) 米村雅代ほか. "下痢". 文献5）, 21-6.

■ 3章―④ ■
1) 日本臨床腫瘍学会編. 発熱性好中球減少症（FN）診療ガイドライン. 改訂第 2 版. 東京, 南江堂, 2017, 96p.
2) Hughes, WT. et al. 1997 guidelines for the use of antimicrobial agents in neutropenic patients with unexplained fever. Infectious Diseases Society of America. Clin Infect Dis. 25（3）, 1997, 551-73.
3) Masaoka, T. Evidence-based recommendations for antimicrobial use in febrile neutropenia in Japan: executive summary. Clin Infect Dis. 39（Suppl 1）, 2004, 49-52.
4) Klastersky, J. et al. The Multinational Association for Supportive Care in Cancer risk index: A multinational scoring system for identifying low-risk febrile neutropenic cancer patients. J Clin Oncol. 18（16）, 2000, 3038-51.
5) Smith, TJ. et al. 2006 update of recommendations for the use of white blood cell growth factors: an evidence-based clinical practice guideline. J Clin Oncol. 24（19）, 2006, 3187-205.

■ 3章―⑤ ■
1) Roselló, S. et al. Management of infusion reactions to systemic anticancer therapy: ESMO Clinical Practice Guidelines. Ann Oncol. 28（Suppl 4）, 2017, iv100-18.
2) 佐藤温ほか. 過敏症. 癌と化学療法. 30（6）, 2003, 796-7.

YORi-SOU がんナーシング 2018 増刊 245

■3章－⑥■

1) Mielke, S. et al. Association of Paclitaxel pharmacokinetics with the development of peripheral neuropathy in patients with advanced cancer. Clin Cancer Res. 11（13）, 2005, 4843-50.

2) Richardson, PG. et al. Frequency, characteristics, and reversibility of peripheral neuropathy during treatment of advanced multiple myeloma with bortezomib. J Clin Oncol. 24（19）, 2006, 3113-20.

3) Tournigand, C. et al. OPTIMOX1: a randomized study of FOLFOX4 or FOLFOX7 with oxaliplatin in a stop-and-Go fashion in advanced colorectal cancer–a GERCOR study. J Clin Oncol. 24（3）, 2006, 394-400.

■3章－⑦■

1) 阿部恭子ほか編. 乳がん患者ケアパーフェクトブック. 東京, 学研メディカル秀潤社, 2017, 216-22.

2) 佐々木常雄ほか編. 新がん化学療法ベスト・プラクティス. 第2版. 東京, 照林社, 2012, 140-8.

3) 野澤桂子ほか編. 臨床で活かす がん患者のアピアランスケア. 東京, 南山堂, 2017, 310p.

4) 国立がん研究センターがん患者の外見支援に関するガイドライン研究班編. がん患者に対するアピアランスケアの手引き 2016年版. 東京, 金原出版, 2016, 200p.

5) 日本ヘアカラー工業会. ヘアカラーリング製品の種類. http://www.jhcia.org/product/（2018.9.13 閲覧）

■3章－⑧■

1) 北村薫ほか. "総論 A. 診断 1. 確定診断と鑑別診断". 2018年版 リンパ浮腫 診療ガイドライン. 第3版. 日本リンパ浮腫学会編. 東京, 金原出版, 2018, 12.

2) 北村薫ほか. "総論 A. 診断 2. リンパ浮腫のアセスメント". 前掲書 1）, 15.

2) 廣田彰男ほか. "D. リンパ浮腫への保存的療法 リンパ浮腫の保存的治療の考え方". 看護師・理学療法士のためのリンパ浮腫の手技とケア. 廣田彰男監. 東京, 学研メディカル秀潤社, 2012, 46.

3) 日本癌治療学会. リンパ浮腫がん診療ガイドライン. http://jsco-cpg.jp/guideline/31.html（2018.9.15 閲覧）

4) 日本リンパ浮腫学会. リンパ浮腫の考え方と治療の基本. http://www.js-lymphedema.org/?page_id=848（2018.9.15 閲覧）

■3章－⑨■

1) 厚生労働省. "手足症候群". 重篤副作用疾患別対応マニュアル. 2010. https://www.mhlw.go.jp/shingi/2010/02/dl/s0225-5g.pdf（2018.9.15 閲覧）

2) 山田陽子. 皮膚障害①手足症候群. プロフェッショナルがんナーシング. 6（4）, 2016, 18-26.

3) 雑賀美和. "手足症候群". はじめてのがん化学療法. 辻晃仁編. 大阪, メディカ出版. 2016. 74-5.

4) 山崎直也監. ベクティビックス®副作用アーカイブ 皮膚障害. 第4版. 2016. http://www.vectibix-takeda.com/pdf/hifukaisetusho.pdf（2018.9.15 閲覧）

5) 野澤桂子ほか編. 臨床で活かす がん患者のアピアランスケア. 東京, 南山堂, 2017, 310p.

■巻末付録－①■

1) 日本がん看護学会ほか編. がん薬物療法における曝露対策合同ガイドライン 2015 年版. 東京, 金原出版, 2015, 112p.

2) NHO「HD の安全な取り扱い」の概念構築研究班編. 抗がん薬曝露対策ファイル：NHO ネットワーク共同研究参加 32 施設からの提言. 東京, じほう, 2018, 192p.

■巻末付録－②■

1) 聖路加看護大学外来がん化学療法看護ワーキンググループ編. 外来がん化学療法看護ガイドライン 1. 抗がん剤の血管外漏出の予防・早期発見・対処. 2009 年度版. 東京, 金原出版, 2009, 21.

2) 濱口恵子ほか編. がん化学療法ケアガイド. 改訂版. 東京, 中山書店, 2012, 116-26.

3) 国立がん研究センター看護部編. "Ⅴがん薬物療法と副作用対策ケア 1. 血管外漏出". 国立がん研究センターに学ぶがん薬物療法看護スキルアップ. 東京, 南江堂, 2018, 107-11.

4) 竹本朋代. 血管外漏出. がん看護. 22（3）, 2017, 315-8.

5) 末吉真由美. 血管外漏出の防止と早期発見・対応. ナース専科. 37（8）, 2017, 20-5.

6) 日本がん看護学会編. 外来がん化学療法看護ガイドライン 1 2014 年版. 第2版. 東京, 金原出版, 2014, 25-75.

7) 中野実. "抗がん剤の血管外漏出". がんエマージェンシー：化学療法の有害反応と緊急症への対応. 東京, 医学書院, 2015, 17-43.

8) 飯野京子ほか編. 安全・確実・安楽ながん化学療法ナーシングマニュアル. 東京, 医学書院, 2009, 115.（JJN スペシャル. 2009 年 02 月号〈No.85〉）

9) 越智幾代. 2章がん化学療法の副作用 患者サポートカード⑬血管外漏出. YORi-SOU がんナーシング. 8（4）, 2018, 37, 41-3.

このたびは本増刊をご購読いただき、誠にありがとうございました。編集部では、今後も皆様のお役に立てる増刊の刊行をめざしてまいります。読者の皆様のご要望、本書に関するご意見・ご感想など、編集部（e-mail：yorisou@medica.co.jp）までお寄せください。

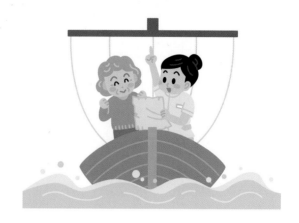

yorisou gan nursing
The Japanese Journal of Oncology Nursing

YORi-SOUがんナーシング 2018年増刊（通巻51号）

治療も仕事もサポートします！まるごと副作用ケア
がん化学療法のレジメン44 やさしくまなべるBOOK

2018年12月10日発行　第1版第1刷	監　修	岡元るみ子
2021年 5月20日発行　第1版第7刷	発行人	長谷川 翔
	編集担当	深見佳代　井奥享子
	編集協力	江頭理恵子　中倉香代
	発行所	株式会社メディカ出版

〒532-8588　大阪市淀川区宮原3-4-30ニッセイ新大阪ビル16F
（編集）tel 06-6398-5048
（お客様センター）tel 0120-276-591
（広告窓口／総広告代理店）株式会社メディカ・アド tel 03-5776-1853
URL　https://www.medica.co.jp
e-mail：yorisou@medica.co.jp

組　版　株式会社明昌堂
印刷製本　株式会社シナノパブリッシングプレス
Printed and bound in Japan

- 無断転載を禁ず
- 乱丁・落丁がありましたらお取り替えいたします
- 本誌に掲載する著作物の複製権・翻訳権・翻案権・上映権・譲渡権・公衆送信権（送信可能化権を含む）は株式会社メディカ出版が保有します
- JCOPY　〈(社)出版者著作権管理機構 委託出版物〉　本書の無断複写は著作権法上での例外を除き禁じられています。複写される場合は、そのつど事前に、(社)出版者著作権管理機構（電話 03-5244-5088、FAX 03-5244-5089、e-mail：info@jcopy.or.jp）の許諾を得てください

定価（本体4,000円＋税）
ISBN978-4-8404-6556-4

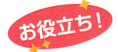

お役立ち！ お薬手帳パワーアップシール

YORi-SOU がんナーシング
2018年増刊　巻末綴じ込み企画

この「お薬手帳パワーアップシール」は、治療継続のポイントをカラフルな色のシールにしています。患者さんのお薬手帳に貼り、いざというときの持ち出し用荷物に入れてもらいましょう！災害などで患者情報が失われたときにも役立ちます。